안경원 마케팅

김민혁

도서출판 대학서림

머 리 말

안경광학과의 탄생과 안경사제도의 정착으로 안경광학 교육의 토대가 마련되어 국민 안보건에 기여하는 전문화된 안경사의 배출이 이루어지기 시작하였다.

따라서 많은 안경사의 배출은 전문화된 안경사에 의한 국민안보건 향상에 대한 기대감을 주었다. 그러나 최근의 많은 안경광학과의 신설과 배출안경사의 증가로 안경원은 안정적인 취업처로서의 임무를 다하지 못하고 있다.

안정적이지 못한 안경원의 근무환경은 무분별한 창업을 부추겼고 이러한 안경원 창업은 안경광학과를 졸업하는 모든 안경사에게 희망이 되었고 자신의 선택의 결과로서 보여 졌다.

예전에는 안경원을 창업하기만 하면 잘되던 소위 먹고 살만한 시절이 있었다. 그러나 외환위기를 겪은 후 우리경제는 글로벌 경제에 한걸음 다가가게 되었고 이러한 글로벌 경제 상황은 무한 경쟁을 하도록 하였다.

경쟁을 통하여 체질을 개선하고 경쟁우위를 가진 안경원 만이 급격한 환경변화에서 살아남게 되었다.

안경원은 고객의 구매성향에 맞추어 가려는 노력을 게을리 하지 않았고 이러한 노력은 다양한 안경원의 형태를 보여주고 있다.

안경광학과의 발전을 통하여 안경사의 자질이 향상되면서 안경원 경영자들의 안기능검사 및 조제가공에 대한 관심이 증가하고 지속적인 교육을 통하여 자기개발을 하려는 경향을 보이고 있다.

그러나 안정정인 경영환경이 기반이 되어야 정확한 안경을 제공하는 경영자가 될 수 있다.

당장 생활비도 없는데 정확한 안경을 만들기 위한 자기개발이나 지속적인 안경원에의 투자가 이루어질리 없을 것이다. 정확한 안경을 고객에게 제공하려는 경영자의 의지는 안정적인 경영환경에 근거한다.

안경사면허를 취득하고 안경사로서 근무하는 동안 안경원 경영자를 꿈꾸며 성공적인 안경원 경영자가 되기 위하여 자신을 연마하는 기간으로 삼아야 한다. 그러기 위해서는 안경광학도에서 부터 안경원 경영자를 꿈꾸며 경영마인드를 갖추는 것이 중요하다.

급변하는 경영환경에서 고객을 이해하고 마케팅 전략을 수립하는 것은 창업을 꿈꾸는 안경사가 가져야 할 경영마인드인 것이다.

안경사는 정확한 안경 및 콘택트렌즈를 고객에게 제공하기위해 안기능검사와 조제가공능력, 안광학적 지식, 안과학적 지식 등을 갖추어야 하지만 안경원 경영자는 이러한 안경사가 갖추어야할 기본지식 이외에 고객을 이해하고 고객을 감동시키는 경영자가 되어야 한다.

이 책은 증가된 안경원과의 경쟁, 시력교정술의 보편화로 인한 안과와의 경쟁, 백화점 및 면세점 등의 썬글라스 매장과의 경쟁, 인터넷 오픈마켓과의 경쟁 등으로 매출이 아닌 순이익을 추구하는 안경원으로의 변화를 유도하기 위하여 고객이 추구하는 가치가 무엇인지를 파악하고 그에 따른 안경원의 정체성을 확립하는 것을 첫째 목표로 하였다.

또한 장기적인전략과 단기적인전략을 세우고 경쟁에서 우위를 점하기 위한 전략적 접근을 서술하였다.

이어서 마케팅의 4P를 기반으로 하는 전략을 서술하고 기업가로서의 정신을 강조하였다.

마지막으로 서비스를 추구하는 고객을 장기적으로 보유하기위한 마케팅을 담았다.

단기적으로는 안경사가 되고 장기적으로는 안경원 경영자가 되기 원하는 안경광학과 학생 및 현직 안경사, 현 안경원경영자들에게 순이익위주의 안경원의 기틀을 제시하고자 했다.

끝으로 이 책을 완성하기까지 많은 도움과 격려를 아끼지 않으신 김천대학교 박수봉 교수님과 김진숙 학과장님 이하 교수님들과 조교 선생님께도 진심으로 감사를 드리며 교수생활에 큰 도움을 주신 을지대학교 이군자 교수님께도 감사를 드립니다.

항상 제 빈자리를 메워주는 안경원 식구들과 지금까지 함께 한 아내와 부모님께도 진심으로 고마움을 전합니다.

저자 김민혁

목 차

제 5 장 제품 전략 _85

제 6 장 가격 전략 _99

제 10 장 안경원 서비스 마케팅의 전략적 이슈 _173

제 1 장

고객이 추구하는 시장가치

동네의 작은 안경원에서부터 할인점내 안경원, 백화점 명품관내 안경원, 초 대형안경매장 어느 곳에서든지 간에 모든 고객의 행동은 만족한 고객들이 추구하고 중시하는 고객의 니즈(needs)와 원츠(wants)에 의해 주도되었다.

그래서 모든 고객의 행동은 제품 및 서비스의 취득과 사용을 통해 얻어진 가치에 의해 주도되었다. 고객은 서비스와 제품 그 자체를 목적으로 구입하지 않고 어떤 효익(benefit)과 가치(value)가 제공 되는지를 보고 구입하게 된다. 예를 들면 어떤 고객이 안경을 구매할 때 그들은 제품자체가 아닌 실제로는 선명한 교정시력을 구입하는 것이다. 또 다른 고객이 R.G.P콘택트렌즈를 구입할 때 그들은 수십만 원의 특수한 형상의 실리콘 제품을 구입하는 것이 아니고 오히려 그들은 근시진행억제와 사용시간의 문제 해결과 다른 사람들에게 주입되는 자신의 이미지에 관한 문제를 구입하는 것이다. 즉, 근시진행의 억제효과와 안경을 착용하지 않은 자신의 이미지를 직장에 보일 수 있는 것이다.

이 장에서는 시장가치(market value)의 역할을 알아보고자 한다. 이것은 시장가치를 형식적으로 규정하기 시작하고, 각각의 역할에서 나타나는 고객들에 의해서 추구되는 시장가치의 종류를 확인한다.

다음은 얼마나 많은 종류의 제품들이 가치의 묶음으로 정해질 수 있는지의 실제 예를 전하고 고객가치의 기본특성을 요약할 것이다. 마지막으로 안경원들이 얼마나 제대로 고객을 위한 가치 창조를 평가 하고 있는지, 또한 측정할 수 있는 시장가치는 무엇인지를 설명하고자 한다.

제 1절 시장가치(Market Values)

시장에서 문제 해결과 가치 형성을 추구하는 고객들은 오랫동안 해당산업에서의 구매여부를 재정적인 문제로 인식하고 있다. 이것은 어떤 산업에 속한 기업이 기업 정신을 규정하는 것에 대한 핵심적인 내용이다. 마케팅학자 Theodore Levitt은 많은 기업들이 그들이 어떤 산업에 속하고 있는지를 알지 못하는 것에 대하여 논의했었다. 대부분의 기업들은 그들 자신들을 아주 좁은 관점에서 바라보았고 그래서 Levitt은 이것을 "마케팅 근시안"이라고 정의하였다.

마케팅 근시안(marketing myopia)은 제품과 서비스를 생산하고 판매하는 제조업자와 판매업자들이 자신들의 업무범위를 제품 또는 서비스중심의 방법에 한정시켜 좁은 시야로 산업을 바라보도록 하는 것을 말한다. 그래서 고객의 시력문제를 TV와 컴퓨터, 근거리 작업 등의 업무의 현대화에 있다고 생각하지 않고 안경원이나 안과의 검안 문제에만 있다고 생각하는 안경원은 마케팅 근시안으로서 고전을 면치 못하거나 안경 산업 내의 다른 안경원에 의해 사라질 것이다. 고객들이 안경을 구입할 때 저렴한 가격만을 내세우는 안경원은 언젠가는 매우 정확하고 편안한 안경을 제공하고 유통구조의 혁신과 비용구조의 합리화로 제품 판매가격을 낮추는 안경원에 의해 축출될 것이다. 이런 근시안적인 관점은 오늘날에서도 몇몇 안경원에서 계속되어지고 있다. 어떤 안경원에서는 예를 들어 안경사와 검안 및 조제장비의 결합체로서 시력검사와 안경 조제 및 콘택트렌즈의 공급자로서 그 안경원 자체를 생각할 것이다. 고객의 입장에서 안경원은 눈 건강과 시력저하예방의 가치 제공자로서 보게 된다. 안경원의 잘못된 안경에 대한 보증정책에서 고객들은 단지 보증서를 추구하는 것이 아니라 불확실한 안경문제 발생에 대한 경제적 불안감에서 자유로울 수 있는 "마음의 평화"를 추구한다. 그래서 고객이 구매하는 모든 제품과 서비스에서 고객들의 기본적인 목적은 문제해결이다.

시장가치는 고객의 니즈와 원츠를 만족시키기 위한 제품 또는 서비스의 잠재력이다. 잠재력의 개념은 가치들의 집중이다. 가치는 소비자의 니즈와 원츠를 만족시키기 위한 가능성을 가진 제품 또는 서비스와 같이 창조되었다. 모든 고객들의 니즈와 원츠가 동일하지 않을 때의 제품과 서비스는 일반고객의 니즈와 원츠보다 더한 고객의 니즈와 원츠를 만족시키기 때문에 어떤 고객에게는 가치가 적을 수 있고 또 다른 고객에게는 매우 가치 있을 수 있다.

그리고, 고객의 배경 및 상황은 제품과 서비스의 더 많은 가치나 또는 더 적은 가치를 만들어 낼 것이다. 예를 들면 제품과 서비스는 어떤 지역에서는 가치 없는 것이지만 어떤 지역에서는 가치 있을 수 있다. 가치는 상황마다 다양할 수 있고 동일한 지역 내에서도 매우 다양해질 수 있다. 즉, 썬그라스는 해가 비칠 때만 가치 있을 수 있다. 그래서 가치는 고객의 상황과 함께 제품의 가능성의 집합에 의해 발생되었다. “가치”는 소비자의 행동에서 이용되어짐으로서 또 다른 개념으로 발전되는 것을 분명히 해야 한다. 다른 해석으로는, ‘가치’는 사회, 문화, 사람에 대한 바랄 수 있는 삶의 목표로서 생각되었다. 그러나 안경원 경영자는 제품과 서비스에서 고객들이 받는 문제해결의 이익 뿐만 아니라 다양한 소비자들에게 언급되는 가치를 이용해야 한다.

제 2절 시장가치의 분류

일반적으로 제품과 서비스의 시장가치는 보편적, 개인적 또는 두 가지 가치의 합으로 이루어질 수 있다. 보편적 가치는 소비자의 니즈를 만족시키는 가치이다. 이러한 보편적 가치들은 제품 또는 서비스를 구매하는 기본 목적이며 안경원과의 거래를 하는 과정에서 적합한 가치이다. 이것은 고객이 제품과 서비스에서 그 가치들을 추구하고, 국가와 문화 전반에서 고객에 의해 추구되어졌기 때문에 보편적 가치로 정의된다.

개인적 가치는 고객의 원츠를 만족시키는 가치이다. 이러한 개인적 가치들은 원츠가 개인마다 다르게 나타나고 니즈보다 다양하기 때문에 ‘개인적’으로 불리어 진다.

개인적 가치는 제품 또는 서비스를 구매하는 것에 대하여 또는 안경원과 거래를 하는 것에 대하여 기본적이고 보편적인 이유를 넘어서는 것에 적합한 가치이며 두 가지 특성으로 나눌 수 있다.

첫째, 개인적 가치는 집단 특성으로 불려지기도 하며 고객의 집단 또는 세분화된 고객에게서 요구되고 안경원에 의해 제공된다.

둘째, 개인 특성으로 불려지는 또 다른 개인적 가치는 더 개인화되었고, 더 내면적이고, 더 많은 사람들의 개인적 흥미 또는 안정에 더욱 관련되어 있다. 가치들의 각 단계는 마케팅 전략에 해당한다고 볼 수 있다. 보편적 가치는 제품 차별화 전략의 토대가 된다. 즉, 경쟁에서 차별화되기 위해 추구하는 것을 말한다. 집단 특성의 개인적 가치는 세분화전략의 토대가 된다. 즉, 전체시장에서 일부분에만 초점을 맞추는 것으로 말할 수 있다. 개별특성의 가치는 관계마케팅과 같은 일 대 일 마케팅의 토대가 된다. 즉, 고객의 고유한 니즈를 상대하는 것을 강조하는 전략의 기반이 될 수 있다.

그림 1-1 가치의 매트릭스와 고객의 역할

	사용자	지급자	구매자
보편적 가치	성과 가치	가격 가치	서비스 가치
개인적 가치 집단 특성	사회적 가치	신용 가치	편의 가치
개인적 가치 개인 특성	감성적 가치	금융 가치	개인화 가치

[그림 1-1]에서 보여주는 것처럼, 각각의 세 고객의 역할은 보편적 가치의 특정 카테고리를 추구한다. 사용자(user)가 추구하는 가치는 지급자(payer)에 의해 추구되었던 보편적 가치와는 다르고 구매자에 의해 추구되었던 보편적 가치와도 다르다. 반대로 각각의 세 고객의 역할은 특정한 한 쌍의 개인적 가치들로 추구되었다. 사용자에 대하여 보편적 가치는 성과 가치이다. 개인적 가치는 집단수준에서 사회적 가치이고 개인의 수준에서 감성적 가치이다. 지급자에 대하여 보편적 가치는 가격가치이다. 개인적 가치는 집단 수준에서 신용가치이고, 개인 수준에서는 금융 가치이다. 최종적으로, 구매자(buyer)에 대하여 보편적인 가치는 서비스 가치이다. 개인적 가치와 관련된 그룹에서는 편의 가치이고, 개인화 된 개인적 가치는 개인화 가치이다.

1. 사용자가 추구하는 시장가치

1) 보편적 가치(Universal Value): 성과 가치(Performance Value)

제품 또는 서비스의 성과가치는 제품 또는 서비스를 사용하는 물질적 결과이다. 제품과 서비스가 얼마나 제대로 주요 물질적 기능을 지속적으로 제공하느냐에 관련된다. 안경의 물질적 기능은 시력저하요인들로부터 눈을 보호하는 것이며 썬그라스의 물질적 기능은 눈에 U.V를 차단하고 빛에 의한 눈부심을 감소시키는 것이다. 또한 콘택트렌즈의 물질적 기능은 안경을 착용하지 않고 시력을 개선하는 것이며 칼라 및 써클렌즈의 물질적 기능은 아름답게 보이는 것이다. 일회용 콘택트렌즈는 편안한 착용과 관리의 불필요한이 물질적 기능을 수행하는 것이다.

대부분의 시장에서 고객의 선택은 여러 가지 대안들과 관련된 성과 가치가 어느 정도 되는가에 의존한다. 이것은 성과 가치가 일반적으로 기능적 또는 실용적 가치로 불리어지는 경제학의 효용이론에 의해 발전되었기 때문이다.

효용이론(utility theory)에 따르면, 인간은 그들의 선택을 하기 위해서 합리적으로 행동한다고 정의한다. 추가적으로, "합리적인 경제인"으로서 고객은 최대의 성과가치를 제공하는 제품을 구매한다. 고객이 안경을 구매할 때 그들은 썬그라스의 패션경향이나 U.V차단과는 달리 시력보정과 안경렌즈의 선명도와 투과율, 저렴한 가격, 안경테 디자인 등의 성과가치를 추구한다. 콘택트렌즈의 성과가치는 직장에서 안경을 사용할 수 없는 고객들에게 직장 생활을 원만하게 하는 것으로 구성된다. 칼라 및 써클 콘택트렌즈의 경우에는 아무리 폭넓은 가치의 아름다움을 제공하더라도 사용자에 따라서 동일 제품이라도 각기 다른 성과 가치를 요구할 것이다.

안경원 설비제품에 대한 성과는 얼마나 정확하고 믿을 수 있는 제품으로 수행하느냐에 달려 있다. 예를 들면 안경원의 자동 검안기와 포롭터는 고객에게 정확한 시력 측정치를 빠르고 편하게 제공하는 것이며 무패턴 자동옥습기는 안경사의 경력에 따른 작업능력의 차이로 인한 안경의 완성도를 잃지 않으려는 것이다. 또한 슬릿 램프와 케라토메터는 R.G.P 콘택트렌즈의 판매에 대한 신뢰를 보여주기 위하여 고객의 정확한 B.C를 측정하고 착용 후 피팅 상태에 대한 판단을 정확히 하는 것이 성과가치이다.

2) 개인적 가치의 집단특성: 사회적 가치(Social Value)

제품은 제품의 물질적 기능에서 뿐만 아니라, 사회적 효익(benefit)에 대해서도 구입되어지고 소비되어진다. 사용자에 대하여 이런 효익들은 사회적 가치와 감성적 가치로 제시된다.

사회적 가치는 감성적 흥미, 바라던 감정단계의 달성, 사회적 목표의 성취(사회적 지위 또는 어떤 준거집단의 수용), 그리고 자아 개념(self concept)의 만족을 포함한다. 그들의 명백한 성과가치인 외부요인들로부터 시력을 보호하는 것처럼 고객들은 종종 그들이 구매하는 안경이나 콘택트렌즈로부터 자기표현의 가치를 추구하기도 한다. 간혹 사용자의 역할에서의 고객들은 "그 안경이 나에게 괜찮아 보입니까?"라고 질문하기도 하며 어떤 사람들은 "내가 어떤 부류의 사람으로 보이는가?"라는 질문으로서 그들이 착용하고 있는 안경에서 심도 있는 의미를 추구한다. 또한 어떤 경우는 국산품사용에 대한 당신의 관심 때문에 수입품을 구입하지 못하는 것과 같이 광범위하고 그들의 성과가치에 부합하는 감성적 가치를 추구한다.

또 다른 시장에 대한 선택은 사회적 가치에 의해 주로 결정될 것이다. 사회적 가치에 의해 주도되는 사용자(user)들은 그들의 친구들과 지인들의 기준에 적합한 이미지를 전달하는 제품 또는 그들이 나타내기 원하는 사회적 이미지를 전달하는 제품을 선택한다.

긍정적 사회적 가치는 긍정적으로 인식된 사회집단과 관련될 때 나타난다. 물론 부정적인 사회 가치는 부정적으로 인식된 사회집단과 관련되는 제품에서 나타난다. 고객 개념에서 사용자는 그들이 사용하는 제품 또는 서비스의 사회적 의미와 종종 관련된다. 예를 들면 특정한 유형의 안경이 특정한 계층과 관련되는 명품의 경우에 소속집단이 바라든지 바라지 않든지 간에 비판을 받거나 부러움의 대상이 될 것이다. 기업인이나 회사원들이 입는 의류의 종류, 타고 다니는 차의 종류, 살고 있는 집의 종류, 애용하고 있는 뷰티 숍의 종류는 당신에게 적합한지를 판단하기 전에 다른 사람들에게 어떠한 의미로서 보여 질 것이다. 안경원에 방문했을 때 안경이나 콘택트렌즈, 썬그라스를 선택하고 계산할 때 플래티넘 또는 상류계층의 제휴 신용카드 제출은 안경원내에서 다른 고객이나 안경사에게 사회적인 지위를 나타낼 것이다.

명품같이 높은 가치를 나타내는 제품들은 긍정적이거나 부정적인 사회적 가치를 부여할 것이다.

DANIEL이라는 뉴욕의 음식점은 독점적이고 조그마한 형태를 지니고 있다. 이 음식점은 매우 비싸며 부유한 고객일지라도 출입은 엄격히 제한되어 있다. 음식점에서 테이블을 얻는데 걸림돌이 되는 것은 비용이 아니고 이용권한의 부족 때문이다. Mr. Bruno Jamias라는 총 지배인을 알아야만 하거나 또는 적어도 그밖에 일하는 다른 어떤 사람이라도 알아야 한다. 1996년 11월 말에 미국 대통령 후보였던 Bob Dole상원의원은 Mr. Jamias에게 요청하고 확인 받기 전까지 테이블에 앉지 못했다. 이런 독점성은 New York의 Mesa Grill 또는 Coco Pazzo, Chicago의 Frontera Grill, San Francisco의 Bix, New Orleans의 Emeril에서 크게 유행 했다.

이러한 고객을 환영하지 않는 음식점에 고객들은 무엇을 추구하기 위하여 가는 것일까? 이러한 제품은 사회적 가치와 관련되어 있다. 시장에서 제품이 초기단계에 소개될 때 소량 제품의 보유는 사회적 지위를 만들어낸다. 예를 들면 Cartier안경이 국내에 처음 출시되었을 때 처음으로 Cartier 안경을 가지고 있는 것은 그 사람의 위신을 사회적으로 나타낸다. 이후에 이러한 사회적 의미는 제품의 출시 단계에서 Cartier 안경과 같은 고가의 안경을 먼저 보유하였다는 것에서 의미를 찾을 수 있다. 제품 등급(수입품)과 제품 형식(명품)이 제품 수명주기에 따라 변화됨으로서 사회적 가치는 제품의 최소한의 소유에서 특정 브랜드의 소유까지 형식이 변화되어간다.

3) 개인적 가치의 감성적 가치(Emotional Value of Personal Value)

하나의 시장에 만족하고도 또 다른 시장에 대한 선택을 하는 것은 사람이 감성을 만족시키고 환기시키기 위한 추가 구입에 대한 잠재력을 가지고 있기 때문에 주로 이루어진다.

감성적 가치는 즐거움과 감성적 만족제품들과 사용자들이 제공하는 서비스들에 관련된다. 많은 제품과 서비스들은 고객이 요구하는 감성을 제공한다. 이러한 감성들이 고객들에게 긍정적이었고 즐거움을 주었다면 어떤 고객들은 부정적으로 나타나는 것을 통해 즐길 수 있다. 예를 들면 특정한 색의 칼라 콘택트렌즈에 의해 자극되는 매력의 느낌과 매력적인 디자인의 안경을 착용함으로서 자긍심을 강조하는 것을 즐기는 사람이 있다면 어떤 사람은 아주 특이한 안경과 썬그라스를 착용하거나 코스프레용 칼라 콘택트렌즈를 착용하면서 느끼는 타인의 부정적인 시선을 즐기는 사람도 있다. 대부분의 경험적 소비는 감성적 가치를 제공한다.

경험적 소비(experiential consumption)는 제품과 서비스의 이용이 가치를 제공하는 장소에서 제품과 서비스의 이용에 관련된다. 이러한 만족과 즐거움은 소비과정을 감추지 않음으로서 고객의 참여가 이루어지고 그에 따라 발생한다. 이렇듯 고객에게 가치를 제공하고 지출을 연기하지 않도록 하는 것을 소비의 즉시성(immediacy)이라고 할 수 있다. 경험적 소비의 예는 영화 관람, 선호하는 디저트 먹기, 낚시, 캠핑, 운동하기, 거품 목욕, 디즈니랜드 여행하기, 암스테르담, 파리, 중국, 싱가폴과 같은 외국의 흥미로운 장소를 여행하는 것이다.

또 다른 예로써 칼라콘택트렌즈의 사용은 미모를 유지하고 새로운 아름다움을 타인에게 과시하는 가치를 제공하기 때문에 금전적 지출을 미루기 어려워진다.

4) 사용자 가치의 중요성

사용자들은 그들의 성과가치에 대하여 처음에는 니즈(needs) 또는 정신적 주도(시력교정의 필요성이 있는 것과 같은)가 되는 제품을 추구하는 것에 반하여 그들의 사회적 그리고 또는 감성적 가치들에 대하여서는 원츠(wants)주도(명품 썬그라스, 칼라 및 써클 콘택트렌즈, 누진다초점 안경렌즈, 수입 안경테와 같은)가 되는 제품을 추구한다.

어떤 제품들은 사용자들이 선택하는 브랜드에 따라 구별되는 가치를 받아들일 것이다. 예를 들면 Cartier 안경이 안경테로서 시력보정용 안경렌즈를 고정시켜주는 보편적 가치와 함께 지위상승의 개인적 가치도 제공할 것임에 반해 일반 국산 준금장 안경테의 가치는 사용자에게 시력보정수단을 제공하는 보편적 가치에 한정된다.

최근 들어 안경원에 가면 사용자들이 추구하는 서비스를 제공하고 있는 것을 볼 수 있다. 단순히 시력검사의 공간으로 이용되었던 검안실의 시설이 기본적인 자동 리프렉토메터와 시력판의 설비에서 케라토메터 겸용 자동 리프렉토메터와 차트프로젝터 또는 미러차트, 수동 포롭토혹은 자동 포롭터, 다초점안경의 트라이얼 세트 등을 준비하여 안경 및 콘택트렌즈 사용자들에게 사회적-감성적 가치를 부여하기 위한 노력을 하고 있다. 또한 검안 방식의 차별화, 검안실의 구조적 차별화를 통하여 마음의 평안과 건강한 시력의 사용자가치를 제공하고 있다.

2. 지급자가 추구하는 시장가치

1) 보편적 가치 가격(Universal Value Price)

지급자(payer)에 대하여 보편적인 가치는 가격 가치이다. 공정한 가격과 다른 재무적 비용은 제품을 취득하는 것에서 항상 상충된다. 지급자들은 가격과 비용을 고려하여 그들이 계산하는 정도에 따라 비용을 지급할 것을 고려한다. 그래서 가격과 비용의 합리성(reasonableness)에 대한 판단은 항상 제품 효익의 배경에서 이루어진다. 감당할 수 있는 능력은 지불되는 가격에 대한 합리성 판단의 궁극적인 기준이다.

안경원 경영자는 자신이 공급하는 제품에 대한 가격가치를 지속적으로 높여가야만 한다. 이것은 안경원 경영자들이 제품의 효익을 개선하고 비용구조를 혁신하여 원가를 감소시키는 것에 의해 될 수 있다. 예를 들면 중심상권에서 벗어나 더 넓지만 임대료는 저렴한 입지를 선택한 많은 대형 안경원들은 저 가격 고 품질의 안경 및 콘택트렌즈를 공급하기 시작함으로 더 나은 고객가치를 제공하기 시작했다. 미국의 WAL-MART는 EDLP(every day low price)로 불리어지는 "매일매일 최저가격 전략"과 함께 고객에게 경제적 가치를 제공하는데 초점을 맞추고 있다. 이러한 입지의 안경원은 합리적인 지급자인 고객들을 보유하기 위하여 구매가격이상의 효익을 제공하기위하여 노력해야 한다. 기존의 안경원은 뛰어난 가치를 제공하는 가격을 제시함으로서 그들의 고객을 단골로 보유해야 한다.

제품이 주는 효익을 얻기 위한 비용은 제품원가 이상이다. 이것은 운영비용과 유지비용을 포함하기 때문이다. 흥미롭게도 안경원의 주요 비용은 제품 구입비용이 아니고 오히려 인테리어비용, 임대료, 기계설비비용, 인건비 등의 운영비용이다. 그래서 안경원의 경영자는 그들의 시력검사 장비와 조제 가공장비가 가지는 막대한 유지비용에 따른 고객이 가질 수 있는 이로운 점을 발견해야 하며 이러한 장비의 운영 효과성을 극대화하여 안경원에서의 판매 자극으로서 이용해야만 한다. 진정한 가격 가치는 제품을 사용하는 것과 소유하는 것에 대한 고객의 라이프 사이클 비용을 정형화하는 것으로 구성할 수 있다.

2) 개인적 가치: 신용과 금융(Credit & Financing)

신용과 금융의 두 가치는 제품과 서비스에 대하여 지급해야 하는 비용을 고객이 안심하도록 하는 것으로 정의할 수 있다. 신용제도는 제품과 서비스에 대한 지급을 연기하기 위하여 고객을 수용하는 제도이다. 금융제도는 아래에 설명된 것처럼 더 넓은 범위의 개인화와 같은 신용제도이다.

① 신용 가치(Credit Value)

지급자의 역할에서 고객들은 구매시점에서 현금을 지급해야 하는 것에서 또는 즉각적인 지급에 대한 의무를 시작하는 것에서 자유롭기를 원한다. 지급자들은 안경원 경영자가 제 3의 금융기관에 의해 발행되는 신용카드를 받아들일 때 신용가치라고 불려지는 가치를 인정한다.

몇몇 안경원 경영자들은 은행신용카드를 발급 받지 못하는 고객들에 대하여 자사카드를 발행한다. 신용카드가 이용되지만 제대로 사용되지 않는 지역에서 안경원 경영자들은 신용장부에 그들의 정기 고객들을 기록하여 신용책임을 지는 방식으로 고객에게 접근한다. 신용카드가 일반화된 지역에서 통용되는 플라스틱 신용카드를 통해서든지 또는 신용카드가 제대로 사용되지 않는 지역의 소규모 안경원에서 유지되는 신용거래 시스템을 통해서든지 간에 고객에게서 판매자에게 각기 부여되는 제품과 서비스에 대한 거래에서 돈을 주고받는 시점의 자유를 제공함으로서 고객을 지급자의 역할에서 해방시켜줄 것이며 고객에 대한 신용가치를 구성할 것이다. 신용가치의 목적은 지급을 하는 지급자의 편의(convenience)를 제공하는 것 뿐 아니라 지급부채를 장기간 동안 연기하도록 하여 고객에게 만족을 제공하는 것이다.

② 금융 가치(Financing Value)

지급자들은 편의를 제공받으며 감당할 수 있는 능력을 가치 있게 여긴다. 금융 가치는 장기간의 금융 책임을 분배하는 것으로 추가적으로 감당할 수 있는 비용을 지급하도록 구매의 금융조건을 분할 제공하는 것으로 이루어져 있다. 이것은 소비자들이 감당할 수 있도록 점진적인 지급 스케줄을 제공하는 것으로 이루어져 있다. 안경원 경영자들은 고객들에게 매력적인 금융 프로그램을 제공하는 것에 의하여 구매의 경제적, 가격적 차원에서의 높은 가치를 추가할 수 있다. 금융 가치는 제품의 가격 또는 서비스의 비용이 상대적으로 높은 선택 상황에서 더욱 두드러진다.

예를 들면 예전의 명동과 종로의 안경원들은 기업을 대상으로 하여 해당기업의 직원들이 구매하는 안경과 콘택트렌즈를 월급에서 분할 상환하는 조건으로 계약을 체결하여 안정적인 매출과 수익을 얻을 수 있었다. 또한 고객들은 제휴 안경원의 할인 서비스와 무이자 할부금융 프로그램을 이용하여 부담 없이 안경 및 콘택트렌즈 등을 구입하게 되었다.

이러한 금융가치 프로그램은 안경 및 콘택트렌즈 고객과 잠재 고객들의 많은 호응을 받았다.

최근에는 신용카드의 무이자 할부와 포인트 적립, 제휴 상품권의 사용 등을 통하여 고객의 금융가치를 높이는 노력을 하고 있다.

3) 지급자 가치의 중요성

사용자에 대한 성과 가치가 보편적인 것처럼 지급자에게 가격가치는 더욱 보편적이다. 만일 안경원의 제품 또는 서비스의 가격가치가 없다면 고객은 구매를 고려조차하지 않을 것이다. 만일 가격가치가 근거 있는 것으로 인식된다면 소비자들은 현금구매의 가능성을 고려할 것이다.

사용자인 자녀의 안경 및 콘택트렌즈를 구입하려는 지급자로서의 부모가 현금지급에 어려움이 없다면 신용가치와 재무가치를 추구하지 않을 것이다. 신용가치는 집단고객들에게 구매의 범위를 제한하는 것에서 제공되는 개인적 가치이다. 금융가치는 지급자가 감당해야 하는 금융부담에 대하여 안심하게 하는 더욱 개인화되었던 개인적 가치이다.

3. 구매자가 추구하는 시장가치

1) 보편적 가치(Universal Value)

구매자에 대하여 보편적인 가치는 서비스가치(service value)이고, 서비스가치는 고객들이 제품 또는 서비스를 구매하는 과정에서 추구하는 것이다. 이러한 서비스가치의 세 가지 요소는 다음과 같다.

첫째, 사전의 구매충고와 조언이다. 사전 구매서비스와 사후 구매 서비스 그리고 구매 보증은 거의 모든 고객들이 어느 정도의 역할을 추구할 구매자의 개념에서 볼 때 서비스 또는 효익이라고 할 수 있다. 이러한 서비스 가치는 구매자에 대하여 보편적 가치이다. 구매자는 그들이 제품 또는 서비스 정보를 추구하기 때문에 사전구매조언을 중시한다.

예를 들어 구매자들이 원하는 정보는 안경테의 다양한 모델, 안경테 파손시 수리방법 및 이용가능성, 안경원의 영업시간, 안경원의 대기 시설 등이다.

둘째, 구매 후 제품의 이용 가치를 유지할 수 있는 충고와 조언이다. 고객들은 제품의 사용가치를 유지하기 위한 구매 후 충고와 조언을 추구한다. 그래서 고객들은 안경이나 콘택트렌즈를 착용하는 시점에서 사용방법 및 문제 발생시의 절차 및 방법을 설명해주기를 안경원 경영자 또는 안경사에게 의지할 것이다. 고객들은 구입안경 및 콘택트렌즈의 사용가치가 지속적으로 유지되기 위하여 신속하고 확실한 수리와 유지서비스를 추구한다.

예를 들면 안경의 파손 상황에서 대기 기간동안 대체 안경 및 콘택트렌즈를 제공하는 것은 확실한 사용가치 유지 서비스라고 할 수 있다. R.G.P 콘택트렌즈는 효과적인 예방 유지 스케줄을 유지해야 한다. R.G.P 콘택트렌즈구매자에 대한 지속적인 서비스를 제공해야 하며 구매 고객에 대한 커뮤니케이션 경로를 통하여 수시로 확인하여 문제 발생시 신속히 문제 해결을 위한 활동을 보여야 할 것이다.

셋째, 제품을 교환하거나 환불할 수 있는 가능성의 제시에 따른 구매실패의 위험에서의 자유이다. 고객들은 잘못된 구매의 위험에서 자유를 추구한다. 고객들은 그들이 잘못된 의사결정이 이었다고 깨닫거나 또는 그 제품이 사용 후에 결함이 있는 것으로 판명되어 환불 또는 교환을 위해 구매된 상품을 쉽게 반환할 수 있는 형태의 가치를 추구한다.

예를 들어 안경테의 구입 후 주변사람들에게 부정시선을 느꼈다면 교환 또는 환불을 요구하고 싶을 것이다. 이때 정확한 안경원의 교환 또는 환불정책이 고객에게 가치를 제공하게 될 것이다.

2) 개인적 가치(Personal Value)

① 편의 가치(Convenience Value)

제품과 서비스를 취득한다는 것은 시간과 노력을 요구한다. 이러한 노력은 고객이 제품을 취득하기 위해 이동하는 거리, 고객이 거래를 구성하는데 들어가는 시간, 고객의 상점에 대한 접근 용이성, 고객이 제품 또는 서비스와 거래를 통하여 취득할 수 있는 자긍심의 취득 용이성을 포함한다.

편의가치는 제품을 취득하기 위해 요구되는 시간과 고객의 최소한의 노력과 관련된다. 특정 안경원 경영자에게 편의 가치는 매우 특별하다. 지역 안경원들은 도달하기 쉬운 위치, 입구에 근접한 주차장, A/S 편리성 등 쇼핑을 빠르고 쉽게 하기 위한 한정된 선택을 보여준다. 동대문 쇼핑몰의 안경원들은 24시간 언제든지 쇼핑이 가능하다는 것과 다양한 제품을 비교하며 구입할 수 있다는 것을 내세우고 있다. 이러한 24시간 안경원들은 제한된 시간 내에 구매 하는 것보다 더 나은 편의 가치를 제공한다.

홈쇼핑 네트워크, 인터넷 쇼핑에서의 썬그라스 판매가 증가하고 있는 것은 제품이 가정에 배달되는 편리한 물질적 접근의 예이다.

고객들의 안경원 위치 또는 이용방법에 대한 확실한 제시는 안경원이 고객에게 제공할 수 있는 편의 가치 중 하나이다. 이러한 효익은 편의를 추구하는 고객에서 특히 두드러진다. 편리한 위치와 오랜 시간 동안 열려있는 안경원에 대하여 고객은 편의가치를 느낀다. 편리한 시간, 위치 외에 고객들은 또 다른 편의가치를 추구한다. 고객들은 안경원의 안경사에게 효과적인 거래결과를 원하며 고객은 교환거래 중에 편의가치를 추구한다.

예를 들면 고객들은 짧은 결제 시간, 빠른 제품의 가격 결정, 고객과 그들의 가족을 빠르게 기억할 수 있는 안경사의 능력, 빠른 신용카드 및 수표 검색 절차 등을 원한다.

서비스에 대하여 고객은 서비스가 제공하는 방법 내에서 편의가치를 추구한다. 예를 들면, 대부분의 안경원들은 언제 수리가 끝날지 아니면 언제 마무리 되었는지에 대하여 고객들에게 통보하지 않는 경우가 많다. 고객에게 수리의 결과 및 예정시간을 통보하지 않아 안경원에 여러 차례 방문 하도록 하는 경우가 많았다.

현재 많은 안경원들이 수리가치가 나타나도록 그 시간의 정확성을 제공하며 결과를 사전에 설명하여 고객의 불만이 없도록 그들의 A/S 운영 방식을 개선하였다.

② 개인화(Personalization)가치

구매자는 자신의 개인화된 습관 또는 개별적인 습관에서 거래를 할 수 있기를 원한다. 개인화 가치는 두 가지 형태로 나타낼 수 있다.

첫째, 주문화(customization)이다. 주문화는 개별소비자의 습관에 적합한 방식으로 제품 또는 서비스를 취득하는 것과 관련된다. 바쁜 스케줄로 인하여 항상 자신이 편하게 안경이나 콘택트렌즈를 받아볼 수 있는 장소로 배달되어지기를 바라는 사람은 배달서비스의 주문화를 추구하는 것이다.

고객이 좋아하는 스타일의 칼라 콘택트렌즈를 개별적으로 만들어 주거나 자신이 원하는 연예인이나 좋아하는 사람의 사진을 콘택트렌즈에 나타내는 것과 고객이 원하는 특별한 디자인의 보석무테안경을 만들어 한정 판매하는 것은 제품에 대한 주문화를 추구하는 것의 예가 된다.

둘째, 대인 관계(interpersonal relation)이다. 마음에 드는 대인적 상호작용의 환경에서 발생하는 거래에 대한 요구라고 할 수 있다. 고객들은 고객에게 서비스하는 안경사 또는 판매의 상호 작용에서 나타나는 긍정적인 경험의 형태로서 이러한 가치를 추구한다. 기본적으로 고객에 대한 상호작용을 하는 안경사의 행동과 태도는 이 가치를 결정한다. 친근하고 인간적인 안경사, 고객의 요구에 부응하고 이해하는 습관을 가진 안경사, 그리고 고객과 함께 하는 상호작용을 즐기는 안경사는 구매자에게 이러한 가치를 제공한다.

구매자로서의 역할에서 고객들은 이러한 시장가치를 항상 추구하지는 못한다. 많은 거래에서 비인격적인 안경사의 행동을 예측할 수 있다.

예를 들면, 안경원에서 고객의 시력상태와 환경 등을 고려하여 정확한 정보와 정직한 가격의 제품을 공급하려는 생각 없이 오직 비싼 제품이나 고 마진 제품만을 판매하려는 안경사에게서 가치 있는 상호작용을 기대할 수 없다.

특별한 지역의 고급매장과 백화점에서 친절하고 고객의 생각에 공감하는 안경사를 볼 수 있다. 그러나 특정 안경원에서는 고객에게 관심이 없는 안경사, 강압적인 판매전술을 요구하는 안경원 경영자, 겸손한 매너를 지니지 못한 안경사의 판매위협 등은 부정적인 상호작용 가치를 제공한다.

몇몇 고객들은 안경원 경영자와의 인적, 사회적 관계 때문에 작은 안경원을 추구한다. 오늘날 많은 안경원경영자들은 단골고객에 의존하며 단골고객을 유지하기 위한 노력을 하고 있다. 따라서 혈연, 지연, 학연 등의 관계에 따라 대인관계를 지속적으로 유지하는 것이 매우 중요하다.

개인화는 고객과의 일대일 관계와 서비스의 극단적인 형태이다. 편의가치와 개인화 가치 둘 다 보편적으로 요청되는 사전과 사후의 구매에 대한 도움을 기본적으로 최소화 한다. 편의가치는 고객에 의해 추구되는 추가적인 가치이다. 이러한 편의 가치는 시간의 압력과 구매 노력과 구매결정에 대한 두려움을 회피하기 위한 고객들의 욕구에 따라 다르게 나타난다.

시간과 노력을 최소화하기 위한 목표는 개인적이지만 보편적인 것보다 크게 다르지는 않다. 최소한의 노력으로 구매를 이룰 수 있도록 하기 위하여 특정 고객과 특정 시간의 압력을 세분화하는 것으로 이러한 목표를 가치 있게 할 수 있다. 이와 반대로 개인화는 전반적으로 다르며 구매자가 보유한 고유한 감정을 기쁘게 하는 것을 목표로 삼는다.

제 3절 가치 묶음으로서의 제품과 서비스

안경원의 제품과 서비스는 일반적으로 우리가 확인하는 가치의 하나 이상을 고객에게 제공한다. 다른 관점에서 제품과 서비스는 다양한 고객의 역할에서 가치의 묶음으로 전해진다.

사람들이 R.G.P 콘택트렌즈에서 바라는 두 가지 가장 공통된 성과가치는 안정성과 신뢰도이다.

성과가치(performance value)는 교환과 유지 서비스를 포함한다. 사용자의 욕구를 만족시키기 위해 동일한 문제를 가지고 재 방문하는 것이 필요치 않은 고품질의 유지서비스를 제공하기 위한 안경원의 욕구가 함께 포함된다.

더욱이 어떤 소비자에게는 매우 가치 있는 제품이기 때문에 R.G.P 콘택트렌즈 소유자에 대한 사회적 가치가 제품의 소유를 추구하도록 한다.

또한 명품 안경과 썬그라스의 보유는 신분의 상징으로 나타난다. 이러한 신분의 상징에 대한 욕구와 더불어 명품 브랜드에 대한 깊은 애착을 발견할 수 있다. 자신이 좋아하거나 동경하는 연예인과 동일한 제품을 소유함으로 인하여 가질 수 있는 감정과 그들처럼 되고 싶은 욕구를 해소하는 탈출구로서 이용하기도 한다.

지급자(payer)에 대한 가치는 두 가지로 나눌 수 있는데 첫째는 가격가치(price value)이고 둘째는 신용(credit)과 금융(financing)가치이다. 가격의 보편적 가치는 안경이 가격 가치가 있는지, 가격이 소유할 수 있는 정도인지에 대한 지급자로서 부모들은 그들이 감당할 수 있는 조건에서 정의될 수 있다.

그러나 안경이 고급이거나 예상 가격을 초과하는 경우에는 부모의 신용상태에 따라 아들과 딸이 구매하려는 안경을 거부할 수 있다. 마지막으로 금융 가치는 신용 구매 또는 다양한 지급 방법의 제시 등의 이용가능성의 조건에서 정의된다.

구매자에 대한 보편적 가치는 서비스가치이다. 안경사가 고압적인 지위를 사용하지 않을 때 구매자에 대한 서비스가치를 구성한다. 가격 흥정 없는 쇼핑 경험의 중요성을 인식하는 것으로서 최근 많은 안경원들이 안경 및 콘택트렌즈 가격을 협상하지 않는 정책을 적용하였다.

안경 및 콘택트렌즈 구매자에 대한 편의가치는 시간과 장소의 유연성에서 발생하고 안경 및 콘택트렌즈의 구매 또는 요구된 서비스를 얻는 편리성에서 발생한다. 고객은 인터넷을 통하여 원하는 만큼의 썬그라스를 구매할 수 있다. 많은 홈쇼핑이나 인터넷 쇼핑몰이 교환과 반품을 무조건적으로 받아 주면서 고객을 유인하고 있다. 이러한 행위는 편의와 개인화를 조합하여 고객에게 서비스가치를 제공한다. 안경원의 경우에서 흥정 없는 쇼핑 경험은 매우 즐거운 대인간의 상호작용을 이룰 것이다. 개인적 가치의 개인화 요소를 논의하기 위해 안경원은 고객이 새로운 안경 및 콘택트렌즈와 함께 매장을 떠나기 전에 신뢰 의식을 조직해야 한다.

명품은 고객이 추구하는 대부분의 가치의 내구재이다. 이것을 구매하는 것에 대한 주요 이유는 그 자체에 대한 좋은 감정과 사회적 환호를 성취하는 것이다. 다른 사람에 대한 사회적 의무와 감성적인 부분에 의무를 가지지 않기 때문이다.

지급자에 대하여 가격가치는 실제 재무적 투자이기 때문에 중요하며 그 부분의 품질이 가격의 가치가 되는 것이기 때문에 중요하다. 한 사람만을 위한 특별한 거래는 고객들에게 특히 매력적이다.

고객서비스는 중요한 가격가치이다. 구매자는 안경의 기능과 품질을 선택하기 전에 그들의 요구사항들을 말한다. 고객들은 그들이 그들의 마음이 변할 것에 대비하여 교환 또는 환불을 위해 상품을 반환하는 것이 가능해야 한다. 인간적이고 친절할 뿐만 아니라 구매에 대한 좋은 감정을 가진 고객을 돕는 안경사는 구매자의 니즈를 만족시켜줄 수 있다.

제 4절 고객가치의 특성

그림 1-2 고객가치의 특성

고객의 가치

수단성
동태성
계층성
계층에 따른 고객가치의 다양성
상승성
역할 특정성
고객간 차이

고객의 가치에는 몇 가지 특성이 있다. [그림 1-2]에서 보여 주는 것처럼 가치는 수단적이고, 역동적이고, 계층적이다. 우리가 가치의 계층을 이동함으로서, 그것들은 점차 다양해지기 시작한다. 또한 고객 가치는 시너지효과가 있고, 역할 특이적이며, 그리고 그것들은 고객들 사이에서 다양하다.

1. 수단성(Instrumental)

시장가치의 수단성은 고객들의 니즈 또는 원츠를 충족시키는데 도움이 되는 제품과 서비스에 연관된다. 수단적 의미는 것은 최종적인 의미를 말한다. 그래서 제품과 서비스에서 가치를 창조하기 위해서 뿐만 아니라 특정 고객의 니즈와 원츠에서 안경원의 제품과 서비스가 관련되거나 포함되어 지는 것이 경영자에게는 매우 중요하다.

사람은 목표를 달성함으로서 수단성을 이룰 수 있기 때문에 자신에게 유용한 제품, 목적, 생각을 인지할 것이다. 목이 마르다면 음악 CD가 아닌 물이나 다른 음료수가 가치 수단성을 가지는 것처럼 잘 보이지 않을 때 시력보정 안경은 가치수단성을 가진다. 잡지에서 상호작용적인 정보를 제공하는 존슨 앤 존슨의 아큐브 한달 무료시험착용의 광고를 발견한다면 몇몇 사람들만이 무료 제공의 이점을 가진다. 광고를 보지 못한 다른 사람들은 그들의 어떤 니즈와 원츠를 이루어줄 무료 서비스를 보지 못했기 때문에 그런 무료 제공에 반응하지 않는 것이다.

따라서 안경원 경영자는 제품과 서비스의 제공이 사람들에게 효익의 긍정적인 인식을 관리하는 것이 중요하다. 고객들에게 효익을 주는 제품과 서비스에 대한 니즈와 원츠가 고객의 인식과 연결되어야 한다. 성공하기 위해서 안경원 경영자는 적절한 커뮤니케이션과 포지셔닝에 의해 고객에게 효익을 연결하고 가치를 창출하여야 한다.

2. 동태성(Dynamic)

고객이 추구하는 시장가치는 시간이 지남에 따라 변화한다. 첫째, 개별소비자의 니즈와 원츠가 그들의 인생에서 변경되기 때문에 변화한다. 둘째, 생산과 소비가 일치하는 완전시장의 예상이 부각되기 때문에 변화한다. 안경원 경영자는 시장의 기대에 부응하거나 그 이상의 기대를 제공하여 고객의 기대가 안경원 판단기준이 되는 새로운 기준을 만들게 된다.

만일 어느 안경원도 고객에게 최소한의 서비스도 제공하지 않는다면 고객들은 최소한의 서비스로도 만족 될 수 있을 것이다. 그러나 만일 소수의 안경원에서 높은 수준의 서비스를 제공한다면 고객들은 모든 안경원으로부터 그 수준의 서비스를 기대하게 된다.

안경원 경영자가 고객의 가치를 더욱 더 만족시킨다면 고객의 가치 기대는 더욱 높아질 것이다. 지방의 한 안경원에서 A/S 약속시간을 지키지 못했다면 그 지역의 고객들은 그럴 수 있다고 예상했기 때문에 부정적인 반응이 없지만 서울의 백화점에서 유사한 일이 발생했다면 고객이 백화점내 안경원이 약속을 지키지 않을 것이라는 예상을 하기 어렵기 때문에 매우 부정적인 반응이 나타날 것이다. 따라서 안경원의 서비스가 점차 발전할수록 안경원 경영자들은 끊임없는 서비스를 개발해야 할 필요성이 제기되었다.

3. 계층성(Hierarchical)

가치는 처음 단계에서 보편적 가치와 함께 계층을 결정한다. [그림 1-3]에서 보여주는 것처럼 고객들에게 제품과 서비스는 사전에 제공해야만 하는 시장가치이다.

만일 보편적 가치가 없다면 고객은 제품과 서비스가 개인적 가치를 제공하는 것만큼 주의를 기울이지 않는다. 그러나 보편적 가치를 만날 때 개인적 가치는 관련되며 고객들은 그룹 특이적, 개인 특이적인 개인적 가치를 추구한다.

가치의 계층성은 매슬로우의 욕구계층과 Katona'의 욕구분배와 유사하다.

그림 1-3 가치의 계층성

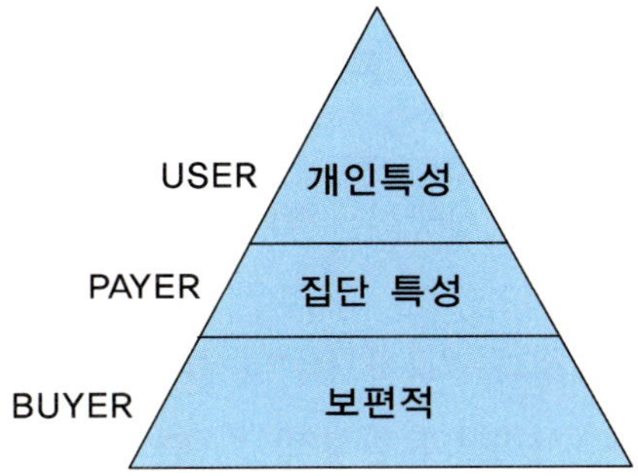

4. 계층에 따른 고객가치의 다양성(Diversity of Customer Values Increase with the Hierarchy)

제품과 서비스에 대한 시장은 보편적 가치에 의해 더욱 균일하고 개인적 가치에 의해 더욱 다양할 것이다. 대부분의 일용품(곡물, 철, 석탄, 전기)은 보편적 가치를 제공할 때 거기에는 다양한 공급자의 제품과 서비스의 균일함이 있다. 마찬가지로, 대부분의 필수품(약, 비타민, 소금, 후추, 구두광택제, 세제, 전기기구)은 시장제공물의 다양성에 대한 제한된 잠재력을 가진다. 물론 제품과 서비스가 주로 성과가치를 위해 추구된 것에 대하여, 형태의 다양성은 고객의 욕구의 차별화 때문에 존재할 것이다.

칼라 콘택트렌즈는 색상별, 디자인별로 매우 다양하다. 이런 다양성은 개인적(사회-감성적)가치를 추구하는 제품과 서비스에 대하여 더욱 크다. 예를 들면, R.G.P콘택트렌즈는 썬그라스나 안경테보다는 적은 다양성을 가진다. 안경원 경영자가 보편적 가치 제품에 대하여 이용 가능한 대안 또는 아주 많은 브랜드를 제시할 때 제품의 확산과 소비자 혼돈의 결과를 가져올 수 있다.

제품다양성이 고객의 사용자 역할에서 더 나은 성과 가치를 제공하는 동안 구매자의 역할에 대해서는 편의와 서비스 가치를 손상 시킨다. 구매자 혼돈을 깨닫기 시작하면서 일부 안경원 경영자들은 최근에 그들이 제공하는 대안들의 수를 줄이기 시작했다.

예를 들면 안경원에서 안경렌즈의 수를 국산으로만 제한하거나 특정 브랜드 제품만 판매하거나 하는 형식을 취함으로서 소비자의 혼돈을 예방하고 구매 결정을 쉽게 내리도록 유도하는 편의가치를 제공하고 있다.

5. 상승성(Synergistic)

가치 시너지는 하나의 가치가 또 다른 가치의 실용성을 강화시키는 것을 의미한다. 이것은 성과 가치, 가격 가치, 그리고 서비스 가치의 세 가지 보편적 가치가 서로 더 이상 상충되지 않을 때 가장 높게 나타날 것이다. 마찬가지로 사회적 또는 감성적 가치, 편의 또는 개인화 가치, 그리고 신용과 재무 가치는 서로 상충되는 일부요소를 제외하고는 잘 이루어진다.

가장 보편적인 가치 = (성과) * (가격) * (서비스가치)

가장 개인적인 가치 = (사회적과 감성적) * (편익과 개인화) * (신용과 재정)

다시 말해서 보편적 가치들 간의 관계는 다양하다. 따라서 개인적 가치들 사이에서의 관계가 다양할 때 안경원 경영자는 최고의 개인적 가치를 창조하는 것이 가능하다.

예를 들면, 성과는 비용 지출과 상충되지 않는다. 안경원 경영자에게 최고의 전략은 낮은 원가를 유지하는 것과 성과를 증가시키는 것이다. 또한 안경원 경영자는 시너지를 창조하는 방법에서 자원을 최대한 활용해야 한다. 만일 사용자에게 가치제공을 못한다면 그들이 지급자에게 어떤 호소를 하든지 간에 구매할 이유가 없다.

지급자들은 지출을 하면서 사용자의 가치를 구매하기 때문에 금액을 지불하는 것이다. 또한 판매의 이점을 가지는 것은 매우 어렵다. 그러나 사용자와 지급자 가치와 함께 구매자 가치는 눈에 잘 띄지 않는다. 또한 단지 고객들은 구매자 가치에 대한 서비스와 편의가 사용자와 지급자 가치들에서는 나타나지 않는다는 것을 판매상황에서 주로 보여준다.

6. 역할 특정성(Role-Specific)

가치들의 역할 특성에 대한 본질은 지급자, 사용자, 구매자에 따라 다르다는 것을 의미한다. 역할특성 때문에 고객들은 그들의 역할이 변화할 때 생각하던 다양한 가치들 중에서 우선순위가 변화하게 된다.

예를 들면 아이들이 제품 그 자체의 구매에 대하여 자신이 지급자의 역할을 할 때는 가격가치가 중요하지만 부모님들이 지급자의 역할을 해서 사용자의 역할로 바뀐다면 다른 가치를 선택할 것이다.

7. 고객간 차이(Vary Across Customer)

한 사람에게 제품 또는 서비스에서 가치 있을 수 있지만 다른 사람에게는 가치가 없는 것일 수 있다. 종종 제품과 서비스는 차별화된 다른 고객들을 만족시키기 위해 다양한 가치를 산출하는 가능성처럼 더욱 용도가 다양해야 한다.

예를 들면 자동 포롭터는 차별화된 욕구를 만족시켜야 하기 때문에 안경원의 높은 수준의 변화를 가져온다. 양안시 검사, 사위검사, 사시 검사 등의 다양한 결과를 제공하기 때문에 검안을 중요시하는 고객들에게 매우 중요한 가치를 제공하지만 가격이 중요한 고객들에게는 안경의 가격을 높이려는 수단으로 보여 질 수 있다.

제 2 장

안경원 경영정체성 확립

제 1절 시장의 요구와 전략개발

1. 시장의 요구

마케팅은 안경원에서 매우 중요한 위치를 차지하고 있다. 최근 많은 개별고객들과 고객집단들이 지속적으로 고객을 유지하고자하는 안경원들의 노력에 의하여 자신이 구매해오던 안경원에서 새로운 안경원으로 끊임없이 구매패턴을 변화하고 있다. 따라서 고객을 최우선시 하고자 하는 경영자의 노력은 고객과의 지속적인 커뮤니케이션 프로그램을 지속적으로 가동시키는 노력과 동일해야 함을 보여주고 있다.

제대로 설계된 마케팅 프로그램은 안경원 경영자의 수익을 보장하지만 끊임없는 경쟁에 직면해있는 것도 현실이다. 사회적으로 안경사의 이미지와 안경사의 지위를 지속시키려는 노력이 필요하며 안경사의 첫걸음을 확고히 하여 경기침체와 장기불황에도 지속적으로 견디어 낼 수 있는 능력을 보유해야 한다.

안경원경영자들은 고객들이 지출을 줄이거나 기존의 안경을 교체하지 않고 사용하는 경우에도 고객의 확보와 안경원 이미지 창출에 많은 노력을 기울이고 있다.

전통적인 광고의 목표는 지역 내에 안경원의 존재를 인식시키거나 정기적인 시력검사를 강조하는데 있어 왔다. 그러나 오늘날의 안경원경영자는 효과적이며 측정가능하고 표적화된 마케팅 수단을 이용한다.

소비자들은 일주일에 2,000개 이상의 마케팅 메시지를 접촉하는 것으로 추정 된다. 이러한 미디어 광고의 홍수 때문에 안경원경영자의 마케팅은 지속적이며 상호작용이 이루어져야 하고 고객 애호도를 유지하는 것에 초점을 맞추어야 한다.

대부분의 안경원들이 고객의 데이터베이스를 만들고 집중적인 관리를 함에도 불구하고 고객 유지에 실패하고 있다. 따라서 고객들에 대한 보증 프로그램은 끊임없이 진화해야 하고 수익구조의 변화와 고객의 시력관리 계획도 변화해야 한다.

안경원경영자는 변화하는 안경시장에서 기회를 포착할 수 있다. 마케팅의 주목적은 고객을 발굴하고 신뢰할 수 있는 이미지를 창조하여 고객을 유지하고 고객을 지속적으로 교육하는 것이다.

이러한 목적이 성취되는 과정을 보면

첫째, 안경원의 고유한 특성을 강조할 수 있는 전략을 개발한다.

둘째, 고객들의 구매의사결정에 영향을 미치는 영향력 자를 개발한다.

셋째, 안경원 마케팅에 반응하고 서비스의 가치를 인정할 수 있는 고객을 인지한다.

넷째, 지역정서에 호의적인 제품과 서비스를 개발한다.

이러한 요구사항을 현재의 지역시장 상황에 적합하도록 하여 고객의 니즈(needs)와 원츠(wants)에 초점을 맞춘 일관된 이미지를 보존하여야 한다.

2. 전략개발

1) 전략개발의 기준

첫째, 잠재고객에게 안경원 고유의 특성을 부각시키기 위한 제품과 서비스의 차별화

둘째, 가장 우월하고 효율적인 광고 메시지 선택 및 이용

셋째, 수익성을 산출하여 마케팅 전술에 효율적인 비용기준 적용

넷째, 안경원의 능력과 사용가능한 마케팅 도구 수준에서 마케팅 의사결정

다섯째, 고객만족과 애호도를 창출할 수 있는 고객가치와 만족고객의 구전 마케팅 효과를 계산

2) 마케팅 전략의 구성요소

첫째, 안경원 경영자가 가치를 창조할 수 있는 특정지역과 고객의 니즈(needs)를 평가

둘째, 안경원의 서비스를 원하는 고객의 인지

셋째, 신규고객의 가능성 확인과 마케팅 메시지 전달방법 결정
넷째, 마케팅 메시지 전달프로그램의 품질과 가능성 분석
다섯째, 안경원만의 고유한 서비스를 전달할 수 있는 마케팅 전술 개발
여섯째, 안경원의 제품과 서비스의 효율성 평가

제 2절 구매의사결정에 영향을 주는 요인

그림 2-1 구매과정의 6단계: 고객과 안경원 경영자

1단계	고객: 고객은 안경이나 콘택트렌즈의 필요성을 인식하거나 안경원을 방문한다. 안경원경영자: 고객의 인지 범위 내에 침투하거나 홍보활동, DM발송, 리콜 등의 미디어광고가 필요하다.
2단계	고객: 고객은 현재 욕구를 해결할 수 있는 이전의 정보를 회상한다. 안경원경영자: 경영자가 함께 하는 정기적인 시력관리계획과 신제품에 대한 욕구를 인지 시키거나 강화한다.
3단계	고객: 고객은 가능한 대안들을 평가한다. 안경원경영자: 신제품에 대한 정보를 담은 사은품 등을 제공하여 구매영향을 받도록 한다. –풀(PULL)전략
4단계	고객: 고객은 마음 속에 어떠한 기준을 정하고 인적상황이나 제한된 가능성의 변화 때문에 절충안을 필요로 한다. 안경원경영자: 의견과 조언을 제공한다. 푸쉬(PUSH)전략
5단계	고객: 고객은 선택한다. 안경원경영자: 망설이는 고객의 마음을 움직여라.
6단계	고객: 고객은 구매 후 분석에 들어간다. 안경원경영자: 인지적 부조화 또는 어떠한 후회도 최소화하라.

안경원 경영자는 고객들의 구매의사결정과정의 각 단계와 구성요소들을 완벽하게 이해해야 한다. 이것은 [그림 2-1]에서 나타내듯이 6단계로 나타날 수 있는데 고객의 의사결정은 눈의 건강을 구매하고자 할 때부터 그 과정이 시작된다. 안경원 경영자의 즉각적인 대응은 고객의 최종 구매의사결정에 많은 영향을 미칠 것이다.

안경원 경영자가 이러한 고객의 구매의사결정에 영향을 미치고 고객들의 행동(behavior), 태도(attitude), 신념(belief)을 변화시키는 것이 가능할 것인가? 이러한 행도의 변화를 유도하는 것은 순응(compliance)이라고 하며 태도의 변화를 꾀하는 것은 설득(persuasion)이라고 할 수 있다. 또한 신념의 변화를 요구하는 것을 교육(education) 또는 선전(propaganda)이라고 할 수 있다.

Drs. Kelton Rhoads와 Robert Cialdini는 안경원 경영자가 마케팅 전술로서 안경사를 고용하는 원칙을 주장하였다. 그것은 바로 일관성(consistency), 대응(reciprocation), 사회적 검증(social proof), 권한(authority), 기호(liking), 희소가치(scarcity)이다.

고객을 설득하는 능력을 지닌 안경사는 고객의 이야기를 듣는 중에도 대화를 어떻게 주도해 나갈 것인지를 생각할 것이다. 효율성을 나타내기 위한 구매시점의 전략은 고용 안경사들이 안경원 경영자의 마케팅 계획을 이해하고 수용하고 지원하는 것을 요구한다. 고용안경사들은 기술적으로 향상되고 새롭고 정확한 정보를 습득할 수 있도록 훈련 되어져야 하며 안경원 경영자들은 계획된 마케팅 전략을 항상 고용안경사들과 상의 하는 것이 중요하다. 또한 현재의 고객관리 정보시스템은 안경원 경영자의 마케팅 프로그램의 목적을 성취하는데 필요한 용량을 조절하기에 충분해야 한다. 즉, 고용안경사의 행동과 시스템 자원은 마케팅 효과성에 최적화 되어야 한다.

제 3절 고객인식과 포지셔닝

1. 고객인식

준비하고 있는 상황에서의 고객과 경영자의 만남은 가치를 창조하여 고객만족을 성취할 수 있는 근원적 요소이다. 고객들이 필요로 하고 가치 있어 하는 제품이나 서비스가 무엇인지 파악하고 고객의 니즈(needs)를 평가해야 한다. 고객의 의견을 받아들이는 것은 새로운 마케팅 기회를 발견하는데 도움이 될 수 있다. 이러한 것들이 결정되었을 때 반응을 유도하고 확인할 필요가 있는 고객에게 안경원 경영자는 전달하고자 하는 마케팅 계획을 최대한 효율적으로 접근해야 한다.

마케팅전략의 효율성은 경영자가 이용 가능한 다양한 미디어를 통하여 마케팅 메시지를 어떻게 개발하여 전달할 것인가에 대한 결과이며 현재의 경쟁과는 별도로 마련된 이익과 특징을 어떻게 강조할 것인가에 대한 결과이다. 이것은 특정 시장에서 점유하는 위치를 결정한다. 안경원경영자가 선택한 미디어는 서비스에 대한 인식을 만들어 낼 것이며 고객의 질문에 대한 답변을 할 것이며 하나의 약속을 만들어낼 것이다.

안경원 경영자는 효과적인 마케팅 도구들을 선택해야 하며 전달 방법과 비용 면에서도 효과적인 방법을 찾아내야 한다. 고객들이 추구하는 가치를 인식하고 현재의 마케팅 프로그램에서 나타내고 있는 제공이익을 강조해야 한다.

표적 화된 시장의 확인은 안경원경영자가 제공하는 서비스를 이용하는 고객 집단에 따라 고객을 세분화하는 것에 관련된다.

세분화(segmentation)로 불리는 이 전략은 신규고객을 유치하는 비용을 감소시키고 마케팅 비용을 회수할 수 있도록 한다.

세분화는 특정 집단에 초점을 맞추고 있어서 대량 마케팅(mass marketing)보다 마케팅 비용의 회수를 쉽게 할 수 있도록 하며 고객들의 구매의사결정에 직접적인 영향을 미치도록 한다. 현재의 마케팅 전술을 시험 하는 것과 미래의 변화와 개선에 대하여 계획하는 안경원 경영자들은 대부분 호의적 고객집단에 접근하거나 표적화 할 수 있도록 해야 한다.

2. 고객 포지셔닝

고객을 포지셔닝(positioning)하기 위해서는 커뮤니케이션 메시지의 전달이 원활하도록 하는 것이 중요한다. 이러한 커뮤니케이션 메시지의 원활한 전달을 위해서는,

첫째, 마케팅 메시지가 고객에게 어떻게 보여 지기를 원하는지를 결정하라.

둘째, 마케팅 메시지의 내용을 선택하라.

셋째, 마케팅 메시지를 전달하기 위한 수단을 선택하라.

넷째, 마케팅 메시지가 표현하고자 하는 것이 요구되는 수단은 무엇인지 확인 하라.

다섯째, 가능한 마케팅 예산을 결정하라.

여섯째, 경쟁자들이 마케팅활동이 이루어질 때 어떠한 반응을 보일 것인지 예상 하라.

경영자가 원하는 마케팅 메시지를 전달하기 위해서는 가장 효과적으로 사용할 수 있을 것이라고 확신시켜 주는 '영향력자(influencers)'를 만들고 이용해야 한다. 경영자가 고객에게 마케팅 메시지를 이동시키기 위해 선택할 수 있는 사람(people), 사업(businesses), 수단(means)을 의미한다. 일반적으로 영향력자(influencers)로 이용되는 사람은 의사, 간호선생님, 체육선생님, 인력 관리자, 사회복지사와 사회사업가이다. DM(direct mail), 전단지, E-mail, 웹

사이트는 마케팅메시지의 효력과 호소력에 영향력을 주기 위해 사용된다. 고객들이 직접적으로 받는 서비스에 마케팅 메시지를 전달하기 위한 새롭고 엄청난 수단을 인지하라.

고객들은 자신들의 욕구에 근거한 마케팅 메시지를 마음에 담아두고 지각한다. 고객의 태도에 영향을 줄 수 있는 신뢰(beliefs)가 그들이 형성한 의견에 연관되어 있다면 고객들의 태도는 그들에게 필요한 제품과 서비스의 관점이라고 할 수 있다. 고객 신뢰(beliefs)는 경영자가 선택한 마케팅 메시지의 최종 효과와 메시지를 전달하기 위해 사용하는 경로(channel)에 중요한 영향을 미칠 것이다. 경로(Channel)는 다양한 미디어 또는 메시지를 전달하기 위해 이용 가능한 수단이다. DM(direct mail)이 안경원 데이터베이스의 고객 이름과 신상 명세에 의해 일반적으로 이루어지는 매우 한정된 경로를 이용하는 것에 반하여 매스미디어는 신문이나 라디오에 의해 전달된 광범위한 메시지를 포함한다.

호의적 태도를 강화(Reinforce)하는 것은 특정 안경원경영자가 선택하고 있는 것과 같이 여러 유형의 활동을 처리하는 의사결정과 연관된다. 마케팅 메시지를 통한 고객 교육은 안경원에 대한 호의적 반응의 결과가 되는 특정 서비스와 제품을 통하여 고객의 태도를 변화시킬 수 있다. 고객이 어떻게 정보를 획득하고 유지하는 가에 대한 이해를 통하여 고객 구매활동에 긍정적인 영향을 행사할 수 있다. 고객의 지각(Perception)에 영향을 주는 안경원경영자의 안경원 내 마케팅(Internal Marketing)은 안경원에서 고객에게 제공하는 전문적인 이력사항이다. 다음의 〈표 2-1〉의 예문은 이에 대한 예를 보여주고 있다.

고객 조사(Research)는 고객행동의 요점을 습득하도록 한다는 주장을 뒷받침한다. 경영자는 고객 교육의 영역에 긍정적인 영향을 제공할 기회를 가질 것이다. 경영자가 신제품과 서비스를 처음 소개할 때의 초점은 고객의 인지를 강화하여 잠재적 구매자들을 교육시키는 것에 있다. 안경원경영자는 현재의 제품 이상으로 신제품의 장점과 효익에 대하여 고객들에게 정보를 제공하여야 하며 구매를 방해하는 망설임을 극복하도록 해야 한다. DM, 주치의와 같이 구매를 돕는 영향력자(Influencer)들은 초기에 고객의 관심을 이끌어내기 위한 비용 효율적이고 훌륭한 수단이다.

안경원을 창업하려 할 때 제품에 관심도 있지만 가장 중요하게 생각하는 요인이 가격으로 동기화 되어있는 고객들 때문에 가격은 매우 중요하게 여겨질 수 있으나 이러한 가격과 연관되지 않는 것이 중요하다. 창업 초기에 판매량은 저조할 것이고 기술적 문제가 부각될 것이며 안경원의 운영비용은 순이익에 매우 크게 관련된다. 이러한 요인들이 고객에게 높은 가격을 제시하는 근거가 될 수 있다. 안경원경영자의 주요 목적은 제공하려는 제품과 서비스에 대한 고객 수요를 창출하는 것이다. 제품과 서비스가 소개되고 수용되어질 때마다 고객들은 차별화되고 세련된 구매행동과 제품 사용패턴을 보여줄 것이다. 이러한 중요한 시기에 안경원경영자들의 주요 목적은 시장점유율을 증가시키는 것이고 높아진 고객의 인식(Recognition)을 통하여 제품과 서비스를 선택하는 많은 고객들을 설득하는 것이다.

신제품과 새로운 서비스를 제공하며 초기위험을 감수하는 안경원 경영자들은 수요가 증가하는 것과 동시에 많은 이익을 가져올 수 있다. 이 때 안경원 경영자의 신중함(Caution)은 과다한 지출을 방지하기 위해 필요하며 정상적인 수요보다 영원히 지속되지 않을 신규수요가 높아지도록 잘못 운영하기 쉽기 때문에 이러한 경우에는 고객자원을 축적하는 것이 필요하다.

〈표 2-1〉 안경원의 안경사 이력사항의 예

고객의 시력을 책임지는 _______안경사의 이력사항
_____안경원은 고객들에게 ______안경사를 소개하게 됨을 기쁘게 생각합니다. ______안경사는 _____안과에서 시력관리와 콘택트렌즈 휘팅을 전문으로 하였습니다. 또한 ____안경원에서 안경의 조제 가공 및 휘팅을 담당하였으며 누진 다 초점 렌즈의 조제 및 가공을 전문으로 하였습니다. ____대학 안경광학과를 우수한 성적으로 졸업하고 다양한 안경사의 영역에서 많은 경험을 가지고 계신 젊은 인재를 저희 안경원으로 모시게 된 점 행운으로 생각합니다. _____안경사는 "비점수차를 교정하는 소프트 콘택트렌즈의 휘팅 방법"을 대한 시과학회지 제 1권 1호에 발표하였습니다. 이 논문의 발표로 ______안경사는 소프트 콘택트렌즈의 전문적인 안경사로서 시력관리에 매우 뛰어난 안경사이며 대한 시과학회 정회원, 대한 안경사협회 회원입니다. _____안경사는 ______안과에서 근무 중인 안경사 부인 ____와 함께 ____에서 거주하며 골프와 헬스클럽에서 운동을 즐겨합니다. 그에게 안경사가 된 이유에 대하여 질문하였을 때 그는 이렇게 이야기했다. **"나는 사람들의 시력을 관리하기를 진정으로 원하였다. 이러한 사명감은 환자들과 일할 기회를 나에게 주었고 그들의 삶을 개선할 수 있었다. 또한 그들과 장기적인 관계를 가지게 하였다. 초기에 나는 컬러와 빛, 시각 예술에 매료되어 있었다. 고등학교 때 안과 의사를 만났고 사회 속에서, 사람들 사이에서 살아갈 수 있는 지침을 보여주었다. 나는 시력관리를 원하였고 가족들도 적극적이었다."** _______안경원에서 우리는 _______안경사의 가장 뛰어난 점은 고객들과의 관계라는 것을 믿습니다. 이러한 이유에서 우리는 그가 인간적인 안경사임을 확신합니다. 그의 힘은 고객과 상호 인간적 기술이다. 그는 사람을 적응시키며 시력관리를 필요로 하는 모든 유형의 고객들을 돕는 인생을 살고 있습니다. _______안경원에서의 모든 안경사들은 이러한 고객 중심의 안경사를 초빙한 것을 행운이라고 생각하고 있습니다. 우리는 _______안경사에 의해 보여 지는 고객 중심의 태도에서 많은 이익을 고객들에게 전달할 것이라고 확신합니다.

제품과 서비스가 결정된 이후에 치열한 경쟁은 고객들이 다른 안경원으로 전환되지 않도록 방지하기 위해 수시로 고객의 욕구를 측정 하도록 경영자에게 요구하고 있다. 일반적으로 수요가 안정되기 시작하는 것과 일정한 수입을 나타내는 시장 점유율의 성장은 시장에서 신규고객의 급격한 변화에서 보다는 경쟁(competition)으로 유발될 수 있다. 가격 경쟁(price competition)이 시작되면 현재의 고객이 아닌 사람에게조차 광고비용을 들이도록 경영자를 끊임없이 강화시키기 때문에 결국 비용의 증가로 나타날 것이다. 이러한 라이프사이클 제품의 한 예로 Lasik으로 대표되는 여러 레이저 시력교정술은 최근에는 대다수 안경원경영자들과 관련되고 있다. 안경원경영자의 마케팅 메시지에 대한 목적은 경쟁자들과 비교하여 경영자가 제공하려는 고유의 가치를 강조하여 자사의 제품과 서비스를 경쟁 안경원과 구분하는 것이다.

제품과 서비스에 대한 수요가 안정되어 있을 때 성공적인 안경원경영자의 목표는 고객의 수를 유지하고 이탈고객을 방지하는 것이다. 이러한 목표는 경쟁자들과 비교되고 있는 가격, 서비스, 촉진 노력 등에서의 차별화된 전략을 실제로 보여줄 때 비로소 성취될 수 있을 것이다. 마케팅 목표는 고객들의 애호도(loyalty)를 유지시키기 위해 고객의 기억을 불러일으키는 것이다. 소규모 개설자들은 성공을 위하여 핵심 고객 집단을 발견해야 할 것이다. 이를 위해서는 경영자와 안경사 모두가 추천하기 편하고 고객이 사용하기 용이한 새롭고 신선하며 우수한 제품을 현재의 제품과 끊임없이 지속적으로 대체할 수 있어야 한다. 고객 관리를 확립하고 새로운 사업 형태를 수용하기 위하여 현재 존재하는 권한을 포기할 수 있는 능력은 마케팅 성공의 결정적인 요소이다.

특정 제품 변동 량에 따른 규모와 수입은 고객수요가 만족되고 변화가 없다면 실제로 감소된다. 만족된 경영환경에서는 안경원경영자가 제품과 서비스를 다시 준비하도록 하고, 확장시키고, 재배치하고, 동일하게 지속시키지 않도록 할 것이다. 만약 기술적으로 우수한 제품이 소개되었다면 원래의 제품을 재배치하는 것이 최선의 선택이 될 것이다. 예를 들면 콘택트 렌즈 업체의 특정 R.G.P 렌즈가 제품의 질은 우수한데도 불구하고 기존의 R.G.P 시장의 가격 파괴로 고객과 안경사들에게 신뢰를 받지 못한다면 특정 제품은 안경원에 또는 안과에만 공급하여 고객에게 신뢰를 받을 수 있도록 해야 한다. 안경원의 경우 신제품이 뛰어난 디자인과 품질에도 불구하고 판매가 되지 않는다면 진열장에서의 위치를 변화시켜주거나 디스플레이 소품을 이용하여 제품을 돋보이게 할 필요성이 있다. 판매와 시장 점유는 이러한 점에서 감소되어가기 때문에 오래된 안경이나 콘택트렌즈의 제품 처리 결정을 한 안경원경영자는 고객들의 구매결정에 변화를 주어야 하며 제품과 서비스가 제공하는 장점을 부각시켜야 한다. [그림 2-2]는 다양한 마케팅 목표가 고객들에게 특정 제품과 서비스가 제공된 기간에 따라 고객의 수요가 연관되어 있는 관련성을 보여주고 있다.

그림 2-2 고객수요와 마케팅메시지의 수명주기

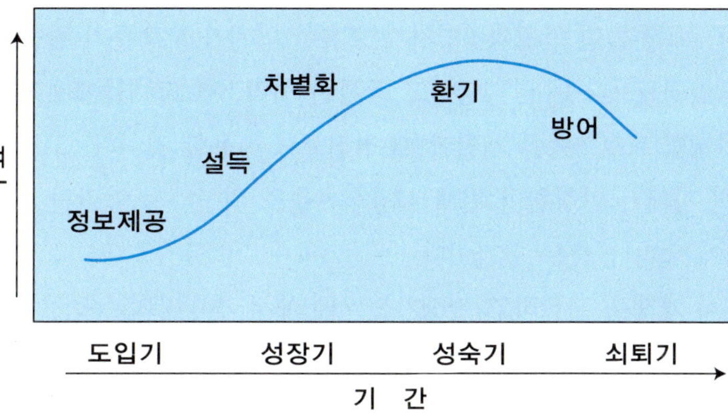

커뮤니케이션 미디어, DM 편지와 팜플렛, 브랜드와 로고, 인척관계와 네트워크, 판매유도 사은품, 스크리닝(Screening), 확성장치, 신문 칼럼, 조합 광고 등을 포함한 전달 수단의 다양성은 경영자의 메시지를 전달할 수 있도록 할 것이다. 자신이 결점으로 인식하고 있는 선천적 문제점은 독창적으로 개발하기위한 체계적인 관리를 통해 해결할 수 있다. 많은 시력건강관리를 요구하는 고객들이 적은 마케팅비용으로 체계적인 관리를 할 것을 요구하는 동안 경영자에게는 제한된 이익을 강요할 것이고 적은비용으로 표준화된 서비스와 제품을 제공하도록 하여 안경원 고유의 독창성을 강조하기 위한 노력을 제한할 것이다. 따라서 첫째, 고객과 판매에 투입하기 위한 가장 비용 효율적인 전략을 결정해야 한다. 둘째, 안경원 고유의 독창성을 강화하여 경영자가 경쟁 우위를 가질 수 있도록 최적화해야 한다. "고객의 마음과 가치 있는 잦은 접촉을 통한 상호 관계에서 고객들은 높은 애호도를 보여 준다"라는 것을 기억해야 한다.

수직방향은 제품과 서비스가 제공하였던 기간의 기능으로서의 수입에 대한 년간 비율변화를 보여주고 있다. 이 그림은 도입 기간동안 예상되는 것처럼 낮은 성장을 할 것이지만 성숙기에 정체될 때까지 제품과 서비스가 확립되었다면 수입은 빠른 속도로 성장할 것이다.

3. 차별화를 통한 안경원의 이미지 창조

평가를 통해서 경영자의 마케팅 메시지에 차별화(differentiation)전략을 이용하는 것은 최선의 방법으로 보여질 것이다. 차별화전략은 고객들에게 안경원의 제품과 서비스를 경쟁안경원보다 더욱 가치를 제공하도록 만들 것이고 고유한 가치를 제공하는 것으로 인식되기 위해 여러 방법들의 선택으로 이루어질 것이다. 경쟁안경원의 능력을 이해하려는 것은 매우 유익한 것으로 입증될 것이다. 예를 들면 안경원경영자가 보유한 입지가 고객들의 광범위한 선택을 제공하든지 아니면 경쟁안경원보다 매우 다양하고 독특한 서비스를 고객들에게 제공하는가에 대한 인식은 경영자가 마케팅 프로그램을 개발할 때 장점으로 작용할 것이다. 고려할 수 있는 또 다른 상황은 진입장벽 자체가 안경원의 현재 시장점유율을 위협하는 안경원 신규개설자의 진입가능성을 예방하기에 얼마나 충분 한가이다.

안경원의 입지에서 경쟁을 관찰하고 경쟁자들 사이에서 경영자의 능력을 어떻게 차별화 할 것인가를 결정해야 한다. 기술적 전문성과 특별한 능력에 초점을 맞추는 것, 제품의 디자인과 검안 과정의 혁신, 사전 예약, 적은 비용과 높은 가치, 판매 시간의 연장과 확장된 매장 등의 방법을 제시할 수 있다.

[그림 2-3]은 경쟁 안경원들과 사업을 차별화하기 위해 이용할 수 있는 전술들을 제시하였다. 이중 한 가지인 제품 확장은 수익의 증가를 위해 상호 보완적인 제품의 판매를 이용하는 것이다. 미국의 대체약품 산업과 소비자는 2억1천만 달러의 총 매출액을 올리며 엄청난 속도로 성장하고 있다. 그러나 영양보조식품의 판매와 함께 시력 관련 공급자에 대한 기회와 고객의 이익을 가지려는 권리를 남용할 문제의 가능성을 동시에 제공한다.

Gleser R.에 의하면 "의료행위의 재무적 동기는 최우선이 될 수 없다. 만일 그렇다면 핵심가치는 잘못된 것이다. 진료의 질을 강조하고 좋은 직업임을 확신한다면 재무적 보상은 당연히 따를 것이다"라고 하였다. 또 다른 안경원경영자의 차별화전술은 새로운 콘택트렌즈와 약품을 함께 구입할 때 고객에게 제공되는 할인을 해주는 것처럼 판매 중인 제품을 묶음으로 판매할 때 고객에게 인센티브를 제공하는 것을 이용하는 것이다. 또한 치과의사와 약사와 같은 건강관리 제공자들이 소규모 지역 네트워크와 제휴를 함으로서 고객들에게 광범위한 할인을 제공하여 각각의 사무실에서 공동광고를 구축할 수 있다.

Joe Vitale은 "공급자들의 제휴를 만들고 당신의 시장에서 이미 활동하고 있는 사업을 발견하라"고 주장하였다. 또한 "고객이 좋은 느낌을 가지고 방문하기 즐거운 사업장을 만들라"고 주장하였다.

안경원에서 많이 이용되는 전술은 안경원의 공기를 맑고 향기롭고 청결하게 하여 고객의 구매의욕을 마케팅에 적용하는 것이다. 매장을 유난히 청결하게 디스플레이하고 콘택트렌즈 장착 시에 항상 고객의 앞에서 손을 청결하게 소독하고 C/L실을 깨끗이 유지해야 한다.

그림 2-3 마케팅 프로그램에서 이용 가능한 차별화 전술

제품확장	시력예방차원의 비전통적 제품을 제공하라. 시(視) 제품 관련 경영자와 안경원의 제품 및 서비스 목록은 별책으로 발행되어 고객들에게 제공될 것이다.
묶음판매	하나의 통합된 제품으로 다양한 제품과 서비스를 통합하라.
바로 콜	고객이 서비스에 어떻게 만족했는지 아니면 구매된 제품에 어떻게 만족했는지를 확인하기 위한 정보조사 도구와 방법 모두를 이용하라. 전화는 고객이 경험하고 기억하고 있는 인지적 부조화를 감소시키기 위해 적절한 이용 방법이다.
자선마케팅	경영자의 마케팅 노력은 고객과 관련될 수 있는 조직, 사건, 목적을 선택할 때 떠오를 것이다. 경영자의 주변에 적절히 잘 알려져 있거나 시력관리와 밀접하게 관련되는 것을 선택하라.
웹사이트	경영자의 웹사이트는 경영자가 비록 안경원에 앉아 있을지라도 일년 내내 새롭고 빠른 정보를 고객에게 제공할 수 있는 기회를 제시한다.
데이터베이스	데이터베이스는 고객들의 니즈(Needs) 또는 인적특성에 밀접한 제품과 서비스를 제공하기 위해 유사고객집단과의 접촉을 인정하여 세밀한 고객정보와 특성을 발견하도록 한다.

또 다른 방법은 안경원의 능력 자체를 고객이 누리는 이익의 유형과 다양성을 통하여 차별화하는 것이다. 안경원 경영자는 가능한 미래의 확장을 위한 지역을 암시하고 현재의 이익을 분석해야 한다. 경영자의 능력을 고객에게 어떻게 지각시키기 원하는지 또는 경영자가 제공하는 제품과 서비스와 연관시키기 위하여 무엇을 원하는지, 그리고 경영자가 보내는 마케팅 메시지에서 이러한 이익을 강조하는지를 결정해야 한다. 이것은 경영자의 고객을 수행하는 임무로부터 시작되지만 결국 경영자가 전달하고자 하는 가치를 통하여 전달된다. 간혹 이것은 제휴와 네트워크, 상표 촉진, 그리고 모든 광고물에 로고의 전반적인 사용을 이루어 낼 것이다. 당신의 시장에서 선택한 위치를 분명히 확인하고 당신의 경쟁 안경원과 관련되는 경영자의 능력이 제공하는 가치를 이해해주는 고객을 만들어야 한다.

4. 마케팅 계획

[그림 2-4]는 마케팅 계획을 개발할 때 보여지는 연속적인 절차를 보여주고 있다. 마케팅 계획은 고객 수요분석의 결과를 반영할 것이다. 이것은 특정 제품 또는 서비스의 최장 또는 최저 취급기간, 경쟁자의 능력과 약점에 대한 지식, 정당한 비용 효율적 예산을 반영하는 실행계획 프로그램 일정표를 측정하도록 한다. 적절히 설계된 마케팅 계획은 다음과 같은 질문을 요구할 것이다.

첫째, 나의 현재의 업무능력의 상태는 어떠한가?
둘째, 어떤 방향으로 나의 업무능력을 발휘해야 하는가?
셋째, 올바른 방향으로 시작하고 있는가?
넷째, 나의 목적에 도달할 시기를 알고 있는가?

그림 2-4 마케팅계획과 과정의 절차

마케팅계획과 과정의 절차
마케팅의 목적과 목표를 결정하라. 경영자의 업무 수행을 위한 임무 명령서를 활용하라.
시장을 분석하라. 경영자의 목적을 성취하기 위한 현재 상황과 장벽을 평가하라. 시장조사, 데이터, 도구를 활용하라.
마케팅 기회를 확인하라. 세분화, 표적화, 포지셔닝, 그리고 현재와 미래의 잠재고객을 분석하라.
정기적인 고객관계를 맺어라. 브랜드와 고객 애호도를 검토하라.
마케팅 믹스를 관리하라. 경쟁우위를 얻기 위한 마케팅의 4P를 이용하라. 경영자의 업무능력을 촉진시키기 위하여 신기술을 이용하라.
고객이 가치를 느끼는 제품과 서비스를 인지하라.
마케팅 계획과 사업전략을 고안하라.
마케팅 계획을 실행하라. 벤치마킹과 통제력을 개발하라.

단기 계획은 보통 1년 이하의 계획을 말한다. 중기 계획은 1-2년 정도이고 장기 계획은 3년 이상의 계획을 말한다. 안경 산업의 빠른 변화 때문에 유연성에 대한 필요성이 요구되면서 개

업 후 2년 정도는 우연한 상황을 제외하고는 필요 자금을 재배치하기 위한 수단이나 어떠한 사업적 판단에 대한 비축 자금이 신중하지 못해서는 안될 것이다. 대부분의 사람들은 3개월 정도의 범위에서 계획하고 아무런 문제없이 업무를 수행하지만 이 숫자는 1년 뒤를 계획할 때와 수백만 명 중에 한 사람이 20년 정도 경력 기간을 계획하여 관리할 때를 비교하면 매우 미비하다. 적어도 안경원 경영자가 시도하려는 어떤 사업이나 마케팅 계획은 다음의 정보를 포함해야 한다.

1) 사업 설명서

사업 설명서는 경영자의 사명감, 조직구성, 고유의 특성, 목적에 대한 개관, 전략의 중요 요소 등을 포함해야 한다.

2) 입지 분석

경영자의 사업지역의 범위를 묘사하고 관련 인구통계, 표적 시장에 대한 경제 전망, 일인당 소득, 성장률을 포함해야 한다.

3) 안경 산업에 대한 분석

경제 동향, 매우 영향력 있는 최근의 규제 변화, 중요 지역 변수, 주의를 요하는 계획된 위험 지역을 포함해야 한다.

4) 경쟁 분석

경쟁 안경사들과 안과의사, 안과내의 검안 안경사들의 유형과 인원을 포함하라 반경 10 km 이내에서 경쟁자들을 표시하고 지도를 만들어 나간다(지방의 경우는 반경 20 km 이내에서). 경쟁을 어떻게 극복할 것 인지와 당신의 능력에서 효과적인 경쟁력을 충분히 설명할 수 있어야 한다.

5) 마케팅 계획

경영자 자신의 안경원을 촉진시키는 방안과 제공하기로 계획한 제품과 서비스, 어떠한 방법으로 고객을 발굴할 것인지, 그리고 경영자의 업무능력에 영향을 미치는 산업 경향은 무엇인지에 대한 내부 마케팅 전략과 외부 마케팅전략을 설명해야 한다.

6) 운영 계획

경영자가 이용할 방안, 지원을 받기 위해 이용하는 공급업자, 고객의 요구에 따른 직원 배치, 인적자원 시스템, 보상 방법, 업무 비용의 제기 등을 고려해야 한다. 서비스와 제품에 대한 대가를 어떻게 결정하고, 계산하고, 전달할 것인가 또한 생각해야 한다.

7) 재무 계획

처음 1년과 이후 2년간의 분기 당 서비스 자원의 수입과 지출을 설명하고 예상된 필요 자본과 비용을 고려해야 한다.

경영자의 목적과 목표가 결정되었을 때 처음 설명했던 것 같이 초기의 마케팅 계획은 고객의 규모와 잠재력에 따른 현재의 고객 계층에 실행되어야 한다.

다음으로 개발되지 않은 고객들의 규모와 잠재력이 있는 고객 계층을 확인해야 한다. 이에 따라 시장의 새로운 계층을 인지와 교육을 통해서 만들어 갈 수 있을 것인지 결정해야 한다. 계획이 효율적으로 이루어지려면 경영자는 특정 제품이나 서비스에 대한 고객 수요의 기능으로 나타나는 경쟁을 여러 단계에서 이해해야 한다. 이것은 과정을 계획하는 것에 이익이 되며 운영을 맡은 경영자의 경쟁적 전략을 확대하여 이용될 수 있는 통찰력을 제공한다.

매우 잘 운영되고 있는 사업의 위험성은 성공을 위한 조력자로서 마케팅 계획을 필요로 하고 요구되는 커뮤니케이션 목표를 모니터링 하도록 한다. 이것은 성공하기 위한 경영자들의 안경원에서는 거의 다르지 않을 것이다. 특정 기능들이 데이터분석, 시장 조사, 전략개발을 요구하는 어떠한 마케팅 프로그램에서도 작용되고 있을 것이다. 대안들의 목록에서 경영자의 활동계획이 결정된 후에 프로그램의 효과성을 평가하기 위한 통제 메커니즘을 도구화하고, 모니터하고, 시작해야 한다.

경영자의 안경원의 전체 전략계획의 일부분으로 개발되어진 사업계획서에는 안경원에 대하여 경영자가 가지는 장기 전망이 묘사되어야 하고 경영자가 제공할 고유의 품질을 어떻게 돋보이게 할 것인가를 서술해야 한다. 이러한 로드맵은 안경원의 종사 안경사들에게 동기와 방향을 설정할 것이다. "고객들이 제품과 서비스를 구매할 때 고객을 만족시키는 원츠(wants)를 규정하는 것이 사업이다. 고객을 만족시키는 것은 모든 사업의 임무이자 목적이다"라고 Peter Drucker는 주장하였다. 경영자가 개발하는 임무는 도전하는 것이며, 동기화 되어야 하고, 낙관적이어야 한다. 가격 파괴의 경영자가 되어가는 것은 무 전략의 결과로서 고객의 선택의 기준이 가격이라면 마케팅 전략을 가질 필요 없이 업무는 일상용품 산업에 해당된다는 마음을 가져야 한다.

성공적인 업무능력을 가지기 위해서는 성공적인 마케팅 전략을 개발하기 위한 필요한 시장조사를 하고 자료를 입수해야 한다. 오늘날의 의료 보건 시장의 불확실성은 안경원경영자들이 단지 안경사의 업무만을 하기를 바라지 않을 뿐 아니라 지역의 공공 보건을 책임져주기를 요구하고 있다.

제 4절 마케팅 목표와 목적

마케팅 프로그램의 목표는 안경원경영자가 업무를 위하여 만든 사업계획서(mission statement), 전망(vision), 의도(intent)에 근거한다. 안경원경영자가 바라는 업무를 수행할 수 있는 향후계획이 세워지면 경영자는 어떠한 목적을 성취하기 위해 마케팅 프로그램을 만들고 노력할 수 있다. 경영자의 마케팅 프로그램의 목표는 경쟁에 따른 전략 방향이라고 할 수 있다. 유사한 성과를 나타낼 수 있도록 맞추어진 안경원의 의도(intent), 임무(mission), 목표(goals), 목적(objectives)은 차별적으로 각각 개발될 것이다.

C. K. Prahalad와 Gary Hamel은 전략적 의도는 경쟁적 환경에서 도달하기 어려운 목표를 이루기 위하여 보여 지는 사업수단의 원천적 힘이나 능력을 성취할 때 발생한다고 주장하였다. 경영자의 사업의도는 경영자 자신의 능력에 의존하거나 경쟁우위를 이룰 수 있는 잠재력이나 고유역량에 의존할 것이다. 전략적 의도(intent)는 경영자의 사업에 대한 전략적 임무를 창조한다는 원칙과 가정 하에 형성하도록 한다. 경영자의 사명은 영향력이 유지되는 시장의 현재 상태를 능가하는 것과 제품과 서비스를 제공하는 조건하에서 경영목적과 목표를 규정하는 것이다.

1. 사업계획서(Mission statement)

사업계획서는 경영자의 사업이 점유하기 원하는 시장지위와 목표를 규명하는 전략으로서 사업의도가 의미하는 신념, 가치, 기준을 묘사하는 경영 철학적으로 카테고리화 해야 한다. 수많은 연구들이 사업계획서의 구성요소에 대하여 논의되어 왔다. 최소한 경영자의 사업계획서는 경영자가 모시기 원하는 고객들을 확인하고 경영자가 만족할 수 있는 고객욕구를 확인해야 하고 고객들의 욕구에 어떻게 부응할 것이지를 인지해야 한다. 그러나 여러 연구는 대다수의 임무 명령서들이 사업의 의도된 가치와 신념을 지지하는 유일한 약속보다는 광범위하게 일반화

되어 구성되는 것을 보여주고 있다.

개발 초기에 사업계획서는 경영자가 제공하려하는 제품과 서비스의 유형과 모시기 원하는 고객집단과 안경원의 서비스를 고객에게 어떻게 전달할 것인지에 관한 계획을 서술하여 개개인의 업무고유성을 가지도록 해야 한다.

가장 중요한 임무는 고객들, 고용 안경사들, 지역사회에 대한 경영자의 신념을 강조하는 것이다. 업무명령은 안경원 경영의 방향을 제시하고 공공 관련도구로 제공되며 장기적인 비전을 깨닫도록 하여 경영자의 경영목적에 도움이 될 것이다.

최소한 사업계획서는

첫째, 종사 안경사의 행동에 영향을 줄 수 있고 특별해야 한다.

둘째, 제품과 서비스에서보다 고객의 욕구를 만족시키는 것에 더욱 집중해야 한다.

셋째, 강점과 약점을 인식하여 경영자의 업무에서 고유한 재능을 반영해야 한다.

넷째, 경영자의 업무에서 외적인 시장의 기회와 위협을 확인하고 유연하게 대처해야 한다.

2. 사업계획서의 개발

사업계획서는 경영자의 업무를 구성하고 있는 윤리적이고 사업적인 것들이 주요 내용이며 경영자의 능력에 초점을 맞춘다. 이것은 명백해야 하고 독특해야 하며 집중적이어야만 한다. 이 계획서를 읽는 즉시 경영자가 어떤 사람인지 무엇을 성취하려하는지 알 수 있어야 한다. 안경 산업의 리더로서 경영자는 조직 내에서 모든 사람들에게 광범위하게 전달하고 나타낼 수 있는 꿈과 사명, 전략적 의도를 가져야 한다.

그림 2-5 임무명령서 개발에 대한 질문

1. 나를 위한 무엇이 여기에 존재하는가?
2. 왜 나는 나만의 독립된 안경원의 개원을 원하는가?
3. 나의 고객은 누구인가? 어떠한 사람들을 고객으로 만들 것인가?
4. 고객들이 나만의 서비스를 선택했을 때 추구하는 가치는 무엇인가?
5. 나의 개원 지역 인근의 타 안경원 경영자는 누구인가?
6. 지역내의 타 안경원 경영자들과 어떻게 차별화 할 것인가? 어떻게 다른 점을 강조할 것인가?

3. 개원 목표와 목적

성취하고자하는 특정 목표를 제외하고는 더욱 반하는 시장의 조건이 기회를 제공할 때나 시장 상황이 계획된 목표에 적합하다고 인식될 때 경영자는 경쟁우위를 얻기 쉽다. 목표는 경영자의 전략에 대한 방향을 제시하지만 목적은 바라던 결과나 운명을 암시한다. 목표는 제한이 없으며 양을 정할 수도 없지만 시간제한을 둘 수도 없다. 하나의 목표는 많은 목적들을 가진다. 사업 목적은 완전한 성공으로 적용시키고 순응하도록 다음의 5가지 요소인 SMART를 이용하여 만들어낼 수 있다.

그림 2-6 안경원의 임무

매우 높은 애호도, 고객만족, 단골고객유지를 이룰 수 있는 최상의 안경관련 서비스와 제품을 고객들에게 제공하는 것이다.
다양성이 존재하고 있다는 것을 인식하는 기간 동안 내적 성장과 경력이 쌓이도록 기회를 제공하는 필수 요소들을 인식한다. 이러한 근무환경을 종사 안경사들에게 제공하는 것이다.
지역사회의 요구에 부응하는 자원봉사 서비스를 수행할 수 있는 파트너이며, 지역사회의 건강을 돌보는 책임있는 사업이라는 것을 인식시키는 것이다.
철저한 협력을 통하여 동업자들의 존경을 받아서 안경업계의 리더가 되는 것이다.
모든 가능한 경제적 재무적 이점을 취할 수 있는 최신 인사기법과 운영기법을 통합하여 최대의 가치와 이익을 성취하는 것이다.

Specific(특정한) 경영자가 성취하기 원하는 결과를 적어 충분히 묘사하라.

Measurable(측정 가능한) 목적은 경과를 살피거나 경쟁자들을 벤치마킹하기 위하여 정량화되어야 한다.

Achievable(성취 가능한) 요구되는 자원과 목적을 달성하기 위해 소유하는 자원이 무엇인지 결정 한다.

Result oriented(결과 지향적) 목적은 단순한 활동이 아니라 결과물이다.

Time bound 목적은 지속적으로 살펴보면 성취 가능한 범위 또는 시간적 한계를 규명할 것이다. 영원히 지속가능한 것보다 오히려 더 필요한 것으로 뒤바뀔 수 있다.

제 3 장

경영목표와 경영계획

제 1절 경영목표의 개념과 종류

1. 경영목표의 개념

경영 목표(business objective)란 안경원의 활동이 지향하여야 할 최종적인 목적을 말하며 안경원 활동의 지침이라고 할 수 있다. 특히 안경원의 경영목표는 안경원의 경영활동으로 보건 행위 또는 상행위에서 나타날 수 있는 최종적인 성과에 대한 목표라고 할 수 있다. 예를 들면 국민 안보건 목표, 정확한 검안 목표, 정확한 조제가공 목표, 매출액 목표, 순이익 목표 등의 구체적인 것으로 표현될 수 있다.

2. 경영목표의 종류

1) 이념적 경영목표

이념적 경영목표(ideological business objective)란 안경원이 최종적으로 도달해야 할 이념적인 도표이며 안경원에서 경영자가 설정한 경영 철학적 사업목표를 말한다. 이념적 경영목표는 사회적 존재로서 안경원의 경영활동을 의미 있게 하기 위하여 사회에 기여하려는 목적이나 의도의 표현이다. 안경원의 경영자가 종사안경사들과 함께 갖추어야 할 이상적인 경영정신이다.

2) 구체적 경영목표

구체적 경영목표(concretely business objective)란 장래의 특정 시점에 이르기까지 달성하지 않으면 안될 성과이며 안경원 혹은 안경사 개인에게 주어지는 노력 목표이다. 이러한 구체적 경영목표는 안경원이 달성해야 할 성과내지는 실현해야 할 상태를 현실적이고 구체적으로 규정하는 것이다. 예를 들면 경영목표에 속하는 마케팅 목표로서 "고객의 검안 서비스에 친절하고 자세한 문진을 통하여 최선의 서비스를 제공하자"라는 목표를 수립했을 때 서비스 제공목표는 구체적이며 실천적인 목표가 될 수 있다.

3) 장 · 단기 계획

모든 안경원에 1년, 2년, 5년 10년 등의 기간을 획일적으로 정할 수 없지만 목표의 기간을 정하고 실천하려는 노력을 하는 것이 중요하기 때문에 안경원의 시장 환경에 따라 각기 다른 기간의 장래를 전망하고 통찰하면서 장, 단기 계획을 수립하지 않으면 안 된다.

장기 경영계획의 수립은 불확실성을 포함하고 있다. 그러나 달성할 수 있도록 목표를 세우고 노력한다면 반드시 성공할 것이다. 지역경제 환경에 대응하는 장기경영목표는 안경원이 성장할 수 있는 기반이 된다.

장기경영목표를 수립하기위한 기초 조건으로 장기계획의 불확실성을 피할 수는 없을 것이다. 절대적인 정확성을 기대하는 것은 불가능하며 목표기간동안 시장 경의 변화로 인하여 수정할 가능성도 가지고 있는 것이다.

장기 경영목표는 기간만을 명시하는 것이 아니라 명확하게 수립 가능한 목표기간을 가능한 한 장기간에 걸쳐 설정해야 한다는 것이다. 경영목표가 잘못 설정된다면 안경원의 경영활동은 잘못된 방향으로 유도되어 애초의 경영목표에서 이탈하여 위험한 상황에 처할 수 있다.

단기 경영목표는 장기경영목표에 의거하여 수립하는 것이 중요하다. 단기경영목표를 수립하는 주요 구성요인은 마케팅, 구매, 설비, 투자, 인사, 재무, 이익 등이며 이러한 요인에 대하여 목표를 세우는 것이 중요하며 특정의 목표를 다른 목표에 우선시켜 달성할 필요가 생기는 경우가 많다.

예를 들면 안경원의 고객들에게 더욱 정확한 검안을 제공하겠다는 경영 목표에 따라 검안 설비를 최신형으로 교체하고 검안실을 다시 꾸미는 설비투자 목표를 달성하기 위해서는 설비 투자금을 조달한다는 재무적 목표가 우선되어야 한다.

단기경영목표를 수립하기 위해서 항상 장기경영목표의 구성요인에 대하여 우선적으로 달성해야 할 시간적 우위를 결정하여 장기계획기간의 각 연도에 할당하여 확실하게 달성해야 할 업적표준을 설정해야 할 필요성이 있다.

제 2절 경영 목표 설정의 원칙과 방법

1. 경영목표설정의 요소

경영목표의 설정은 이념적 경영목표 아래 수량적으로 달성할 수 있는 요소가 있는데 경영목표의 구체적인 요소, 경영목표의 보조적인 요소, 경영목표의 전략적인 요소 등으로 구분한다.

경영목표의 구체적인 요소로는 다음과 같은 지표가 있다.

① 매출액 또는 매출액에 의한 성장률
② 부가가치
③ 제품의 질과 종류
④ 시장 점유율
⑤ 이익금
⑥ 총 자본 이익률
⑦ 자기자본 이익률
⑧ 매출액이익률
⑨ 생산성
⑩ 투자액(인적, 물적)

이처럼 성장, 이익, 안정 등을 나타내는 것을 경영목표설정의 10대 지표라고 한다.
경영목표의 보조적인 요소로서 반드시 경영계획에 제시되어야 할 사항은 다음과 같다.

① 배당
② 임금
③ 노동생산성
④ 자본구성(자기자본, 타인자본)
⑤ 경영자 비율

이와 같이 공공책임, 이익, 안정 등을 나타내는 것을 5대 보조적 요인이라고 한다.
마지막으로 경영목표의 전략적인 요소로서 8대 지표를 설정해야 한다.

① 연구개발

② 신제품개발

③ 설비투자

④ 신시장개발

⑤ 매출경로의 강화

⑥ 기업의 집단화

⑦ 판매촉진의 강화

⑧ 인재의 확보

이와 같은 장 · 단기 경영목표설정에 필요한 요소간의 균형을 취한다는 것은 매우 중요한 전제이며 각 요소의 목표 간에도 기간적인 균형을 취할 수 있게 하기 위하여 각종 모델을 검토하여 가장 바람직한 모델을 선정하는 것이 중요하다.

2. 경영목표설정의 원칙

경영이란 경영자가 생각하고 있는 것을 경영자와 종사안경사의 노력을 통하여 달성하는 일이다. 따라서 경영자의 생각이 반영된 경영목표를 종사안경사와 함께 이룰 수 있도록 세밀하게 설정하는 것이 원칙이다.

대부분의 안경원에서 적절하고 건전한 경영목표를 세워 실행하지만 일부 안경원에서는 단지 순이익이 고려되지 않은 보여 지는 매출목표나 매장의 무분별한 이전, 확장 계획 등을 세워 더욱 어려움에 처하는 경우도 많이 있다.

성장하는 안경원은 장기목표와 큰 목표, 전체의 목표를 설정하지만 동시에 가까운 목표, 작은 목표, 개개인의 목표까지 세분화되어야만 한다.

어떠한 일에 각자가 책임을 지고 자신의 목표에 도전하여 그 목표를 돌파하고 방법을 체험한다는 것은 삶에 대한 보람을 추구하는 것이 안경원경영자가 최종목표인 모든 종사안경사들에게 삶의 희망이 되어야 한다.

각각의 안경사들이 스스로의 목표를 설정하고 안경원 전체의 팀워크가 발휘된다면 경영목표의 달성이 쉬워질 뿐 아니라 시너지효과를 얻을 수 있다.

제 3절 경영목표 설정의 사고방식

1. 경영목표의 다양성

안경원이 성장하기 위해서는 안경원이 존속하는데 충분한 이익을 획득할 수 있다는 것을 나타낼 필요가 있다. 그리고 충분한 설비나 기술을 지니고 시장성이 있는 제품 및 서비스를 제공하지 않으면 안 된다. 또한 기존의 경영기반이 확립된 안경원의 경영자도 신제품개발이나 종사안경사관리 등에 어려움을 겪는 경우가 많다. 어떠한 경우이든지 간에 문제에 직면했을 때 해결책을 발견하고 구체적이고 명확한 목표를 설정해야 한다.

2. 경영목표달성을 위한 조건

안경원들이 설정된 경영목표달성을 위해서는 다음과 같은 기본적 사고방식이 하나의 조건으로 반드시 고려되어야 한다.

1) 사기를 진작 시켜라.

경영목표의 가능성을 종사안경사들에게 충분히 납득시키고 목표가 어떻게 해서 달성 되는가를 명확히 설명하지 않으면 안 된다. 실질적인 업적향상은 개인의 창의와 목표를 달성하고자 하는 강한 열망을 바탕으로 이루어진다.

안경원의 경영자는 항상 종사안경사들의 사기를 진작시킬 수 있는 방안을 찾아내서 구성원들의 사기를 진작시켜야 한다.

2) 안경원에 대해 충성하도록 하여라.

번창하고 있는 안경원에서는 종사안경사들의 충성을 당연시하는 경향이 있다. 규모가 큰 안경원이나 작은 안경원 모두 종사안경사의 충성심은 영원히 육성되고 유지되어야 한다. 그러나 충성심에만 의존해서는 안 되며 경영목표를 설정하고 달성하고자 할 때 성공의 가능성이 크다.

3) 관리자에 대해 충성심을 갖게 하라.

안경원에 충성심을 가지는 것은 매우 중요한 일이지만 최근 안경원의 추세가 큰 규모의 안경원을 지향하기 때문에 종사안경사들을 관리할 관리자의 필요성이 대두되었다. 언젠가는 안경원 경영자가 될 관리자는 종사안경사들의 충성심을 측정할 수 있어야 하며 아부나 비유를 맞추어 순간을 모면하려는 관리자는 빠른 시간 내에 퇴사시켜야 한다.

4) 승진 및 임금인상을 유도하라.

모든 안경사들은 인정받고 싶어 하며 칭찬 받고 싶어 한다. 안경원의 목표달성을 위해 공헌한 안경사들은 보상을 받기를 원한다. 보상의 종류는 많이 있지만 승진을 함으로서 높아진 직급에 따른 자긍심이 다른 사람들에게도 동기부여 될 수 있다.

유능한 인재를 얻고자하는 안경원은 인재 영입을 위하여 경쟁을 하며 많은 월급으로 그들을 유인하고 있다. 이러한 인재 영입은 종사안경사들에게 나도 열심히 하면 승진할 수 있고 임금인상 또한 주어진다는 동기를 부여하게 된다. 그러나 많은 월급을 통하여 인재를 영입하고 그에 따른 부가적 효과를 인식하지 못하는 경우의 안경원은 발전을 기대하기 어렵다.

5) 특별한 금융상의 혜택을 주어라.

공평한 승진과 임금인상 만으로는 종사안경사들의 노력을 최대한 이끌어내기 부족할 수 있다. 안경원의 수익은 다음과 같은 목표달성에 의하여 결정되기 때문이다.

첫째, 매출의 증가
둘째, 원가의 절감, 판매가격의 인상
셋째, 경비절감
넷째, 품질향상
다섯째, 종사 안경사와의 호의적 관계
여섯째, 고객과의 관계개선

따라서 이러한 목표달성을 위해 필요한 최선의 노력을 유도하는 동시에 종사안경사들에게 안경원 이익의 일부를 공정하게 배분하는 것이 중요하다. 또한 가장 공헌도가 높은 안경사에게 많은 보너스를 지급하여 종상안경사들을 열심히 하도록 자극하는 것이 필요하다.

제 4절 경영계획의 의의와 필요성

1. 경영계획의 의의

경영계획(business planning)이란 안경원에서 경영기능과 관리기능을 수행하기 위한 계획을 말한다. 즉 안경원의 장래를 예측하고 미래의 안경원의 모습을 부각시키는 모든 의사결정을 의미한다.

경영정책은 정상적인 경영활동의 기초가 되는 경영구조를 가장 알맞게 형성하기 위한 구조적 정책인데 반하여 경영계획은 일정기간에 있어서의 경영과정의 경제적 내지 합리적 운영을 꾀하는 과정계획이다.

따라서 경영계획은 경영정책에 따라 경영의 최대성과를 달성할 수 있도록 재무, 인사, 판매 등의 모든 활동을 과정적으로 계획하는 것을 그 임무로 한다.

2. 경영계획의 필요성

1) 경영계획의 기초

현재의 많은 안경원들은 치열한 경쟁관계에 놓여있고 이러한 끊임없는 경쟁에서 승리하기 위하여 장기간에 걸친 전략을 수립해야 할 필요가 있다. 이와 같은 장기 전략의 책정은 명확한 경영계획에 의하지 않고는 불가능하기 때문에 경영계획은 경영전략의 기초가 된다는 것을 안경원 경영자는 명심해야 한다.

2) 경영계획의 제시

경영계획은 경영합리화를 촉진하는 목표설정과 안경원 성장의 지표를 설정해야 할 필요성이 있다. 따라서 경영계획은 경영목표를 제시하는 패러다임이 된다.

3) 경영의 비능률성과 비경제성 제거

경영계획은 개별적인 업무계획, 즉 판매, 설비, 재무, 능력개발 등의 각 부문마다 수립되고 그것을 전반적으로 조정하여 확정되므로 업무의 비능률성과 비경제성을 제거할 수 있고 전체적으로 원활한 경영을 가능하게 한다.

4) 경영관리과정의 제 1단계

경영계획은 경영자가 담당하고 수행하는 경영관리과정(management cycle)의 첫 단계로서 경영자가 취해야 할 기능이다.

5) 경영통제와 밀착성

경영계획은 경영통제와 밀착되어 있어 매우 효과적으로 나타난다. 계획하지 않은 행동은 통제할 수 없으며 통제는 실제 계획으로부터의 이탈을 수정 내지 교정함으로써 경영활동을 계획의 테두리 안에서 벗어나지 않도록 하기 위해서이다.

제 5절 장기 경영계획의 중요성

1. 안경원 규모의 확대와 복잡화

향후 인구의 증가와 교통 및 인터넷 통신의 발전으로 안경 및 콘택트렌즈시장은 크게 확대되고 매우 복잡하게 될 것이다. 따라서 안경원의 규모도 확대되고 경영활동은 복잡해질 것이다. 안경원 경영자는 이에 대응하는 경영목표와 장기계획에 중점을 두지 않으면 변화하는 시장의 환경을 따라갈 수 없을 것이다.

2. 안경원의 안정적 발전 요소

안경원 경영의 확대와 복잡화는 치열한 경쟁을 수반할 것이며 위험 또한 가중될 것이다. 안경원이 단기적인 이익극대화에 정책의 중심을 세우게 되면 고객의 시력보호의 보건행위보다는 시력보호의 개념이 없는 상품의 판매에만 열중하게 된다. 단기적으로 이익이 생길 수 있지만 안경 및 콘택트렌즈를 구입하며 시력보호라는 가치를 동시에 구입 하려는 고객들에게 외면 받기 쉽다. 따라서 안경원은 의료보건행위와 상행위를 동시 만족시킬 수 있는 장기 경영계획에 의한 목표와 방침을 수립하고 실천해나가야 한다.

3. 경영환경변화의 가속화

시력검사와 안경의 조제가공에 관련된 설비의 기술적 발전과 고객들의 시력보호의식수준의 변화는 안경원의 경영환경변화를 가속화한다. 이에 따른 적절한 경영계획을 안경원 외부상황의 변화에 따라 장기적으로 수립하고 정비해야 할 필요가 있다.

4. 고정자본의 증가와 중요성

고객들의 시력보호에 관한 지식 탐구욕이 증가하고 웰빙 열풍으로 검안 설비의 증가가 필연적으로 나타남에 따라 투자금액의 이자나 감가상각비, 고정관리비(유지비, 수리비 등)의 현저한 증가를 가져왔다. 또한 투자금액의 회수가 장기화 되어 안경원의 수익성을 악화시키고 검안설비의 투자는 막대한 추가자본이 요구되기 때문에 고정자본의 시설은 안경원의 장기성장목표와 일치되도록 행하지 않으면 안 된다. 따라서 이와 같은 고정자본계획은 장기경영계획에 의하지 않고서는 수립할 수 없다.

제 6절 장기 경영계획의 수립절차

장기계획은 첫째, 전략적 계획이라는 것이다. 즉, 장기계획은 전략적인 설비투자, 신제품개발, 신기술개발, 경영조직의 개선, 자본구성의 개선(자기자본 비율의 향상), 원가의 인하(cost reduction), 안경원 체제의 혁신 등을 행하여 장기 이익목표를 실현하고자하는 혁신적이며 전략적인 계획이다.

둘째, 장기계획은 기본계획이다. 즉, 경영환경에 역동적으로 대응하여 안경원 체질의 개선, 경영혁신을 위한 장기 비전의 성격을 가지고 단기계획이나 예산에 대해서 그 목표를 실현하는 기본계획이다.

셋째, 장기계획은 장기적이며 종합적인 계획이다. 따라서 창조적이며 발전적이며 과거행위의 반복은 아니다.

넷째, 프로젝트중심의 계획이다. 즉, 장기계획은 기간을 중심으로 하는 계획이라기보다는 하나의 프로젝트를 중심으로 결정하는 계획이다.

장기계획을 수립하는 경우에 안경원 규모의 대소, 인력구성에 따라 일률적으로 수립할 수 없다. 그러나 일반적으로 다음의 순서에 의하여 책정 되고 수립된다.

1. 안경원 외부환경변화에 대한 예측

장기계획을 수립하는 데에는 먼저 안경원의 외부적 환경변화에 대해서 과거 및 현황을 면밀히 분석하여 장래의 동향을 예측해야 하며 내부적으로 안경원 제품의 수요예측을 명확하게 해야 한다. 이러한 예측에 대한 참고요소는 다음과 같다. 경제적 환경, 사회적 환경, 정치적 환경의 3요소이며 이 요소들은 상호 영향과 관련을 가지면서 경영환경을 구성하게 된다.

2. 안경원 내부 상황의 분석

장기계획을 수립하기 위해서는 안경원 내부 상황을 분석하여 안경원의 경쟁우위와 결점, 경영관리상황의 문제점을 파악해야 한다. 다시 말하면 현재의 경영구조가 장래에 지속된다고 가정했을 때 장래의 안경원 경영성과나 재무구조의 변화를 시계열적으로 예측하는 것이다.

3. 장기목표의 설정

외부환경과 내부환경의 분석과 예측이 끝나면 장기이익목표를 설정해야 한다. 이것은 안경원의 기본 목표이며 장기계획의 출발점이면 장기계획의 종착점이기도 하다.

4. 장기이익계획의 대략적 책정

장기이익목표와 그에 부수하는 수단적 목표와 2차적 여러 장기 목표를 설정하면 장기목표를 계획기간 중에 달성할 수 있도록 각 연도의 매출액, 비용 등을 대략적으로 계획하여 이익계산서의 형식으로 일단 개요적인 장기 이익 계산안을 책정해야 한다.

5. 장기프로젝트계획의 수립

이러한 장기이익계획의 대략적인 로드맵이 완성되면 그 골격에 따라 신제품 개발 계획, 설비투자계획, 신시장 개척계획 등의 장기 프로젝트계획이 수립되지 않으면 안 된다.

6. 수익과 비용 및 이익의 산출

장기프로젝트의 계획과 장기부문계획의 실시에 의하여 발생하는 수익과 비용 및 이익을 산출한다. 이때 장기 프로젝트계획과 부문계획을 단순히 집계하는 것이 아니고 안경원의 장기적이고 총체적인 입장에서 장기 이익목표를 달성할 수 있도록 장기계획의 대략적 기준에 따라서 평가와 수정 및 조정하여 최종적으로 장기이익계획에 통합하지 않으면 안 된다.

7. 장기자금계획의 책정

지금가지 수립된 계획이 실제로 경영행동으로 이행시키기 위해서는 그 원동력이라고 할 수 있는 자금의 조달 계획을 책정해야 한다. 즉, 필요 충분한 자금을 조달하는 계획이 뒤따라야 한다. 구체적으로는 내부조달자금과 외부조달자금을 정도별로 명확히 구분하여 계획을 수립해야 한다. 이러한 자금계획은 안경원의 자본구조와 재무안정성을 해치지 않아야 하며 신중하고 면밀한 계획이 요구된다. 만일 자금조달이 여의치 않은 경우에는 모든 계획을 축소하거나 조정하는 것이 중요하다. 그리하여 장기종합계획으로 장기이익계획과 장기자금계획이 최종적으로 조정 확대되는 것이다.

8. 장기계획에 의한 예산편성

장기계획은 단기계획 중 예산에 의하여 구체화되어 실행된다. 따라서 예산 편성은 장기계획을 전제로 영업기간의 단기계획으로 편성된다.

제 7절 전략적 계획

대부분의 경영자는 계획수립의 중요성을 인식하고 있으나 여러 가지 이유로 회피하고 있는 것이 현실이다. 특히 안경원의 경우는 소규모의 경우가 많고 조직이 아닌 몇몇 종사 안경사로 이루어져 기업과 같은 계획을 세우고 실천하기 매우 어렵다. 하지만 현재와 같이 안경원의 난립으로 경쟁이 치열해진 상황에서는 계획의 수립과 실천만이 안경원의 경영을 안정시킬 수 있다.

계획수립의 이점은 다음과 같다.

첫째, 전반적인 상황에 대해 체계적으로 검토할 수 있는 기회가 생긴다.

둘째, 설정된 목적과 정책에 초점을 맞추고 안경원의 노력을 효율적으로 조정할 수 있도록 해준다.

셋째, 통제를 위한 평가기준을 명백히 제시해준다.

즉, 전략적 계획(strategic planning)은 안경원의 목적과 자원을 변화하는 시장기회에 기민성 있게 적응시켜서 유지하는 관리과정으로 목표는 만족스러운 수익을 내면서 성장하도록 안경원의 사업과 제품을 구성하는 것이다.

1. 안경원의 환경 탐색(environment scanning)

1) 기회-위협분석(opportunity-threat analysis)

① 기회요인

잠재적 매력성(potential attractiveness)과 성공확률(probability of success)을 말한다. 잠재적 매력성은 고객에게 어떻게 보일 것인가의 의미인데 안경원의 고객들이 안경원에서 제공하는 제품과 서비스를 매력적으로 생각하는지의 문제인 것이 성공확률은 안경원의 창업이후에 얼마나 많은 이익을 올릴 수 있을 것인가의 문제이다.

그림 3-1 기회-위협 매트릭스

기회 \ 위협		위험 수준	
		낮음	높음
기회 수준	높음	이상형	투기형
	낮음	성숙형	곤란형

② 위협요인

잠재적 심각성(potential severity)과 발생확률(probability of occurrence)을 말한다. 고객들이 안경원을 어떻게 판단하느냐의 문제이다.

2) 기회-위협의 사업형태

① 이상형 사업(ideal business)

기회수준이 높고 위협이 낮은 경우이며 진입하고자 하는 시장에 경쟁자가 많이 존재하지 않거나 안경원의 경영자가 특화된 서비스 능력을 보유하고 있는 경우를 말한다. 예를 들면 안경원 경영자가 안과 검안의 오랜 경력 보유자인 경우 고객들의 검안에 대한 확신을 줄 수 있다. 따라서 검안을 특화시켜 클리닉 개념의 안경원을 운영할 수 있다.

② 투기형 사업(speculative business)

기회는 높지만 위협요인도 많은 경우를 말하며 성공의 가능성과 실패의 가능성 모두를 가지고 있는 경우이다. 예를 들면 저가의 안경시장을 공략하려 할 때 지하나 2-3층 이상의 점포를 대규모로 임대하여 많은 제품으로 공략하는 경우에 저렴한 임대료와 많은 물량으로 기회를 가질 수 있지만 더 많은 자금으로 보다 큰 규모의 안경원이 시장에 진입하는 순간 위험할 수 있다. 저가시장의 고객들은 가격에 매우 민감하고 규모나 제품구색에 매우 민감하기 때문이다.

③ 성숙형 사업(matured business)

기회는 낮지만 위협도 낮은 경우를 말하는데 대형 할인 매장이 매우 잘 운영되고 있다면 인근 지역에 진입하는 것이 한 예가 될 수 있다. 기존의 대형 매장보다는 못하지만 이미 시장의 규모가 증명되었기 때문에 기회는 낮지만 위협은 사라진 것이기 때문에 투자 금액의 조절만 하면 실패하지 않는 경우를 말한다.

④ 곤란형 사업(troubled business)

이미 특정 지역에 여러 개의 대형 안경할인 매장이 존재하고 있다면 기회도 낮고 위협 요인도 높은 경우에 해당된다. 이러한 경우에는 신중한 고려를 요구한다.

2. 안경원 목표 규정

1) 사명(mission)

사명이란 안경원에 부과된 임무를 뜻하는 것으로 안경원 경영에서 달성하고자 하는 임무를 말한다. 이러한 안경원 경영자가 규정해야 할 목표는 다음과 같다.

첫째, 우리의 사업은 무엇인가?

둘째, 우리의 고객은 누구인가?
셋째, 고객에게 가치 있는 것은 무엇인가?
넷째, 우리의 사업은 어떻게 될 것인가?
다섯째, 우리의 사업은 어떻게 되어야 할까?

2) 안경원의 사명을 구성하는 요소

① 안경원의 역사
② 경영자와 종사안경사의 현재 선호 사항
③ 시장 환경
④ 조직의 활용 가능한 자원
⑤ 기업이 가지는 독특한 능력

제 4 장

경쟁우위와 위치선택

제 1절 경쟁우위

1. 경쟁 우위의 의의

경쟁우위란 안경원이 목표시장에서 경쟁자들보다 나은 제품이나 서비스를 보유함으로서 나타나는 이익을 말한다. 이러한 경쟁우위를 확보하지 못한 안경원은 급변하는 환경에서 생존할 수 없다. 따라서 안경원의 경영자들은 목표시장을 공략할 수 있는 경쟁우위를 보유하려는 노력이 필요하다. 현재 안경 업계를 선도하는 안경원들은 고객에게 가치 있는 제품이나 서비스를 제공함으로서 경쟁우위와 높은 이익을 얻을 수 있다. 다음은 경쟁우위를 가질 수 있는 요인들이다.

1) 가격과 가치(price & value)

가격은 가장 쉽게 경쟁우위를 보유할 수 있는 방법이다. 그러나 잘못된 가격설정은 안경원의 재무 상태를 악화시킬 수 있으므로 신중해야 하며 또한 주위의 안경원과 가격만으로 경쟁이 될 수 있으므로 가격보다는 고객에게 전달하여 감동시킬 수 있는 가치를 개발하는 것이 중요하다. 즉 고객이 지불하는 비용에 가치를 추가했을 때 고객은 만족할 것이다. 단순히 친절하다고 해서 고객이 만족하는 것은 아니며 고객이 만족할 수 있는 요인을 철저히 분석하여 제공하는 것이 중요하다.

2) 독특한 서비스 특성(unique service features)

단지 친절하고 검안을 잘한다고 해서 고객이 만족하는 것은 아니다. 고객의 시력을 평생 관리하는 의료서비스의 개념을 도입할 수도 있고 안경이나 콘택트렌즈의 배달이나 우편에 의한 발송, 안경원의 종사 안경사의 능력을 보여줄 수 있는 DM발송, 색다른 포인트 적립방식 등을 제공하여 고객을 만족시키려는 노력이 요구된다. 물론 검안 서비스는 정확해야 하고 편안해야 하지만 고객이 이해해주지 않는다면 불만을 가질 수도 있다. 따라서 안경사들이 고객에게 정확하지만 알아듣기 쉬운 단어를 사용하여 고객을 이해시키는 교육을 경영자는 적절히 이용해야 한다.

3) 두드러진 제품의 속성(notable product attributes)

특정브랜드 안경테의 구색을 100% 보유한다거나 특정 안경테 종류(귀갑테, 보석테, 순금테 등)를 보유한다거나 하는 제품의 특성이 안경원의 상호와 연결되어 인식될 수 있도록 제품의 속성을 고객들에게 인식시키는 노력이 필요하다. 무테와 같은 기술적인 요소가 필요한 부분은 안경사의 조제 및 가공능력을 안경사에게 부여하거나 그들의 기술을 살려 새로운 제품을 만들어내는 것도 좋은 방법이다.

4) 고객의 경험(customer experience)

고객의 경험은 안경원이 경쟁 안경원보다 우월한 지위를 얻을 수 있는 좋은 기회이다. 고객과 만나는 접점, 즉 직접 고객을 맞이하는 순간에 안경사가 보유한 능력이나 이미지가 고객에게 최대한 긍정적인 경험이 전달되어야 하는 것이다. 종사 안경사는 자신의 장점을 최대한 부각시키기 위한 노력을 해야 하고 경영자는 이러한 안경사의 노력을 뒷받침하여야 한다. 만족한 고객의 구전에 의한 광고효과는 그 어떤 촉진 수단과도 비교될 수 없으며 의료기사로서 광고의 제약을 받고 있는 안경원의 경영자들은 이러한 고객의 경험이 최대한 긍정적으로 인식되고 이것이 수익의 증대를 가져올 것이라는 사실을 염두에 두어야 한다.

5) 접근성(accessibility)

이미 시장에 진입한 경쟁 안경원보다 우수한 접근성을 가지려는 마음은 모든 안경원의 경영자가 되려는 안경사에게 있을 것이다. 다만 각자의 창업 자금 계획이 다를 것이며 이러한 접근성을 보유하기 위한 비용의 지출은 매우 크기 때문에 최대한 접근성이 뛰어난 점포 입지를 선택해야 하며 자금의 부족으로 그렇지 못하다면 인공적으로 고객의 마음에 우수한 접근성을 만들어야 한다. 우편과 택배에 의한 배달에 의해 고객의 편의를 도모하든지 아니면 다른 안경원에서 제공하지 못하는 아주 특별한 가치를 부여함으로써 불편한 접근성을 인식하지 못하도록 하는 것이 최선의 방법이다.

2. 경쟁우위를 포기하는 경영자

1) 경제 상황에의 순응

현재 우리나라의 경제 상황과 세계의 경제 상황은 매우 어렵다. 이러한 경제상황을 보고 쉽게 포기하여 이미 사업을 할 수 있는 기회는 예전에 지나갔다고 생각하며 이젠 많은 돈을 벌 수 있는 시기는 지나갔다고 생각하는 것은 경영자로서 안경원을 포기하는 것과 같다. 돈을 벌어 축적하는 시대는 분명히 지나갔다. 미래는 돈을 벌어들이는 것이 아니고 열심히 경영을 하여 부가적으로 돈이 따라오도록 하는 새로운 시대의 새로운 기업가 정신이 필요하다. 따라서 경쟁우위의 개발을 포기하는 경영자는 사업을 할 수 있는 자격을 본인 스스로 포기하는 것이기 때문에 특화된 경쟁 우위야 말로 미래의 급변하는 경제 환경에서 생존할 수 있는 우선 조건이다.

2) 사업 환경에의 순응

인근의 대형 할인점의 등장이나 백화점의 개장으로 대규모의 안경원이 시장에 신규 진출한다고 해서 아니면 기존의 안경원이 확장을 통해 대형 안경원으로 변신을 실행한다고 해서 쉽게 사업을 포기하거나 경쟁우위의 개발을 포기한다면 기업가로서의 역할은 기대하기 어렵다.

3. 산업에서의 경쟁요인

Michael Porter는 그의 책 '경쟁 우위(Competitive Advantage)'에서 다음의 다섯 가지 힘이 산업의 경쟁 수위와 본질을 결정한다고 말했다.

첫째, 구매자의 거래능력이다. 구매자의 거래능력에 기존의 여러 안경원의 경영자들은 쉽게 가격에서의 경쟁우위를 가지려는 유혹을 받는다. 여러 안경원에서 동일한 제품의 가격을 비교하며 최종 구매 순간에도 가격협상을 시도하는 구매자들에게 신경을 곤두세우고 그에 따라 가격을 설정하는 안경원의 경쟁 환경은 안경원, 구매자, 공급업체 그 누구에게도 이익을 안겨주진 않는다.

둘째, 대체할 수 있는 제품이나 서비스에 대한 위협이다. 라식이나 드림렌즈의 보급으로 많은 안경이나 콘택트렌즈 착용자들이 안과의 대체품으로 소비의 패턴을 변화시키고 있다. 이러한 대체품의 등장에 적절히 대응하는 경영능력을 갖추지 못한다면 안경원의 수익은 악화될 것이고 낮은 수준의 제품을 저 가격에 판매하거나 이익마진을 축소하는 악순환을 초래할 것이다.

셋째, 공급자의 거래능력이다. 공급자의 거래에 모든 것을 걸어서는 안 된다. 경영자는 자신의 안경원을 방문하는 고객을 만족시키는 제품을 구비해야 하지만 제품을 구비하기 위하여 더 많은 비용을 지불하거나 필요 없이 많은 제품을 구비한다면 안경원의 수익은 악화될 것이다.

넷째, 기존 경쟁자들 사이에서의 경쟁위협이다. 기존의 경쟁자와 동일한 제품으로 경쟁하는 것은 바람직하지 않다. 경쟁 안경원에서 갖추지 못한 안경이나 콘택트렌즈의 신제품을 탐색하여야 하며 자신의 안경원에서 제공할 수 있는 경쟁우위 제품이나 서비스를 만들어야 한다.

다섯째, 새로운 경쟁자들의 진입 위협이다. 항상 새로운 경쟁 안경원이 진입할 가능성을 염두에 두어야 한다. 예상하지 못한 경쟁은 안경원경영자에게 충격일 것이며 이러한 충격을 벗어나기는 쉽지 않다.

4. 경쟁우위를 얻기 위한 전략의 선택

전략(strategy)은 가능성이 있는 부분에 안경원이 보유하고 있는 자원을 투자하는 행동의 계획이라고 할 수 있으며 현명한 전략의 선택은 다음과 같다.

첫째, 안경원의 상황을 바탕으로 한 이론적 원리이다. 전략 이론을 통하여 현재 안경원의 상황과 유사한 이론을 접목하여 안경원의 전략을 세우는 것이다. 경영마인드가 부족한 경영자들은 유사 관련 업체와 타 업종의 유사한 사업을 모방하여 재창조하는 벤치마킹의 능력도 필요하다. 예를 들어 호텔의 서비스마케팅전략이나 의료기관의 마케팅 전략 등을 안경원의 상황에 맞추어 적용시켜 나가야 할 것이다.

둘째, 과거의 경험에 따른 의사결정이다. 과거의 경험에 따라 전략을 수립한다. 즉 실패의 경험은 두번 다시 반복하지 않아야 하며 타인의 성공 전략에 대한 경험도 훌륭한 전략을 세우는 기초가 될 수 있다.

셋째, 최근 산업의 유행을 알아야 한다. 현재 산업의 유행 흐름을 읽을 수 있어야 한다. 패션의 유행컬러가 어떠한 색조인지, 저가의 의류가 많이 팔리는지 브랜드 가치를 가지는 의류가 잘 판매되는지의 흐름을 읽고 전략을 세워야 한다. 예를 들며 불황일수록 검정색의 옷과 짧은 치마가 잘 판매된다는 흐름을 읽는다면 경기의 침체를 바르게 인식하고 유행의 컬러를 동일하게 가져가는 것이 좋다. 또한 스트레스가 많으면 초콜릿이 잘 판매된다는 보도가 나오면 불황으로 인하여 고객들의 심리 상태가 예민하다는 것을 파악하고 전략을 세워야 한다.

넷째, 감각(feel)에 의한 순간적 상황 판단을 해야 한다. 경영자의 감각은 항상 예민하게 반응해야 한다. 느낌이 오면 즉각적으로 시행해야 한다. 특히 소규모 안경원은 전략을 수립하고 실행하는 기간이 짧고 실패에 대한 비용부담이 작기 때문에 적절히 이용한다면 안경원의 경쟁우위를 이룩하는데 도움이 될 수 있다.

5. 경쟁우위의 유지

경쟁우위는 영원히 지속되지는 않지만, 그렇다 하더라도 경쟁우위의 중요성은 아직도 중요하게 강조되고 있다. 지금과 같이 경쟁이 치열한 상황에서는 고객의 시력을 보호하는 의료기구로서, 패션의 액세서리로서 안경이나 콘택트렌즈의 역할이 확대되고 있는 상황에서 더욱 더 필요하다.

제 2절 시장 세분화

1. 마케팅대상으로서의 시장

시장이란 상품이 필요하며, 그 상품을 구매할 뜻이 있고 구매할 능력이 있는 사람이나 기업의 집단이라고 정의할 수 있다. 시장이 유지되기 위해서는 제품을 구매하려는 의사를 가진 사람들이 있어야 한다. 만일 안경과 콘택트렌즈를 판매하는 안경원의 경우에는 주변에 시력이 나쁜 사람이 많아야 시장이 형성되는 것이며 그렇다고 하더라도 구매할 능력이 없다면 시장은 형성되지 않는다.

2. 시장 세분화의 의의

1) 시장 세분화의 의의

시장 세분화란 다양한 욕구를 가진 전체 시장을 일정한 기준에 따라 동질적인 소비자 집단으로 나누는 과정을 뜻하며 목표세분 시장에 적절한 마케팅 전략을 수립하는 것을 말한다. 안경과 콘택트렌즈를 착용하는 고객들일지라도 취미나 소득, 나이, 지식수준 등이 유사한 집단이 분류될 수 있는데 이러한 마케팅활동에 대한 반응이 비슷할 것으로 예측하는 소비자들을 집단화하는 것을 말한다.

시장을 세분화하는데 세 가지 가정을 세울 수 있다.

첫째, 모든 소비자들은 나이, 소득, 개성, 취미, 욕구 및 구매동기 등이 서로 다른데 이 점을 측정할 수 있어야 한다.

둘째, 소비자들이 서로 다르면 소비자들의 수요상태도 다를 것이다.

셋째, 서로 다른 소비자들은 유사한 집단으로 구분할 수 있다.

이러한 가정을 통하여 시장을 세분화할 때 안경원의 경영자는 시장세분화에 따른 잇점을 얻을 수 있다.

2) 시장세분화의 이점

① 시장세분화를 통하여 시장 기회의 탐색이 가능하다.

즉 소비자의 욕구나 구매동기를 정확히 파악할 수 있고 시장수요에 창조적으로 대응할 수 있으며 기회를 탐색할 수 있다. 예를 들어 저렴한 안경을 빈번하게 구매하는 사람이 있을 수 있고 고가의 안경을 구매하여 장기간 사용하는 사람이 있을 것이다. 또한 콘택트렌즈만 사용하는 사람과 안경만 사용하는 사람, 둘 다 사용하는 사람이 있을 것이다. 이러한 가운데 세분 시장을 발견하게 될 것이다.

② 소비자의 욕구 충족이 가능하다.

즉 경영자는 세분화된 동질적인 소비자욕구를 만족시키기 위하여 끊임없는 노력을 할 것이다. 콘택트렌즈 고객 중에 관리를 잘 못하거나 귀찮아 하는 고객이 많아서 하나의 세분 집단을 이룬다면 1일 착용, 2주 착용, 3개월 착용의 근시용, 난시용 디스포저블 렌즈를 구비하여 고객이 만족할 수 있도록 하여야 하며, 또한 착용하는 동안 발생될 문제점들을 정리하여 문제점 발견시 대처요령을 인지시키고 지속적인 관심을 보여준다면 고객을 만족시킬 수 있을 것이다.

③ 급변하는 시장수요에 즉각적이고 능동적인 대처가 가능하다.

경기의 급속한 침체나 주변의 경쟁 안경원 신설, 라식수술의 증가 등의 경우에 시장의 수요 변화를 정확하고 빠르게 감지할 수 있고 이에 대하여 즉각적이고 효율적인 대처가 가능하다.

④ 경쟁 안경원과의 강점과 약점을 파악하여 유리한 시장의 선택이 가능하다.

시장을 세분화하면 자신의 안경원에서 판매하는 제품의 비교 우위를 쉽게 평가할 수 있으며 시장선택에 유리하다. 경쟁 안경원에 비하여 우위에 있는 제품을 중점적으로 판매하는 것이 가능하다.

3) 시장 세분화의 요건

안경원 경영자는 소비자들의 제품 구매에 어떤 특성들이 영향을 미치는가를 파악할 필요가 있다. 왜냐하면 이에 대한 시장을 세분화하여 마케팅 전략을 세워야 하기 때문이다. 어떤 특성이 세분화의 기준에 타당하기 위해서는 다음의 요건을 충족시켜야 한다.

① 측정가능성(measurable)

시장세분화에 의해 나누어진 세분시장의 규모, 구매력, 특성 등을 측정할 수 있어야 한다. 측정결과에 따라 판매량을 계산하고 수익을 예상하며 안경사의 고용과 복리 문제를 결정할 수 있기 때문이다.

② 접근가능성(accessible)

세분시장에 효과적으로 접근하여 마케팅을 할 수 있어야 한다. 효과적인 전달매체를 이용하여 안경원에 대한 긍정적이고 강한 메시지를 전달할 수 있어야 한다.

③ 실질성(substantial)

세분시장의 규모가 마케팅을 수행할 만큼 규모가 커야 하고 수익을 올릴 수 있어야 한다.

④ 차별가능성(differentiable)

세분시장은 개념적으로 구분되어 상이한 마케팅 믹스요소와 프로그램에 다르게 반응해야 한다. 즉 능동적으로 반응할 수 있을 정도로 소비자의 특성에 맞는 메시지전달이 가능해야 한다.

⑤ 실행가능성(actionable)

세분시장을 유인하여 마케팅하기 위한 효과적인 프로그램을 설계할 수 있어야 한다.

3. 시장세분화의 수준

1) 대량 마케팅(mass marketing)

전체시장을 세분화하지 않고 동일하게 취급하여 마케팅을 전개하는 전략이다. 남대문 동대문 시장과 같이 단골보다는 즉각적인 구매가 이루어지는 곳에서 가능하며 안경원의 규모와 재무능력이 뛰어나야 한다.

2) 표적 마케팅(target marketing, segment marketing)

전체시장을 세분화하여 세분시장으로 나누고 하나 이상의 세분시장 욕구에 맞게 마케팅을 적응시키는 것이다. 주변의 입지를 파악하고 안경원의 특성에 맞는 고객을 찾아내어 마케팅을 집중하며 소규모의 안경원에서 주변의 안경원과의 경쟁을 피하며 수익을 올릴 수 있다.

3) 니치 마케팅(niche marketing)

특별한 효익을 추구하는 구체적인 특성을 지니고 있는 틈새시장(niche)이나 하위세분시장(subsegments)에 초점을 두는 마케팅이다. 대형안경원이나 할인점내의 안경원이 많을 경우에 경쟁을 피하며 수익을 올릴 수 있는 좋은 방법이다.

4) 미시 마케팅(micro marketing)

제품과 마케팅프로그램을 특정 개인과 특정 지역의 기호에 맞추는 마케팅으로서 지역마케팅과 개인마케팅이 있다.

첫째, 지역마케팅(local marketing)은 지역의 정서와 특성을 파악하고 지역의 행사에 적극적으로 참여하며 인지도를 높여 지역 소비자들의 신뢰를 꾀하는 방법이다.

둘째, 개인마케팅(individual marketing)은 제품과 마케팅프로그램을 개별 소비자의 욕구와 선호에 초점을 맞추는 마케팅이며 단일시장마케팅(markets-of-one marketing), 주문화 마케팅(customized marketing), 일대일 마케팅(one-to-one marketing)으로 나눌 수 있다.

단일시장 마케팅은 하나의 시장을 바라보고 마케팅을 하는 것이다. 특정 대학의 구내 안경원은 그 대학의 학생을 잠재고객으로 생각하고 시장에 진입을 할 것이다.

주문화 마케팅은 나만의 개성을 찾는 고객들을 주 고객층으로 감안하는 것이며 그들 개개인의 특성에 맞추는 것이다. 양복을 맞추어 입듯이 안경도 고객이 원하는 모든 것에 맞추어 가는 것이다.

일대일 마케팅은 한 명 한 명을 상대로 촉진 프로그램을 전달하고 그들이 만족하거나 정보의 제공에 고마움을 느껴 찾아오도록 하는 것이다. 한번 안경을 구매한 고객에게 이후 지속적인 정보제공을 한다. 즉 시력검사 주기, 새로 나온 안경소개, 콘택트렌즈의 장점과 단점, 시력관리법, 현재의 포인트 등을 지속적으로 상기시켜주는 것이다.

그림 4-1 시장세분화의 수준

대량 마케팅 ↔ 표적 마케팅 ↔ 니치 마케팅 ↔ 미시 마케팅

4. 소비자시장의 세분화기준

1) 지리적 세분화(geographic segmentation)

지리적 세분화는 안경원 경영자가 소비자들의 거주지역, 도시크기, 기후 및 인구밀도 등에 따라 시장을 구분하는 것이다. 지리적 세분화는 비용도 적게 들고 비교적 쉬운 방법이어서 지역의 매출가능성(relative sales possibility)을 추정하는데 많이 쓰인다. 즉 특정 안경체인점이라도 서울과 대전의 촉진노력은 다르게 적용될 것이다. 따라서 시장 잠재력을 측정한 후에 시장에 진입을 하여야 한다. 시장의 잠재력을 잘못 측정하거나 시장의 수요를 감당할 수 없는 경우라면 안경원의 시장 진입을 고려해야 한다.

2) 인구통계적 세분화(demographic segmentation)

인구통계적 세분화는 소비자의 연령, 소득, 주거지, 직업, 교육수준, 가정생활주기(family life cycle), 사회계층, 주택 소유 여부, 종교, 인종, 국적, 성별 및 가족 수 등에 따라 시장을 구분하는 것이다. 이것이 안경원의 경영자가 시장을 세분하기 편한 이유는 소비자들의 행동적인 차이와 동기부여적인 차이에 대한 통찰력을 풍부하게 제공해주고 소비자들의 차이를 쉽게 인식하고 측정할 수 있기 때문이다.

안경원의 가장 큰 문제 중 하나는 제품의 재고량이다. 제품의 재고가 많이 쌓이는 이유는 안경원 경영자가 고객을 세분화하지 못하고 시장에 진입을 했다는 것이며 이후에도 경영상의 변화가 없다면 고객의 특성을 제대로 이해하지 못했다는 것이다.

3) 사이코 그래픽 세분화

① 사회계층(social class)

안경원의 입지구조에서 사회계층에 대한 분류를 어느 정도 하는 것이 안경원 경영자가 해야 할 일이지만 안경원을 운영하면서 지속적으로 고객의 사회적 계층을 세분하는 것이 요구된다. 경제 상황의 변화 때문에 지역의 사회 계층의 변화가 올 수도 있다.

② 라이프스타일(lifestyle)

라이프스타일에 의한 시장 세분화란 안경원 경영자가 소비자들의 활동, 흥미, 의견 등의 생활 유형 변수에 따라 시장을 구분하는 것이다. 즉 사람이 살아가는 방식에 따라 안경원에서 제품을 구매하는 방식도 다를 것이며 그에 따라 안경원의 경영자의 제품이나 서비스 제공도 달라져야 하기 때문에 정확한 라이프스타일의 분석은 안경원 경영에 매우 중요한 요소라고 할 수 있다. 그러나 라이프스타일은 측정하기가 어렵기 때문에 경영자의 지속적이 조사가 요구된다.

③ 개성(personality)

현대의 안경 산업 환경은 어떻게 개개인의 성향을 최대한 만족시킬 수 있는가에 달렸다고 해도 과언이 아니다. 같은 환경 속에서도 사람에 따라 반응이 달라질 수 있다. 인간의 행동은 외적 자극에 의해서만 결정되는 것이 아니라 개인적 특성에 의해서도 영향을 받는다. 또 사람은 타고난 유전적, 환경적 배경이 다를 뿐만 아니라 외부환경에 대한 지식과 문제의 접근방법이나 사고에도 차이가 있다. 이러한 여러 가지의 차이가 개인의 특성을 나타내는 개성을 형성한다. 인간은 서로의 개인적 특성을 이해하고 수용함으로써 보다 원만한 인간관계를 구축할 수 있으며 또 바람직한 사회인으로서의 활동을 수행할 수 있다.

개성은 "환경에 대한 개인의 반응양식을 결정하고 반영하는 내면의 심리적 특성"이라고 할 수 있다. 여기서 내면의 심리적 특성이란 개인을 타인과 구별 짓는 일정한 자질(quality), 속성(attributes), 특성(trait), 요인(factor), 그리고 습성(mannerism) 등을 말한다. 이처럼 개인의 심층에 내재한 심리석 요소들은 제품이나 점포의 선택행농에 영향을 미친다. 따라서 개성의 본질과 역할을 이해하는 것이 안경원의 마케팅활동, 특히 시장세분화전략의 개발에 반드시 필요하다.

4) 행위적 세분화(behavioral segmentation)

① 사용하는 상황(occasion)

안경과 콘택트렌즈를 구매하는 고객들이 어떠한 상황에서 사용하는가를 파악하여 시장을 세분화하는 방법이다. 특히 SOFT 콘택트렌즈시장의 경우 고객의 사용 환경에 따라 동일한 제품의 다른 결과를 가질 수 있다. 하루 종일 에어컨을 작동하는 장소에서 착용하는 고객, 몸을 많이 움직여 신체에 열이 많이 나는 고객, 비행기의 기내와 같은 일반 적인 상황과 다른 장소에서 근무하는 고객 등의 경우 동일한 SOFT 콘택트렌즈를 착용하더라도 그들이 느끼는 제품 인식은 다를 것이다. 따라서 직접 검안, 가공, 판매하는 안경사들이 그들의 안경과 콘택트렌즈 착용상황을 면밀히 고객 카드에 정리하는 것이 중요하다.

② 추구 효익(benefit)

효익에 의한 세분화는 동일한 제품에도 소비자들이 근본적으로 추구하는 효익이 다를 수 있다는 가정 하에 시장을 세분화하는 것을 말한다. 예를 들어 누진 다초점 렌즈 시장을 세분화했을 경우 안경 두 개(근용, 원용)와 하나의 안경(누진 다초점 렌즈)을 구입해야 하는 비용을 고려하는 경제성 추구 집단, 이중 초점렌즈와 누진 다초점 렌즈 효율성을 고려하는 집단, 노안임을 드러내지 않기를 원하는 집단 등으로 구분할 수 있다.

안경원에서 효익에 대한 세분화를 하기 위해서는 첫째, 특정 제품과 서비스에 대하여 소비자들이 추구하고 있는 다양한 효익을 분석하고 둘째, 각 세분시장의 인구통계적 · 행동적 · 심리 분석적 특징을 파악해야 하며 셋째, 각 세분 시장에 맞는 상품의 개발과 마케팅 프로그램을 개발하여 시행해야 한다.

③ 사용자 상태(user status)

안경사들은 고객의 상태를 정확하게 파악해야 한다. 나안 시력은 좋지만 빛이나 인공조명, 전자파 등의 외부 환경에 의한 피로를 호소하는 고객인지 아니면 나안 시력이 좋지 못해 안경이나 콘택트렌즈를 통하여 교정을 원하는 고객들 중에서 교정이 가능한 고객인지, 약시인지, 저 시력인지, 색맹인지, 사시나 사위인지 등을 파악하여 시장을 세분화해야 하며 이에 따른 전략을 개발해야 한다.

④ 사용정도(usage rate)

구매량, 구매 빈도, 구매 금액에 따라 시장을 구분할 수 있다. 구매량이 많고 구매의 빈도가 높거나 구매 금액이 큰 경우 많은 할인을 요구하거나 무료 제공 품을 바라는 경우가 많아서 안경원의 매출에 비하여 마진율이 감소하기 쉽다. 구매량이 작고, 구매금액이 적고, 구매 빈도도 낮은 경우에는 적정 마진율을 유지하기는 쉬우나 고객의 재 구매 빈도가 낮을 수 있으므로 경영자의 지속적인 고객관리가 요구된다.

⑤ 애호도 수준(loyalty status)

애호도는 상표 애호도, 제품애호도, 서비스 애호도, 점포 애호도 등으로 나눌 수 있는데 이러한 애호도는 소비자에 따라 제각기 다르다. 애호도가 높은 고객일수록 경영자의 세심한 관리가 요구되는데 이는 애호도가 높은 고객 한 명을 유지하는 것은 신규 고객 열 명 이상을 유치하는 효과가 있기 때문이다. 이러한 애호도를 가지고 시장을 세분화하는 경우 경영자는 소비자들이 계속 자신의 안경원을 지속적으로 방문하는 것 같아도 그렇지 않은 경우도 있다는 점을 알아두어야 한다.

⑥ 구매자 심리적 준비 단계(buyer-readiness stage)

소비자가 특정 상표나 특정 안경원에 대하여 인식하고 있는 정도, 즉 관심의 정도 및 구매의 욕정도에 따라 시장을 세분화 하는 것이다. 이러한 상황에서 안경원 경영자가 마케팅 프로그램을 준비할 때 소비자가 인식하고 있는 것을 알고 있는 경우와 그렇지 못한 경우의 시장을 염두에 두어야 한다. 인식의 정도가 높은 경우는 할인 쿠폰 등과 같은 적극적인 방법으로 접근해야 하고 인식의 정도가 낮은 경우는 안경원의 존재를 알리는 광고를 많이 해야 한다.

5. 시장 세분화에 따른 마케팅 전략

1) 차별적 마케팅 전략

차별적 마케팅 전략은 소비자들을 특성이 같은 여러 집단으로 세분하여 각각 세분화된 시장의 특성에 맞는 마케팅 전략을 수행함으로써 시장의 지위를 확보하고 매출액을 증대시키는 전략이다. 이러한 차별화된 시장의 경우 많은 집단이 세분되어 이 세분 시장을 관리하는 인건비, 관리비, 등의 모든 비용이 증가하게 된다는 것을 안경원 경영자는 명심해야 한다. 따라서 비용, 매출액, 소비자의 선호도 및 시장 점유율 등을 늘 고려해야 한다.

2) 비 차별적 마케팅 전략

비차별적 마케팅전략은 소비자의 구매하는 동기와 관습과 행동 등이 비슷하다고 가정하여 마케팅 전략을 세우는 것으로서 다음의 특성을 가진다.

첫째, 소비자에게 점포의 이미지를 강하게 부각시킬 수 있는 광고나 촉진 수단을 통하여 심리적 차별효과를 얻을 수 있도록 경쟁 안경원보다 우위를 점하려는 전략이 요구된다.

둘째, 콘택트렌즈 관리용품과 저가의 패션 썬그라스 등이 여기에 속하며 콘택트렌즈 관리용품의 경우는 점차 매출의 비중이 높아져 가는 추세이다.

셋째, 소비자를 차별하지 않기 때문에 경쟁 안경원에서 이러한 점을 노려 이러한 비차별적 부분에 집중할 수 있다.

3) 집중적 마케팅 전략

하나 혹은 몇 개의 하위 시장에서 전문화된 마케팅을 수행하여 시장을 독점하려는 것을 말하며 소비자의 욕구를 정확하게 파악한다면 높은 성과를 얻을 수 있지만 작은 부분을 노리는 소규모 시장이기 때문에 경쟁 안경원이 나타나는 경우 이익이 급속하게 감소할 수 있다.

4) 마케팅 전략의 선택

안경원이 당면하고 있는 모든 여건에 가장 합당한 시장 세분화 전략을 선택해야 하며 이때 고려해야 하는 사항은 다음과 같다.

첫째, 안경원의 자원이 부족하여 전체 시장을 지배하기 어려운 경우에는 집중적 마케팅전략을 선택하는 것이 유리하다.

둘째, 콘택트렌즈 관리용품이나 패션 썬그라스에 대해서는 비차별적 마케팅전략이 유리하고 시력교정용 안경이나 콘택트렌즈 등은 소비자특성에 알맞은 차별적 마케팅전략이 유리하다.

셋째, 소비자의 요구 및 선호도 등이 동질적일수록 비차별적 마케팅이 효율적이고, 시장이 이질적인 경우에는 차별적 마케팅이 효율적이다.

넷째, 제품수명주기 상 도입기에는 초과이익이 가능하므로 비차별적 마케팅이 유리하고 성숙기, 쇠퇴기로 들어감에 따라 수요창출을 위해 차별적 마케팅전략으로 전환함이 유리하다.

다섯째, 마케팅전략은 시장의 크기에 따라 달라지는 데 누진 다초점렌즈와 같이 수요자 수나 연령이 제한되어 있는 것은 차별적 마케팅전략이 어렵지만 썬그라스의 경우에는 광범위한 욕구를 충족시키기 위하여 차별적 마케팅전략을 선택하는 것이 좋다.

여섯째, 마케팅전략의 선택은 경쟁 안경원의 마케팅전략에 따라 달라지는데 경쟁 안경원이 비차별적 마케팅전략을 쓰면 차별적 마케팅전략이나 집중적 마케팅전략으로 대응해야 할 것이다.

일곱째, 소비자의 민감도 즉 품질, 포장 및 광고매체 등의 변화에 소비자가 얼마나 민감하게 반응하는가에 따라 마케팅전략이 달라진다. 즉 민감도가 높은 고급안경테 등은 차별적 마케팅 전략을 선택하는 것이 유리하다.

여덟째, 경쟁자가 많을 때 마케팅전략을 세우기가 어려워지는데 이런 경우에는 안경원의 제품이나 서비스에 가장 민감한 소비 집단을 선택하여 차별적 마케팅전략이나 집중적 마케팅전략을 선택하는 것이 유리하다.

제 3절 위치선택

안경사가 안경원을 창업할 때 사업의 성패를 논하는 가장 큰 요인은 안경원의 위치를 결정하는 것이다. 그러나 자본의 정도가 위치 선택을 하는데 중요한 요인이지만 사업의 규모와 계획에 따라 적절한 위치를 선택하고 시장을 세분화하는 것 또한 중요할 것이다.

안경원을 운영하기 원하는 안경사는 사업 위치의 선택에 영향을 미치는 요인들을 확인하여야 한다. 모든 경영자에게 위치선택의 기회는 한번 뿐이기 때문이다. 그러나 창업의 비용 때문에 위치 선택의 비용과 설비계획의 비용이 적절하게 정해져야 하기 때문에 여러 장소를 대안으로 결정해야 한다.

만일 안경원 경영자라면 운영중인 안경원의 경영비용을 줄이고 고객과 더욱 가까워지는 등의 이점을 얻기 위해서 위치의 이동도 고려해야 한다. 또한 사업의 성장에 다른 이동하여 확장하는 것은 때로는 바람직하다.

1. 위치결정의 중요성

좋은 위치의 선택은 안경원을 경영하기 위하여 필수적이며 만일 잘못된 선택이어서 다른 장소로 이동한다면 그에 따른 손실은 말할 필요없이 엄청날 것이다. 또한 재무능력이나 경영능력이 뛰어나더라도 위치의 선택이 나쁘면 사업은 성공할 수 없다. 프랜차이징이 성행을 하며 많은 안경사들이 창업 시에 프랜차이징을 선호하는 것은 프랜차이즈 본부가 위치 선정에 도움을 줄 수 있다고 판단하기 때문이다.

2. 좋은 위치 선정의 주요 요인

1) 고객 접근성

위치선정에 가장 중요하게 고려해야 할 요소이다. 고객들은 안경이나 콘택트렌즈를 구매하기 위하여 장거리를 이동하지 않는 경향이 있다. 즉 현격한 가격 등의 차이가 나지 않거나 비교가 어렵다면 원거리의 안경원을 찾지 않는다는 것이다. 안경원 경영자가 목표 고객들과 가까이 위치하지 않으면 고개들은 경쟁 안경원을 이용할 것이다. 인터넷 쇼핑몰이나 홈쇼핑의 썬그라스 판매가 급증하는 이유 중의 하나도 고개들에 대한 편리한 접근성을 보이기 때문이다.

2) 사업 환경조건

사업 예정 지역의 경제적 환경, 사회·문화적 환경, 지리적 환경, 시장·경쟁적 환경 등이 충분히 고려되어야 한다. 예를 들면 경기도 광명시의 경우 기아자동차의 생산 공장이 위치하는 지역이다. 1997년 외환위기 이후에 환율의 급증으로 부품 수입의 증가와 수출 감소, 내수 감소, 유동자금의 부족 등으로 부도를 내었고 인근의 안경원들의 수익은 급격하게 감소하였다. 이러한 공장 지역의 경우 기업의 운영 상태와 많은 관련이 있으며 경쟁 안경원들의 운영상태와 할인점과 백화점 등의 진출여부 등은 안경원을 창업하려는 안경사들에게 필수적인 분석 요소이다. 예를 들면 E-MART, 롯데마트, 홈플러스 등의 금년 및 향후 진출 계획 등을 정확히 파악하는 것은 위치선택의 기본적인 요소이다.

3) 자원의 유용성

제품을 구입하기 적절한 위치여야 한다. 영업사원이 방문하기 어렵다면 제품의 공급 가격이 높아지거나 유통 비용이 높아질 수 있다. 또한 안경사의 수급이 원활할 수 있는 위치여야 한다. 만일 대중교통 수단이 없거나 불편하다면 안경사의 고용이 어려워지고 임금이 올라 갈 것이다.

4) 기업가의 개인적 선호

많은 안경사들이 고객접근성, 사업 환경조건, 자원의 유용성을 무시하고 단지 그들의 지역사회만을 사업위치로 고려한다. 이러한 지역사회에서의 사업이 가지는 장점은 다음과 같다.

첫째, 지역사회를 잘 알고 있으며 분위기에서 편안함을 느낀다. 따라서 고객의 선호와 취향 파악이 용이하다.

둘째, 손쉽게 신용을 쌓을 수 있어서 운영상의 어려움을 겪을 때 운영자금을 만들기 쉽다.

셋째, 주변의 많은 사람들에게 도움을 받을 수 있어 적은 자본을 가진 경영자에게는 뿌리칠 수 없는 유혹이다. 그러나 한두 번 구매할 수 있어도 평생 구매하지는 않기 때문에 다른 고객과 동일하게 관리해야 할 필요성이 있다.

넷째, 안경원의 상호와 안경원에서 제공하는 차별화된 서비스를 고객들에게 알리기 쉽다. 이는 가족과 친척들, 친구들을 광고의 수단으로 이용하는 것을 말한다.

5) 위치 유용성과 비용

① 위치유용성

위치의 유용성과 적합성을 평가할 때 지역의 공인 부동산업자 등의 전문적인 도움을 받아야 한다. 현재 우리나라에서도 창업 보육 센터가 많은 사업을 꿈꾸는 사람들에게 도움을 주고 있으며 많은 컨설팅업체와 프랜차이징 업체가 위치의 유용성에 대한 도움을 줄 수 있다.

② 장소비용

안경사들은 위치를 선택할 때 건물의 임대비용, 권리금, 관리비용, 구입비용 등을 고려해야 한다. 소규모의 신규 안경원들은 현금의 지출을 자제해야 하기 때문에 임대가 유리하나 임대 계약의 관련 사항 및 보증금을 안전하게 회수하기 위하여 임대차 보호법에 의한 확인을 거치거나 변호사의 도움을 받아야 한다.

3. 가족 안경원

많은 안경원들이 가족들이 모여 운영을 하고 있다. 안경사 면허의 보유와 상관없이 장사만 하는 경우도 있고 자녀들을 안경광학과에 입학시켜 안경사 면허 취득을 유도한 후 가족안경원에 편입시키는 경우도 있다. 이러한 가족 안경원은 서로를 잘 알고 있는 만큼 장점도 있지만 단점도 많을 수 있다.

1) 가족 안경원의 매력

안경원의 근무시간은 매우 길다. 따라서 안경원 경영자들은 가족과의 유대관계를 긴밀하게 유지하기 위하여 부인과 자녀들을 안경원에 나와 판매에 나서도록 하는 경우가 있다. 또한 안경사의 고용에 많은 불편을 느낀 안경원 경영자들의 경우에는 장기적인 고용안정을 선호하여 가족 안경사를 선호한다. 내 안경원이라는 인식을 서로 하게 되면서 경영비용의 감소와 고객의 만족이 커질 수 있다.

2) 가족 안경원의 문제점

① 가족과의 충돌

가족 간의 의견충돌이 일어나는 경우 해결하기가 매우 어렵다. 안경원 경영자는 사업적 책임을 지닌 경영자의 입장과 가족을 이끌어 가는 부모의 입장이 동시에 나타나기 때문이다.

② 사업이미지

전문적인 이미지를 떨어뜨릴 수 있다. 서로 편안하게 호칭하며 편안하게 생활하기 때문에 전문가로서 안경사의 이미지가 고객에게 인식되지 않을 수 있다.

③ 법적 고려사항

종업원 신고와 세금문제를 면밀히 고려해야 한다.

제 4절 설비 계획

안경원은 실내 인테리어와 검안을 위한 설비 계획을 해야 한다. 과도한 실내 인테리어와 검안 설비 투자는 안경원 경영자의 부담을 가져오며 위치선택에도 영향을 미칠 수 있다. 따라서 장기적이며 정확한 시설 계획이 요구된다.

1. 설비계획의 요건

효과적인 업무수행을 위하여 적절한 크기의 공간을 지녀야 하며 사업 요건에도 맞아야 한다. 사업의 목표와 고객의 특성에 맞는 인테리어가 요구되며 검안 설비는 안경원의 규모에 따라 계획해야 한다. 또한 냉 온방 계획, 휴식시설, 입·출구의 상황 등이 중요한 요인이 되므로 고려해야 하며 종사 안경사와 고객의 편의를 최우선적으로 고려해야 한다.

2. 레이아웃(lay-out)구축

1) 실내 인테리어 설비의 레이아웃

안경테와 썬그라스, 콘택트렌즈를 효과적으로 배열하기 위하여 필요하며 검안을 하기 위한 별도의 차별화된 공간이 필요하기 때문에 각각의 용도에 맞는 공간이 요구된다.

2) 검안 설비와 조제 가공 설비의 레이아웃

검안과 조제 및 가공을 위한 적정 공간을 효율적으로 설계하여 종사안경사와 고객의 편의를 도모한다.

3) 상품진열의 레이아웃

고객이 바라보기 편안 위치에 중점적으로 판매하고자 하는 제품을 진열하는 방식이 이러한 예이다. 경영자는 판매를 원활하게 하기 위하여 레이아웃을 하며 점포의 상품을 보호하기 위한 목적을 동시에 가진다.

4) 안경원 내의 위치중요도

동일한 안경원의 내부에서도 고객들이 오랜 시간 머무는 장소가 있기 마련이다. 우측전방, 중앙 전방, 우측중앙, 중앙한가운데, 좌측전방 등의 순서로 중요하게 여겨야 하며 이러한 고객의 시선이 오래 머무는 곳에 안경원이 추구하고자 하는 내용들을 담은 POP 광고 등을 전시해야 한다.

3. 이미지 확립

첫째, 모든 안경원 경영자들은 고객들과 대중에게 대체적으로 적절한 이미지를 주기위해 노력해야 한다.

둘째, 안경원은 제품 혹은 서비스의 질 그리고 사업이 운영되어지는 방식에 관한 호의적인 인상을·창출해야 한다.

셋째, 특히 작은 안경원들은 안정되고 전문적인 안경원이라는 이미지를 전달해 줄 수 있는 설비가 필요하다.

제 5 장

제품 전략

제1절 제품 전략

안경원이 표적시장에 제공하는 제품 계획이나 노력은 제품 혹은 서비스 선택에서부터 시작한다. 마케팅 믹스의 다른 변수들-유통경로, 촉진계획과 가격결정은 선택된 제품전략에 조화시켜야 한다. 안경원의 경영자들은 제품 계획과 동일한 방법으로 상품과 서비스 촉진프로그램을 개발한다. 모든 프로그램은 특정표적시장의 조사, 분석 및 선정에서 시작하고 세분시장을 만족시키기 위해 설계된 마케팅믹스의 개발에서 계속된다. 하지만 유형의 상품과 무형의 서비스 디자인 모두는 소비자의 원츠(wants)와 니즈(needs)를 만족시키는 일이라는 것을 인식해야 한다. 이 장은 마케팅 상품과 서비스의 유사한 점과 상이한 점을 조사하고자 한다. 그리고 나서 경영자들이 성공적인 제품개발에 적용할 수 있는 기본적 개념들인 제품분류, 제품계열개발과 제품수명주기 등을 제시한다. 안경원에서 제품은 많은 비중을 차지하고 있다. 일반적으로 생각하는 제품과 달리 안경원에서 고객들이 구매하는 안경과 콘택트렌즈는 단순히 제품만 구입하는 것은 아니다. 제품에 안경사의 능력이 합쳐진 특수한 형태의 제품으로 볼 수 있다.

1. 제품의 의의

1) 제품의 정의

제품은 소비자의 1차적 욕구 또는 2차적 욕구를 충족시키기 위해 주의, 취득, 사용 또는 소비를 위해 시장에 제공될 수 있는 모든 것이라고 할 수 있으며 좁은 의미의 제품정의는 상품 및 서비스의 물리적 또는 기능적 특징에 중점을 둔다. 예를 들어, VCR은 테이프에 비디오 시그널을 기록하고 재생하는 장치로 TV에 선으로 연결한 직사각형의 금속과 플라스틱으로 이루어진 상자이다. 그러나 구매자들은 VCR에 대해 여러 가지의 시각을 지닌다. 어떤 구매자들은 그들이 근무하는 시간동안 못 보는 오페라를 나중에 보기 위해 녹화하려고 하고, 어떤 이들은 후에 보기 위해 소형비디오로 홈 무비를 녹화하는데 관심을 두며, 어떤 구매자들은 집에서 볼 수 있는 영화를 대여하기 원할 것이다.

즉 안경원의 경영자들은 안경테를 제품으로 정의하여 단지 안경렌즈를 장착하기 위한 보조적 기구로서, 얼굴에 고정시켜 주기 위한 장치로서 인식할 수 있다. 또한 안경렌즈를 단지 보여주는 도구로 인식할 수 있으며 콘택트렌즈를 눈 속에 집어넣어 생활할 수 있는 안경대체용구 정도로 인식할 수 도 있다. 그러나 안경 구매자들은 구매자에 따라 안경을 시력이 안 좋아서 잘 보기 위한 도구로 사용하기도하고, 외모를 좋게 하기 위하여 착용하기도하며, 시력이 더 떨어지지 않도록 예방을 하기 위하여 사용하기도 한다. 또한 콘택트렌즈 구매자들은 시력 보정의 의미로 사용하기도 하고, 직장에서 안경착용을 금지할 수도 있으며, 화장을 해야 하기 때문에 사용하기도 한다. 안경사들은 이런 넓은 의미의 제품개념을 인정해야만 한다. 안경사들은 사람들이 물건보다는 욕구를 만족시키는 것을 구매한다는 사실을 인지해야만 한다. 예를 들어, 대부분의 구매자들은 그들이 구매하는 콘택트렌즈에 대해 잘 모른다. 사실상, 제품 자체보다는 콘택트렌즈를 사용하게 된 특권에 대해 이를 가격으로 지불하는 것이다.

제품의 보다 넓은 관점은 물리적 혹은 기능적 속성 이상으로 확장된다. 이러한 전사적 품질개념에는 포장 설계와 라벨작업, 트레이드마크 및 상표명과 같은 상징과 보증, 고객부가가치인 고객 서비스 활동 등이 속한다. 즉 콘택트렌즈를 구매할 때 콘택트렌즈의 상표에 따른 특성, 업체 보증과 안경원 보증, 콘택트렌즈 검안 서비스 등이 포함된 넓은 개념의 제품이 있다는 것이다. 결론적으로, 제품이란 소비자 욕구만족을 향상시키기 위해 설계된 물리적, 상징적 속성들의 집합이며 안경원의 경영자들은 안경원의 제품을 경쟁 안경원 보다 우월한 지위에 놓이도록 유지하여야 한다.

2) 제품개념의 수준

안경원의 제품은 경쟁 안경원과 차별화되기 어렵기 때문에 항상 제품개발을 염두에 두어야 한다. 따라서 제품을 개발할 때 경영자는 다음의 차원에서 제품을 생각해야 한다.

① 핵심효익(core benefit)

고객이 제품을 구입할 때 실지로 얻고자 하는 기본적인 서비스나 효익의 수준을 말한다. 안경을 구매하는 것은 안 보이는 상황을 개선하기 위하여 시력검사를 하고 처방에 따라 조제가공을 할 때 선명한 시야를 얻고자 하는 것이 핵심 효익이라고 할 수 있다. 콘택트렌즈는 안경이 가지는 수차와 상의 축소를 없애기 위한, 즉 광학적으로 우수하다는 것이 핵심 효익이라고 할 수 있다. 모든 제품에 숨어있는 기본적인 욕구를 찾아내고 제품의 특성이 아닌 효익을 판매한다는 점을 인식해야 한다.

② 일반제품(generic product = actual product, formed product)

핵심 효익이 유형제품(일반제품)으로 구현되는 수준을 말한다. 선명한 시야를 얻고자 했을 때 편안하고 선명한 시야를 만들어주는 안경과 안경보다는 광학적으로 우수한 콘택트렌즈를 말한다.

③ 기대제품(expected product)

소비자들이 제품을 구입할 때 정상적으로 기대하고 있는 일련의 속성과 조건을 말하는데 안경이나 콘택트렌즈가 제공해주는 편안함과 시력보호, 개선 등을 말한다. 모든 구매자들은 이러한 기대를 가지고 구매를 한다.

④ 보강(확장)제품(augmented product)

경쟁 안경원의 제품과 구별되는 추가적인 서비스와 이점을 포함하는 제품수준을 말하며 가장 큰 서비스는 검안 서비스이며 현재시력에 대한 상담과 미래의 시력 보호에 대한 상담이 제품에 포함되어있는 제품을 말한다.

⑤ 잠재적 제품(potential product)

아직은 실현되지 않았지만 장래에 제품이 제공할 수 있는 보강과 변화의 수준을 말한다. 항상 경영자는 잠재적 제품을 설계해야 할 것이며 소비자의 욕구를 잘 충족시킬 수 있는 효익들의 집합을 찾아야 한다.

제 2절 제품의 분류

1. 소비재의 분류

1) 내구성 또는 유형성에 의한 분류

① 비내구재

비내구재(nondurable goods)는 보통 한번 또는 두세 번 사용하면 소모되는 유형제품을 말한다. 예를 들면 식염수, 보존액, 클리너, 단백질 제거제, 인공누액 등이다. 신속하게 소비되고 빈번하게 구매되기 때문에 적은 이익을 가져올지라도 무시해서는 안 된다. 이러한 것들이 안경 및 콘택트렌즈를 구매하기 위한 유인작용을 할 수도 있기 때문이다.

② 내구재

내구재(durable goods)는 보통 여러 번 사용할 때까지 소모되지 않는 유형제품을 말한다. 안경과 콘택트렌즈가 여기에 속하며 많은 이익을 얻을 수 있지만 판매 보증이 잘되어 있어야 한다.

2) 소비자의 쇼핑습성에 따른 분류

① 편의품(convenience goods)

편의품이란 소비자가 구매를 원하는 즉시, 자주 그리고 최소한의 노력으로 구매 가능한 제품이다. 우유, 빵, 음료수, 껌, 사탕 그리고 대부분의 자동판매기 품목들이 편의품의 예다. 안경원에서는 식염수, 보존액, 클리너, 단백질 제거제, 인공누액, 기타 액세서리 등이다. 이러한 제품은 약국과 편의점에서 동시에 판매되기 때문에 안경원의 경영자들이 쉽게 포기하는 경우가 많이 있으나 결코 포기해서는 안 되는 부분이다. 또한 편의품을 충동품, 필수품, 긴급품으로 더 세분한다.

첫째, 충동품은 순간적 충동에 의해서 구매된다. 예를 들어 썬그라스와 컬러 렌즈는 충동품인 경우가 많다.

둘째, 필수품은 소비자가 꾸준한 재고(stock)를 유지하기 위해 지속적으로 재 보충하는 편의품이다. 예를 들어 식염수나 클리너 등이 있다.

셋째, 긴급품은 기대하지 않았고 긴급한 니즈의 반응으로 구매된다. 갑자기 안경이나 콘택트렌즈를 파손하거나 분실했을 때 급히 필요한 디스포저블 렌즈가 그 예이다.

소비자들은 이런 구매결정에는 적은 노력을 기울이므로, 안경원 경영자들은 가능한 한 편리한 교환을 위해 노력해야 한다.

② 선매품(shopping goods)

편의품 구매와는 달리, 소비자들은 가격, 품질, 스타일, 색상과 같은 특징을 경쟁하는 제공물과 비교한 이후에만 선매품을 구매한다. 선매품은 전형적으로 편의품 보다 비싸다. 의류, 가구, 전기제품과 같은 유형재와 집수리, 자동차수리, 보험과 같은 서비스가 이 범주에 속한다. 안경원의 경우에는 안경과 콘택트렌즈가 이 경우에 속한다. 선매품 구매는 구매 이전에 정보가 부족하여 구매과정 동안 정보를 수집한다. 선매품을 구별하는 몇 가지 중요한 특징들은 물리적 속성, 서비스속성(보장 및 사후 서비스 기간), 가격, 스타일, 구매 장소, 점포명과 명성이 있으며 구매자 행동에 중요한 영향을 미친다.

소비자에게 제품이 모두 동일하게 보일 수 있다. 경영자들은 여러 가지 방법으로 동질적 제품을 경쟁제품과 차별화 시키려고 한다. 단지 콘택트렌즈 하나만 주는 경영자도 있고 다목적 용액만 제공하는 경영자도 있다. 그러나 어떠한 경영자는 클리너, 보존액, 식염수, 단백질 제거제, 콤팩트 케이스, 여분의 케이스와 식염수병을 동시에 제공하며 콘택트 렌즈관리의 중요성을 강조하는 경우도 있다. 비교대상의 경우 재구매를 할 수 있도록 고객을 유도하는 것이 중요하다.

③ 전문품(speciality goods)

전문품은 유일한 특징을 제공한다. 전문품은 전형적으로 유명상표를 가리킨다. GUCCI, PRADA. Christian Dior, YSL 등이 전문품에 해당한다. 전문품은 금융, 법 그리고 의료서비스와 같은 전문적 서비스를 포함한다. 안경원은 선매품과 편의품, 전문품을 함께 포함하고 있다. 검안서비스가 안경이나 콘택트렌즈의 가격에 포함이 되지 않는다면 전문품에 속할 것이다. 전문품의 구매자들은 그들이 원하는 것에 기꺼이 대금을 지불할 것이며 이런 구매자들은 완벽한 정보를 가지고 쇼핑하고 대체품의 수용을 거부한다. 소비자들은 기꺼이 전문품을 얻기 위해 상당한 노력을 기울일 것이기 때문에 고객의 성향을 파악하여 고가의 전문품을 구비하여야 한다. 즉 고객이 선호하는 브랜드와 지역의 유행상황을 바르게 파악해야 한다.

④ 비탐색품(unsought goods)

비탐색품은 소비자가 알지 못하거나 알더라도 구매의사가 없는 것을 말하며 시력이 나쁘지 않아서 안경을 착용하지 않는 고객은 광고나 주변의 사람들에게 새로운 소식을 접하지 않는 이상 관심을 두지 않는다는 것이다. 썬그라스와 컬러렌즈의 경우 이러한 비탐색품에 속한다. 그러나 광고나 주위사람의 권유에 의하여 많은 소비자들이 구매를 하기 때문에 안경원 경영자는 이러한 점을 간과해서는 안 된다.

3) 소비자들의 심리적 변수에 따른 분류

① 위신상품(prestige product)

리더십이나 소유자의 권위적 신분을 상징한다. 만일 대기업의 총수나 임원진들이 저가의 안경이나 썬그라스를 착용을 권한다면 그들은 매우 기분이 상할 것이며 다시는 그 안경원을 방문하여 구입하지 않거나 그 안경사의 자질문제를 제기할 수도 있다. 즉 고객의 데이터 자료를 구축하여 시장을 세분화하는 것에 그치는 것이 아니라 고객들 중에서 그들의 신분이나 지위에 적합한 제품을 착용하기를 원하며 그러한 고객의 욕구를 만족시킬 수 있는 제품이 위신제품이다. 귀갑 테, 금테, 천연재료(버펄로, 나무, 상아 등)의 고가의 안경테와 Zeiss, Rodenstock 안경렌즈 등이 그러한 것이다.

② 불안제거상품(anxiety product)

개인적, 사회적 비난이나 열등을 방지 및 회피하기 위해 사용하는 제품을 말한다. 만일 얼굴에 상처가 있거나 외모에 콤플렉스가 있어서 취업이나 대인관계 등의 사회적 활동에 많은 제약을 받는다면 안경이나 썬그라스가 외모에 대한 자신감을 회복하는데 많은 도움을 줄 수 있을 것이며 이러한 것이 불안 제거 상품이라고 할 수 있다.

③ 쾌락상품(hedonic product)

인간의 감각에 의존해 있는 제품을 말하며 미용 컬러 콘택트렌즈와 패션 썬그라스가 이러한 예이다. 구입하여 착용을 하면 어떠한 만족감이나 성취감을 느끼는 제품을 말한다.

④ 기능상품(functional product)

문화적, 사회적, 감각적 의의가 희박하며, 일정한 효용충족기능만을 수행하는 제품을 말한다. 안경이 단지 사물을 보는 역할이라고 생각을 하거나 콘택트렌즈가 안경의 대용품일 뿐이라고 생각되는 제품을 말한다.

제 3절 개별제품에 관한 의사결정사항

1. 품질의 중요성

안경원의 제품은 안경사의 손길을 거쳐야만 진정한 제품으로 재탄생 되는 것이기 때문에 다른 일반적인 산업체의 제품전략과는 다르다고 말할 수 있다. 일반적인 산업체의 제품전략은 마케터들이 사람들이 구매하려는 제품을 개발하고, 기술자들은 고객들이 사용하고자 하는 방법에 따라 품목을 설계하고, 생산 작업자들은 생산하는 모든 것의 품질을 유지하고, 판매원들은 고객과 약속한 것을 전달하고, 정보시스템 전문가들은 정시에 정확하게 고객 주문 사항을 충족시키기 위한 기술을 적용한다. 그리고 재무 전문가들은 고객가치 전달을 위한 가격 결정에 도움을 준다. 이러한 전략이 안경원에도 필요하지만 안경원 경영자 혼자 이 모든 것을 해야 하기 때문에 어려움이 많을 수 있다.

안경원 경영자들은 품질개선을 위해 모든 안경사들이 직접적인 지식과 기술을 하나의 시스템으로 보도록 해야 한다. 경영자들은 모든 안경사들에게 전사적 품질관리의 목표를 설명하고 조직 구성원들이 품질을 개선하고 그들이 하는 일에 자부심을 갖도록 해야 한다.

고객조사는 고객의 니즈와 원츠를 확인한다. 이러한 정보에 기반하여 안경원은 기능적이고 믿을만한 제품과 서비스를 계획해야 한다. 검안에서 휘팅까지 문제의 변수가 되는 것을 꾸준히 제거하여 결점을 제거하려는 노력이 필요하다.

안경원은 비용절감을 위해 공급자와의 애호도와 신뢰관계를 구축해야 한다. 마케팅 능력과 함께 품질향상 및 품질향상에 따른 저 가격은 시장의 고객을 만족시킬 것이다.

2. 벤치마킹의 역할

품질을 의식하는 대부분의 안경원 경영자들은 소위 벤치마킹이라는 중요한 도구에 의존해야 한다. 우수한 수준의 마케팅경영을 창조하기 위한 방법은 어떻게 안경사업의 선도자가 우수한 마케팅성과 수준을 이룩하는지 확인하고, 우수한 성과와 계속 비교하고 측정하기 위한 시스템을 개발하는 것이다.

벤치마킹의 목적은 시장에서 경쟁우위에 이르게 하는 우수한 성과를 성취하는 것이다. 전형적인 벤치마킹 과정은 개선하기 위한 프로세스를 확인하고, 안경 산업 선도자의 활동과 내부 프로세스를 비교하여야 한다. 안경원은 경영수단을 변화시킨 후에도 개선이 필요한 영역을 찾고 확인을 계속함으로써 프로세스를 지속적으로 반복시킨다. 이러한 지속적인 활동은 안경업계에서 선도자로 남고자 하는 안경원 경영자에게 도움이 될 것이다.

3. 상표화

상표(brand)는 자사가 제조, 판매하는 제품을 경쟁기업의 제품, 즉 경쟁제품이나 유사제품과 명확히 구분하는 것을 목적으로 명칭, 문자, 상징, 기호, 색채, 디자인 등을 결합한 것을 말한다. 장래의 안경 산업에서 안경원 경영자는 동일한 제품을 판매하기보다는 차별화된 제품을 판매할 수 있는 능력을 개발해야 한다.

PB(private Brand)상품은 안경원의 제품을 차별화 할 수 있는 좋은 방법이다. 최근 들어 대형 안경원과 체인 본부를 중심으로 활발하게 PB상품을 개발하고 있다. 상표와 관련된 용어는 상표, 상표명, 상표마크, 등록마크, 저작권 등이 있다.

1) 상표의 소비자 이점

① 제품의 품질에 대한 판단기준이 된다.

② 상표가 제공하는 정보에 의해 구매결정을 신속하게 하고, 쇼핑의 효율성이 높아진다.

③ 상표로부터의 이미지가 사용 · 경험의 만족도를 높인다.

2) 상표의 안경원 이점

① 안경원의 이미지가 올라간다.

② 법적 보호를 받아 경쟁 안경원과 차별화 할 수 있다.

③ 고객의 상표 애호도를 얻어 안정적 매출을 확보할 수 있다.

④ 프리미엄 가격의 설정이 가능하고 또한 촉진의 의존도도 줄일 수 있다.

⑤ 상표의 확장에 따라 성장기회를 증대시킬 수 있다.

⑥ 유통업자가 판매위험을 절감시키기 위해 적극적으로 취급하려고 한다.

⑦ 경쟁에 대해 장벽으로 작용하여 경쟁우위를 구축한다.

⑧ 주문처리 및 문제해결을 신속히 할 수 있다.

3) 상표의 종류

① 제조업자 상표(NB: National Brand)

제조업체에서 만들어 나오는 상표를 말하며 일반적으로 서전, AS렌즈 등이 대표적이다.

② 유통업자 상표(PB: Private Brand)

유통 업자에 의하여 만들어지는 상표를 말한다. 체인점을 지원하는 체인본부는 고유의 상표를 개발하여 제조업체에 의뢰할 것이며 이러한 작업을 거친 상표제품은 체인점을 통하여 판매된다.

③ 무상표(no brand)제품(=generic brand: GB, generic product)

상표가 없이 만들어지는 제품은 경쟁이 치열한 상황에서 안경원의 수익창출에 많은 도움이 될 수 있으며 제조업체와 도매업체에도 이익이 될 수 있다.

④ 이중 상표 제품(double chop)

한 회사에서 인근의 안경원과 경쟁하지 않도록 동일한 제품에 다른 상표를 부착하여 공급하는 것이다. 업체는 많은 안경원에 제품을 공급할 수 있어 공급가격을 낮출 수 있으며 안경원의 경영자 또한 경쟁을 피하며 낮은 가격의 공급가격을 유지함으로써 이득을 취할 수 있다.

4) 상표의 작성

① 당해 제품의 기능이나 이미지, 표적고객의 특성 등과 조화가 되도록 해야 한다.
② 유사제품의 상표와 용이하게 구별될 수 있도록 한다.
③ 동일상표, 유사한 상표로 등록되었는지에 대한 검토를 해야 한다.
④ 발음, 인식, 기억하기 쉬워야 한다.
⑤ 외국어로 번역 뿐만 아니라 의미에 대해서도 유념해야 한다.
⑥ 등록하여 법적 보호를 받을 수 있어야 한다.

4. 포장과 라벨

포장(package)은 제품을 위한 용기나 포장지의 설계와 생산 활동을 말하지만 안경원의 포장의 의미는 안경이나 콘택트렌즈, 썬그라스의 보관을 위한 도구 등의 제공을 의미한다. 콘택트렌즈 사용자를 위한 콤팩트 케이스와 세척접시, 안경이나 썬그라스 케이스의 차별화는 경쟁 안경원보다 더 좋은 이미지를 고객에게 제공할 것이다.

제 4절 제품수명주기

제품도 사람들처럼 나이를 먹는다. 성공적인 제품은 4가지 기본 단계; 도입, 성장, 성숙, 쇠퇴를 통해 발전한다. 특정 안경이나 콘택트렌즈를 안경원에서 평생 판매할 수 없다. 따라서 안경원 경영자는 제품의 수명주기를 파악하고 적절한 경영 전략을 준비하여야 한다.

1. 도입기

제품수명주기의 가장초기단계이며 이 기간 동안 안경원 경영자들은 새로운 시장 진입을 위해 고객의 수요 자극에 노력한다. 도입기에서 제품들은 신기술 특징을 제품에 도입한다. 제품은 고객들에게 알려지지 않았으므로 촉진캠페인은 제품특성에 대한 정보에 중점을 두어야 한다.

이 단계에서 고객은 제품의 이점을 알게 되고 그것을 구매하기 시작한다. 기술적 문제들이 나타나지만 도입기에 있어서 일반적인 것이다.

R.G.P 콘택트렌즈가 처음 출시되었을 때 고객들은 R.G.P 콘택트렌즈의 이점을 보고 구매를 시작하지만 PMMA 콘택트렌즈보다 세척 및 보관에 더욱 신경을 써야 하고 수명도 훨씬 짧다는 단점과 소프트렌즈보다 착용감이 훨씬 떨어진다는 점을 고려할 것이다. 따라서 안경원의 경영자는 R.G.P 콘택트렌즈의 단점보다 장점을 부각시키기 위하여 촉진활동을 하기 시작해야 한다.

안경원에서 집중적인 촉진 및 과도한 조사개발비에 많은 비용을 발생시키지만 도입기에 있어서 금전적 손실은 일반적인 것이다. 또한 경쟁 안경원에서 취급하지 않는 경우 많은 수익을 얻을 수 있기 때문에 고객의 구매를 유도해야 한다. 그러나 도입기에 소비자의 사용에 대한 정확한 공식의 발견을 통해 신제품 사업을 미레 효익을 위한 배경으로 생각해야 한다. 그리고 나서 안경원 경영자들은 제품수명주기의 두 번째 단계-성장기로 신제품을 이동시켜 효익을 얻기 시작하고 비용을 회수하는데 초점을 둘 수 있다.

2. 성장기

새로운 고객들이 처음 구매하고, 초기 구매자들이 제품을 재 구매함으로써 성장기 동안 판매량은 급격히 상승한다. 구전과 대중 광고는 망설이는 구매자들에게 제품을 사용하도록 할 것이다. 성장기는 일반적으로 안경원 경영자들이 투자로부터 부가적인 효익을 인식하기 시작하는 시점이다. 그러나 성장기는 경영자에게 새로운 도전을 하도록 한다. 부득이하게도, 성공은 경쟁 안경원들이 시장에 뛰어 들게 유혹한다. 사실상, 대부분의 안경원들은 제품의 성장기에 제품을 가지고 시장에 진입한다. 즉 R.G.P 콘택트렌즈 시장이 성장기인 경우에 많은 안경원들이 케라토메터 겸용 자동 굴절력계를 도입하여 판매에 돌입할 것이다. 도입기 동안 편안하게 시장 점유율을 확보한 품목은 경쟁제품에 의하여 갑작스런 판매 손실을 입을 수 있다. 효과적으로 경쟁하기 위해서는 안경원은 이 단계동안 제품을 개선하고 변화시켜야 할 필요성이 있다.

3. 성숙기

안경원의 판매는 성숙기의 초반부에 성장을 계속하지만 결과적으로 그들은 잠재적 고객들의 감소하여 한계에 도달한다. 이 때는 이미 수많은 경쟁자들은 시장에 진입했고 기업의 효익은 경쟁 강도만큼 감소하기 시작할 것이다. 이 단계에서 경쟁 안경원들이 고객들이 원하는 제품 및 촉진 특성을 밝힘으로써 경쟁제품간의 차이는 줄어든다. 안경원 경영자들은 경쟁 안경원의 희생으로만 판매와 시장점유율을 증가시킬 수 있다.

성숙기에서 집중적인 촉진비용은 경쟁 안경원의 제품과 상표경쟁강도가 분리될 때까지 차별화에 집중한다. 어떤 안경원들은 품질, 신뢰성과 서비스와 같은 속성에 초점을 두어 제품 차별화를 시도한다. 예를 들어 RGP 콘택트렌즈의 품질과 검안 서비스, 사용법에 관한 설명서 제공, 장기적인 관리 시스템의 개발 등을 통하여 경쟁 안경원과 경쟁해야 한다.

경쟁 안경원들은 새로운 구매자들 끌어들이기 위해 가격을 낮추는 경향이 있다. 가격할인은 구매를 촉진하는데 가장 쉬운 방법처럼 보이기는 하나 이는 또한 경쟁 안경원들에게도 가장 손쉬운 방법 중 하나다. 구매를 충분히 자극하더라도 저 가격은 단위당 판매액의 손실은 상쇄시키기 때문에 할인가격은 안경 산업에서 모든 안경원들의 이익을 감소시킨다.

4. 쇠퇴기

PLC의 최종단계에서 소비자선호도의 변화나 전환은 판매 하락을 가져온다. 판매가 하락함으로써 이익은 감소할 것이며 때때로 부정적인 소비자가 될 수도 있다. 이런 변화는 안경원 경영자들로 하여금 감소하는 RGP 콘택트렌즈 시장에서 가격을 할인하도록 할 것이다. 제조업자들은 점진적으로 가격이 하락하는 품목의 생산을 중단할 것이다.

제 5절 제품수명주기 개념의 전략적 함축

제품수명주기는 마케팅전략결정을 위한 유용한 지침을 제공한다. 안경원 경영자들은 매출과 이익을 제품정보에 따라 초기 단계부터 후기 단계까지 예측하고 다음 단계를 준비할 수 있다. 이런 종류의 통찰력은 안경원 경영자가 적절한 촉진노력으로 각 단계에서 판매와 이익을 최대화하는데 중점을 둘 수 있도록 도움을 줄 것이다.

1. 제품수명주기 연장

안경원 경영자들은 일반적으로 그들의 제품의 수명주기 각 단계를 가능한 길게 연장하려 할 것이며, 만약 그들이 성숙단계 초반부에 연장하려는 행위를 취한다면 이런 목표를 성취할 수 있을 것이다. 현재 고객의 사용 빈도 증가, 제품사용자 수의 증가, 새로운 사용의 발견 또는 제품품질 변화 등을 위해 무한대로 연장할 수 있다.

2. 사용빈도 증가

성숙단계동안 제품에 대한 판매 곡선은 이전에 구매하지 않았던 잠재고객에게 공급에 노력하는 경쟁 안경원들이 있는 만큼 최대 점에 도달한다. 그러나 만약 현재 고객들이 이전보다 더 구매빈도를 늘린다면 총 판매는 시장에 진입하는 새로운 경쟁 안경원이 있어도 증가할 것이다. 따라서 안경원 경영자들은 구매 제품을 많이 사용하도록 유도하여야 할 것이다.

3. 사용자 수의 증가

제품수명주기 연장을 위한 두 번째 전략은 제품을 이전에 사용하지 않았던 새로운 고객을 끌어들임으로써 전반적 시장규모를 증가시킬 수 있다.

4. 새로운 사용의 발견

PLC를 연장하기 위한 또 다른 전략은 새로운 사용을 발견하는 것이다. R.G.P 콘택트렌즈의 근시의 진행을 예방하는 효과가 있다는 것이 그러한 예이다.

5. 제품폐기 결정

제품의 수명이 다 되었다고 판단되는 경우에 경영자는 미련 없이 제품의 판매 중지를 결정해야 하며 신제품의 개발에 역점을 두어야 한다.

제 6장

가격 전략

안경을 구매하는 사람들의 첫 번째 주된 질문은 "얼마예요"이다. 이것을 통해 안경사들은 고객의 가격결정에 과정에 있어 재화와 서비스의 가격이 얼마나 결정적인 역할을 하는지를 이해하게 된다. 안경테와 안경렌즈, 썬그라스, 콘택트렌즈, 약품 및 부속품에 이르기까지 안경원의 목적을 달성하기 위한 제품가격 전략을 개발해야 한다.

제 1절 가격의 의의 및 중요성

1. 가격의 의의

가격(price)이란 제품이나 서비스를 소유 또는 대가로 지불해야 하는 금전적 가치를 포괄하는 개념이다. 고객은 상품이나 서비스를 받는 대신 대금을 지불하는데 이때 지불하는 가격은 고객에게는 비용이 된다. 즉 가격은 상품의 효용을 측정하는 소비자의 방식이라고 할 수 있으며 경제학적인 측면에서 가격은 서비스의 가치를 화폐의 단위로 나타낸 것이나 이러한 제품이나 서비스를 소유·사용하기 위하여 지불하는 화폐의 양으로 정의된다.

2. 가격의 중요성

안경원 경영자는 현재의 경영환경을 파악하고 그에 따른 적절한 가격을 설정해야 한다. 잘못 판단한 가격은 고객의 불만을 불러올 수 있으며 고객을 너무 만족시키려 하거나 경쟁 안경원과의 감정에 치우친 가격 설정은 안경원의 경영에 위험요소가 될 수 있다.

만일 가격이 합리적으로 결정되어 있다면 그 가격에는 고객들의 구매하고자 하는 자원에 대한 필요의 정도가 반영되었다고 할 수 있다. 고객들은 자신의 필요에 비하여 가격이 낮다고 생각되면 구매를 늘릴 것이고 자신의 필요에 비해 가격이 높다고 생각되면 구매를 포기할 것이다. 따라서 공급에 비하여 수요가 많으면 가격이 상승할 것이고 공급에 비하여 수요가 적은 경우에는 가격이 하락할 것이다. 수요와 공급이 일치하는 수준에서 가격이 결정되는 경우에 이것을 균형가격, 시장가격이라고 한다.

이러한 가격은 안경원의 이익의 원천으로 총수익에 영향을 주기 때문에 매우 중요하며 가격이 안경원의 이익에서 가지는 역할은 다음과 같다.

이익 = 총수익 − 총비용 = (가격 * 판매량) − 총비용

대부분의 안경원 경영자는 가격을 결정할 때 비용과 수익을 연계시켜서 총비용을 제하고도 일정이익을 얻을 수 있는 수준에서 가격을 결정하는 것이 바람직하다고 생각하지만 이것은 가격과 판매량, 가격과 마케팅 믹스와 판매량의 관련성을 고려하지 않은 결과로 볼 수 있다. 실제 총수익은 소비자들의 가격탄력성, 제품선호도 등 시장의 특성과 다른 안경원과의 경쟁 정도, 안경원의 마케팅 믹스 전략 등에 의해서도 크게 영향을 받기 때문에 가격을 비용에만 연계시키는 것은 이익을 얻을 수 있는 기회를 잃을 수 있다.

고객의 입장에서도 가격이 매우 중요한 의미를 지니는데 제품을 구입하여 사용하는데 어느 정도의 효익이 고객에게 제공되는가에 따라 고객은 가격의 높거나 낮음을 판단하게 될 것이고 이 점을 안경원 경영자는 인지해야 한다.

제 2절 가격 결정

1. 가격의사결정에 영향을 미치는 내적 요인

1) 마케팅목표

① 수익성 목표(profitability objectives)

경제학적으로 전통적인 가격결정의 목표는 이익을 극대화하는 것이다. 이러한 이론은 한계비용과 한계수익이 같아지는 점에서 이익극대화가 이루어진다고 보는 관점이다. 이러한 목표는 고 가격이나 독점이윤만을 추구하기 쉽기 때문에 표적수익(target profit)이나 시장점유율 목표로 하는 경향이 많다.

그림 6-1 가격 결정시 고려요인

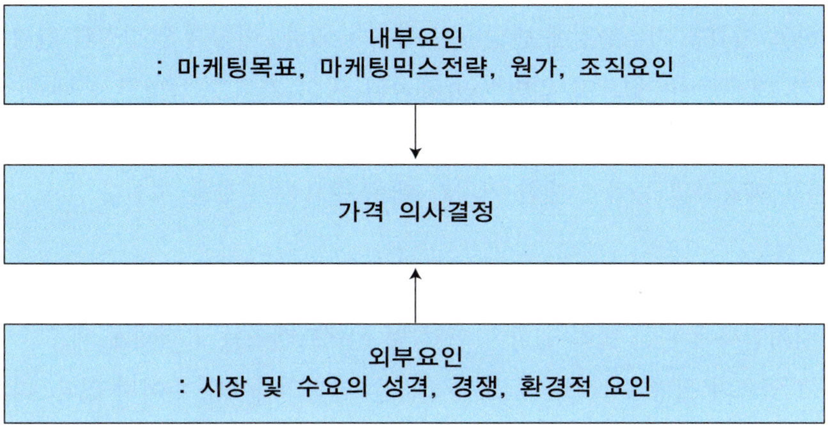

많은 안경원에서 투자 금액에 대한 목표수익(target return)을 설정하여 가격 결정에 반영해야 함에도 불구하고 소비자들의 압력에 못 이기거나 경쟁 안경원을 지나치게 의식하여 가격 결정을 하는 경우가 급증하고 있으나 이는 안경원의 수익을 지나치게 감소 시켜 경영상의 위험을 초래할 수 있다는 점을 안경원 경영자는 인식해야 할 것이다.

② 거래량 목표(volume objectives)

대량으로 판매를 유도함으로써 제품의 공급가격을 낮추고 안경원의 적은 이익을 상쇄하며 동시에 고객을 만족시키려는 가격 결정이다. 초기 시장에 진입하는 대형 안경원의 경우에 대부분 이러한 가격 결정을 한다.

③ 경쟁 추구 목표(meeting competition objectives)

안경원 경영자가 자신의 안경원이 이미 유리한 시장 지위를 선점하고 있는 경우에 현재의 상태를 지속적으로 유지하려는 목표를 가지고 가격 결정에 임하는 것을 말한다. 이것은 현재의 위치를 유지하기 위하여 끊임없는 경쟁을 해야 한다는 것을 의미한다. 그러나 일부러 가격 경쟁에 대응하지 않기 위하여 무대응으로 일관하는 경우가 있다.

④ 명성 목표(prestige objectives)

안경원의 경우 검안서비스가 제공되고 조제 및 가공을 하고 안경사의 손을 거쳐야만 하나의 상품으로 탄생하기 때문에 이러한 제공되는 서비스나 안경사의 노력이 가격에 포함될 수 있으며 이러한 경우 안경원 경영자들이 안경원의 명성을 높이기 위하여 안경사의 능력향상에 많은 비용을 지불하고 이것을 가격결정에 반영하는 경우가 있다. 이렇게 안경원과 안경사의 명성이 포함된 가격이 해당될 수 있으며 일반적인 제품의 명성 가격은 유명한 브랜드, 즉 GUCCI, PRADA 등의 브랜드의 가치를 제품 가격에 포함한 가격을 말하나 안경원의 경우는 의료서비스와 같은 서비스 제공자의 능력에 대한 가치가 매우 주요한 영향을 미친다.

⑤ 비영리 목표(not-for-profit objectives)

안경사의 시력검사에 관한 법적 권한은 안경 및 콘택트렌즈를 고객에게 제공하기 위한 검사로서 한정하고 있으며 질병의 발견과 치료의 권한은 안과의사에게 주어져 있다. 따라서 대다수 안경원에서는 검안을 서비스로 규정하고 영리적인 목표 없이 고객에게 제공하고 있다. 이러한 검안 서비스의 질적 향상을 꾀하고 있는 경영자들은 현재의 저가형 시장 상황을 탈피하고자 하는 경우가 많다. 따라서 안경원에서 제공하는 서비스를 영리적인 목적이 없이 최대한 제공함으로써 저가의 안경의 수요를 억제하려는 의도에서 이루어진다. 비영리적으로 제공되는 서비스의 질이 높다면 이러한 서비스 제공비용을 안경의 원가에 포함시켜야 하고 이는 가격의 인상과 고가 제품으로의 판매 방식 전환, 이익의 극대화가 이루어져야 하기 때문에 비영리목표의 가격설정을 하는 것이다.

〈표 6-1〉 마케팅 목표와 목적

목 표	목 적	사 례
Profitability objectives (수익성 목표)	· 이익 극대화 · 표적 수익	
Volume objectives (거래 량 목표)	· 판매 극대화 · 시장 점유율	· 컴팩사는 저가 PC로 시장 점유율과 서비스 판매 증가
Meeting competition objectives (경쟁추구 목표)	· 가치가격결정	· 주요 항공사들의 가격전쟁
Prestige objectives (명성 목표)	· 라이프스타일 · 이미지	· Ferrari 자동차와 Rolex 시계는 고가의 사치품
Not-for- Profit objectives (비영리 목표)	· 이익 극대화 · 원가 보상 · 시장유인 · 시장 진압	· 소비를 감소시키기 위해 담배와 주류는 고가

⑥ 생존 목표

안경원의 창업은 다른 업종보다 많은 비용을 요구하며 감가상각을 고려해야 하는 실내 인테리어와 안광학기기, 재고 등을 고려해야 한다. 따라서 안경원을 둘러싸고 있는 환경의 변화가 있을 경우에, 즉 과잉 투자, 치열한 경쟁, 고객의 기호변화, 경기 변동, 인건비의 증가 등의 상황에 직면하였을 경우에는 생존의 목표가 최우선 과제가 된다. 안경원의 경영자는 주로 저 가격을 고려할 것이고 경쟁의 상황에서 더욱 경쟁이 치열해질 수 있다. 이때 단순히 저 가격만을 내세우지 않고 안경원이 가지고 있는 역량을 나타내어 이익을 극대화할 수 있는 제품과 양분하여 고객의 발길을 돌리게 하는 전략이 요구된다.

⑦ 시장 점유율 목표

경쟁이 치열한 시장에 신규 진입을 하는 경우에 안경원 경영자는 시장을 어느 정도 점유하려는 목표를 가지게 되며 목표시장점유율을 달성하게 되는 경우 안경원이 추구하는 수익도 달성할 수 있다는 기대를 말한다. 시장 점유율을 높이기 위해서는 저 가격 정책을 주로 사용하나 경쟁 안경원이 가격을 인하하지 않는 경우에만 이러한 전략이 가능하기 때문에 안경원의 저 가격 정책이 성공하기 위해서는 원가를 낮추기 위한 경영자의 노력이 필요하다. 원가의 인하 노력이 없는 저 가격 정책은 안경원의 수익을 악화시킬 수 있다.

⑧ 품질 선도 목표

최근 경쟁이 심화되면서 일부 안경원의 경영자를 중심으로 가격이 아닌 안경원에서 제공하는 제품과 서비스의 품질을 높여 시장을 선도하려는 노력이 나타나고 있다. 가격 또한 고 가격 정책을 내세우며 제고하는 제품과 서비스의 질적 차별화를 꾀하고 있는 것이다.

2) 마케팅믹스 전략

[그림 6-2]에서 보는 것처럼 다른 마케팅믹스 요소와 조화롭게 책정되어야 한다.

그림 6-2 기회-위협 매트릭스

품질 \ 가격	고가격	중가격	저가격
고급	premium strategy (특제전략, 우등전략)	penetration strategy (침투전략)	super-value strategy (초가치전략)
중급	overcharging strategy (초과가격전략)	average strategy (평균가격전략)	good-value strategy (특매전략)
저급	rip-off strategy (착취가격전략, 힛 앤드 런 전략)	cheap-flashy strategy (저급품 전략)	cheap-value strategy (염가품전략)

3) 원가의 구조와 원가 분석

① 고정비(fixed cost)

구입이나 판매되는 양에 상관없이 일정하게 발생하는 비용을 말하며 안경원의 임대료, 관리비, 실내 인테리어, 안광학기기의 감가상각비, 종사 안경사의 봉급, 보험료 등을 예로 들 수 있다.

② 변동비(variable cost)

판매활동과 직결되는 각종 비용을 말하며 안경테, 안경렌즈 콘택트렌즈와 이와 관련된 부대용품 등의 구입비용, 광고, 홍보비용 등을 예로 들 수 있다.

③ 총비용(total cost)

총 고정비와 변동비의 합을 말한다.

④ 판매수준에 따른 원가

안경원이 판매 규모를 늘리려면 안경원의 시설을 확장하거나 확장이전을 고려해야 한다. 이렇게 시설을 변경하거나 입지 구조의 변화를 가져올 때는 원가의 구조가 달라지기 때문에 이에 대한 경영자의 충분한 고려가 요구된다. 안경원이 확장이나 확장이전을 하면 안경사의 추가 고용, 제품구색의 확장, 광고비용의 증가 등으로 총 비용이 증가하는 경우가 있다. 이러한 안경원의 규모가 커지면서 원가의 상승을 가져오는 것을 규모의 비경제라고 한다.

4) 조직적 요인

안경원을 운영하는 경영자는 지금가지 살펴본 내적 요인들 뿐만 아니라 안경원이라는 하나의 조직을 운영하기 위한 요인들을 고려해야 한다. 예를 들면 종사 안경사들이 장시간의 근무로 근무 의욕이 떨어지는 경우가 많다. 일반기업과 같이 법적 공휴일 휴무와, 월차, 년차가 지켜지지 못하는 상황에서 근무의욕을 고취시키기 위한 여러 노력이 필요하다. 이러한 의욕을 불러일으키기 위한 비용 또한 가격의사결정에 영향을 미치는 요인이라고 할 수 있다.

2. 가격의사결정에 영향을 미치는 외적 요인

1) 시장 상황에 따른 가격설정

환경의 변화가 빠른 현대 안경원의 상황은 각각 다를 것이다. 안경원이 처한 환경은 가격의사결정에 많은 영향을 미칠 것이며 경영자는 이러한 점을 고려해야 할 것이다.

① 완전경쟁(pure competition)

다수의 구매자와 판매자가 존재하는 시장을 말하며 이러한 경쟁의 상황에서는 경쟁이 너무 치열하여 더 이상 떨어질 가격이 존재하지 않는 경우가 많다. 이러한 경쟁 상황을 순수경쟁 또는 완전 경쟁이라고 하며 완전 경쟁의 경우 가격의 차별화보다는 제품구색이나 서비스의 차별화로서 고객을 만족시킬 수 있도록 해야 한다. 이 경우 가격을 결정하기 매우 어려워지기 때문에 경영자의 환경변화에 대한 대응능력이 요구된다. 즉 제품의 가격을 낮추기 위하여 인력, 제품 구입비용, 서비스 비용, 광고 등의 변동비용을 최대한 줄여야 한다는 것이다.

② 독점적 경쟁(monopolistic competition)

일정 범위내의 가격대에서 거래하는 다수의 구매자와 판매자가 존재하는 경우를 말하며 안경원 마다 제품과 서비스가 차별화 되어 있는 경우를 말한다. 이러한 경쟁상황은 고 가격정책을 하도록 할 것이며 차별화된 제품이나 서비스를 공급하기 위한 비용이 가격에 포함되어야 하기 때문에 제품 가격이 상승한다.

〈표 6-2〉 4가지 시장구조의 특징 구분

특 징	시장 구조의 유형			
	순수 경쟁	독점적 경쟁	과 점	독 점
경쟁자의 수	다수	소수/다수	소수	직접적 경쟁자 없음
신규 안경원의 진입 용이성	쉬움	다소 어려움	어려움	정부에 의해 규제
경쟁 안경원과의 유사성	유사	차별화	유사/차별화	직접 경쟁되는 제품/서비스 없음
개별 안경원의 가격 통제	없음	약간	약간	상당함
개별 안경원이 직면하는 수요 곡선	완전 탄력적	탄력적/비탄력적		탄력적/비탄력적

③ 과점 경쟁(oligopolistic competition)

소수의 안경원들이 존재하나 고객의 시각에서 볼 때 각기 다른 특성을 가지고 있어 이러한 차별화된 내용에 노력을 집중하는 것을 말한다. 자신의 고유한 특성을 개발하는 비용이 제품가격결정에 많은 영향을 미칠 수 있다.

④ 완전독점(pure monopoly)

하나의 안경원만이 존재하는 경우이며 매우 바람직한 상태이지만 경쟁이 치열한 안경 산업에서 이러한 독점 산업을 보기는 어렵다.

2) 가격 및 가치에 대한 고객의 지각

고객들은 자신이 제품에 대하여 지불한 가격이나 가치를 비교할 것이며 이러한 비교를 통하여 안경원에 대한 만족, 불만족의 인식을 할 것이다. 이러한 만족, 불만족의 결과는 가격결정의 외부요인이 될 수 있다.

3) 경쟁자의 원가, 가격, 제공물

안경원 경영자는 경쟁 안경원의 가격을 지속적으로 조사하게 된다. 경쟁 안경원의 가격을 평가할 때에는 다음과 같은 점을 고려해야 한다.

첫째, 인근의 경쟁 안경원이 얼마나 존재하는가?

둘째, 경쟁 안경원들의 시장 점유율과 시장성은 어떠한가?

셋째, 경쟁 안경원의 자금 동원능력과 경영능력은 어떠하며 어느 정도의 자금을 투자했는가?

넷째, 경쟁 안경원의 원가구조는 어떠한가?

다섯째, 경쟁 안경원의 가격체계는 어떻게 유지되어 왔는가?

여섯째, 고객들이 경쟁 안경원에 대하여 어떻게 반응하는가?

4) 기타 요인

기존의 제품에 대한 공급가격의 변화가 있을 수 있다. 이것은 정부 정책의 변화나 환율의 변화, 제품 원료 가격의 인상, 공공요금의 인상 등이 원인이 될 수 있다.

제 3절 기본적인 가격결정방법

제품의 가격은 안경원의 입장에서 볼 때 이익이 보장되지 않을 정도로 낮아서는 안 되고 수요가 없을 정도로 높아서도 안 된다. 따라서 시장수요는 가격의 상한(ceiling)이 될 것이고 원가는 가격의 하한(floor)이 될 것이다. 안경원 경영자는 가격관리의 기준이 될 제품이나 서비스의 실제적인 기준가격을 결정하게 되는데, 기준 가격(base price)은 판매시점에서의 제품 한 단위의 가격이다. 여기서의 가격은 수량할인이나 기타 수정가격 등이 이루어지기 전의 가격이다. 가격결정 방법은 원가기준 가격결정, 가치기준 가격결정, 경쟁기준 가격결정 등이 있다.

1. 제품원가에 기준을 둔 가격결정방법(원가기준 가격 결정법)

1) 원가 가산법(cost-plus pricing)

원가가산 가격결정법은 가장 일반적으로 쓰이는 방법으로 제품의 원가에 일정률의 이익을 가산하여 가격을 설정하는 것이다. 판매가격을 결정하는 방법으로 예를 들면 다음과 같다.

가격 = 구입 원가 + 판매 이익(예상 매출액 - 제반경비)

2) 손익분기점 분석과 목표이익 가격결정법(target profit pricing or breakeven pricing)

손익 분기점을 분석하여 전체 안경원이 목표로 하는 이익 정도에 따라서 가격을 산정하는 방법을 말한다.

2. 가치기준 가격결정법

소비자가 제품에 대해 지니는 가치를 기준으로 가격을 역으로 책정하는 방법을 말한다. 예를 들면 지역의 소비자들의 성향이 저렴한 안경의 가치를 추구한다면 저렴한 가격으로 설정하고 그에 따른 이익마진이 충분한 제품을 개발하여 판매하는 것을 말한다.

3. 경쟁기준 가격결정법

1) 경쟁자 대응 가격결정법(going-rate pricing)

경쟁자 대응 방법이란 원가나 수요보다는 경쟁자의 가격을 근거로 하여 자사 제품의 가격을 결정하는 것을 말한다. 경쟁이 심한 중심 지역이나 쇼핑몰, 할인마트 등의 입점 안경원의 경우에는 경쟁안경원의 가격변화에 예민해야 할 필요가 있다. 주요 경쟁 제품의 경우 시각별로 체크해서 반영하는 것이 중요하다.

2) 입찰 가격결정법(sealed-bid pricing)

소비자들에게 특정 제품을 입찰을 통하여 제공하는 것을 말한다. 안경원의 초기 창업과 이벤트 상황에서 많이 이용된다.

제 4절 신제품의 가격결정정책

1. 상층흡수가격정책(market skimming pricing, skimming pricing policy)

고소득층흡수가격정책, 선 고가격-후 저가격 정책이라고도 한다.

이러한 상층 흡수 가격정책의 이점 및 이유는 다음과 같다.

첫째, 신시장을 개척하기 위한 자금조달을 가격에 반영하기 위함

둘째, 신제품을 고가로 판매함으로써 가격수준에 대한 반응을 파악할 수 있으며 가격에 둔감한 고소득층을 흡수할 수 있다.

셋째, 연구개발비나 시장개척비를 조속하게 회수할 수 있으며, 초기의 저가, 후기의 고가정책보다 안전한 가격정책임

2. 침투가격정책(penetration pricing policy)

선 저가격-후 고가격정책, 초기 저가격정책(initial low pricing policy)이라고도 한다. 침투가격결정을 위한 유효한 조건은 다음과 같다.

첫째, 가격정책 대상상품이 일용품 또는 대중용품이어야 하며, 시장도입 초기에 있어서도 가격에 대한 소비자의 반응이 민감한 상품이어야 한다.

둘째, 양산체제에 의하여 생산능률을 높이고 단위당 생산비를 대폭 인하시킬 수 있고, 또 대량 판매에 의하여 마케팅비용을 대폭 절감할 수 있는 상품이어야 한다.

셋째, 시장에 제품이 도입되고 나서 즉시 또는 단시간 내에 강력한 잠재적 경쟁의 위협에 직면한 경우에 한다.

넷째, 소비자의 상품소구점이 소유에 의한 자부심이 아닌 것에 있는 계층의 소비자를 대상으로 하는 상품이어야 한다.

제 5절 제품믹스 가격결정전략

1. 제품계열 가격결정(product line pricing)

제품계열 가격결정은 안경제품, 콘택트렌즈 제품, 썬그라스 제품 등의 제품 계열별로 가격을 산정하는 방법이다.

2. 선택제품 가격결정(optional-product pricing)

주 제품에 따른 선택 또는 보조 제품의 가격설정을 말한다. 콘택트렌즈 구입고객에게는 보존액의 가격을 다르게 설정하는 경우가 그 예가 될 수 있다.

3. 부산품 가격결정(by-product pricing)

주 제품의 가격경쟁력을 높이기 위한 부산물에 관한 가격설정을 말한다. 즉 콘택트렌즈를 판매하기 위하여 렌즈 세척액과 보존액 등의 가격을 저렴하게 설정하는 경우가 예가 될 수 있다.

4. 제품군 가격결정(product bundle pricing)

묶음으로 제품이나 서비스를 할인된 가격에 설정하는 전략을 말한다. 콘택트렌즈와 안경을 동시에 구입하는 경우 할인가격을 제시하고 콘택트렌즈 약품을 개수에 따라 다른 가격을 결정하는 것을 말한다.

제 6절 가격조정전략

1. 가격할인전략

1) 수량할인(quantity discount)

① 누적적 수량할인(cumulative quantity discount)

애호고객할인, 즉 단골할인(patronage discount)을 말한다. 대표적으로 마일리지 적립카드의 사용을 예로 들 수 있다.

② 비누적적 수량할인(noncumulative quantity discount)

현금할인(cash discount), 거래할인(trade discount), 계절할인(seasonal discount) 등이 있으며 할인의 또 다른 방식으로는 공제(allowance)를 해주는 방법이 있다.

중고교환 공제(trade-in allowances), 촉진 공제(promotional allowances) 등으로 나눌 수 있다.

2. 차별가격 정책(policy of differential prices)

1) 의의

차별가격정책은 어느 안경원이 일정기준에 의해 동종의 제품가격을 조직적으로 차별화하는 것을 말한다. 이러한 차별가격결정의 종류는 다음과 같다.

첫째, 판매비의 차이에 기인하는 것
둘째, 판매경로의 유지
셋째, 수요탄력성의 차이에 따른 것

2) 차별가격결정의 유형

첫째, 계절차별가격결정(seasonal differential pricing)
둘째, 지역별 차별가격결정(geographical differential pricing)
셋째, 용도별 차별가격결정(differential pricing by purpose)
넷째, 세분시장별 차별 가격결정(segmented pricing)

고객 세분시장별 차별가격과 제품형태별 차별가격, 시간별 차별가격 등의 경우로 나눌 수 있다.

3) 차별가격정책의 전제

① 각 세분시장의 수요탄력성이 서로 달라야 한다.
② 각 세분시장 간에 상품의 침투현상(seepage)이 없어야 한다.
③ 경쟁업자가 자기가 설정한 고가격시장에서 자기가 설정한 가격 이하로 판매할 수 없어야 한다.
④ 세분된 각 시장에서의 판매비용이 차별가격설정에 의해 얻어지는 초과수익보다 낮아야 한다.

3. 재판매가격 유지정책(resale price maintenance system)

재판매제도는 경쟁시장에서 상표 제품(branded goods)의 제조업자가 소비자에게 판매할 수 있는 가격을 계약 또는 협정으로 정하여 판매업자에게 설정된 가격을 준수, 유지하게 하는 가격유지 제도를 말한다. 예를 들면 소비자 가격을 말한다. 안경렌즈를 공급하는 Carl Zeiss는 소비자가격을 모든 안경원에서 지키도록 가맹점 규약을 설정하였다.

이러한 유지정책의 제조업자입장에서의 목적은 다음과 같다.

첫째, 상표가 널리 알려져 선호되는 제품이 소매상에서 미끼상품(loss leader products)으로 이용되는 것을 방지하여 시장의 안정과 제품의 명성을 유지하고자 한다.

둘째, 일정한 이익폭(margin)을 판매업자에게 보증하여 줌으로써 그들을 유인하여 판매촉진 목표를 달성한다.

셋째, 염매, 난매 등과 같은 가격경쟁 및 부정거래를 방지한다.

반대로 안경원의 입장에서 유지정책의 목적은 다음과 같다.

첫째, 안경원 상호간의 판매경쟁을 방지한다.

둘째, 할인점내 안경원과 같은 대규모 안경원의 제품정책에 대응할 수 있게 해준다.

4. 심리적 가격결정법(psychological pricing)

1) 명성가격결정(prestige pricing)

자신의 명성이나 위신을 나타내는 제품을 말한다. 명성제품의 경우에는 일시적으로 가격이 높아짐에 따라 수요가 많아지는 경향을 보인다. 고가격으로 가격을 설정하는 것이 중요하다. 최근 들어 검안 장비의 확충과 안경사들의 지속적인 검안 교육으로 안경원의 명성을 높여 안경 및 콘택트렌즈 가격에 반영하고자 하는 시도가 이루어지고 있다. 이러한 현상은 고객들의 수요를 높이는 효과를 가져왔다.

2) 준거가격결정(reference pricing)

자기 나름대로의 기준이 되는 가격을 말한다. 안경원의 입지, 임대료, 인건비, 시설투자비 등을 고려하여 나름대로의 가격을 설정하는 것을 말한다.

3) 관습가격결정(custom pricing)

소비자들이 특정제품에 대해 통상적으로 생각하고 있는 가격을 말한다. 안경제품은 어느 정도 할 것이라는 고객들의 예상가격에 따라 결정하는 것이다.

5. 촉진 가격결정법(promotional pricing)

1) 미끼가격결정(loss leader pricing)

미끼제품(loss leader, traffic builder라고도 함)은 소비자를 끌어들이기 위해 소비자에게 알려진 제품을 매우 낮은 가격으로 판매하는 제품을 말한다. 소비자를 유인하기 위하여 파격적으로 낮은 가격을 설정하는 것으로서 예전에 많은 안경원들이 서전 안경테 특가 판매 등의 문구로 고객을 유인하려는 광고를 한 안경원이 많이 있었다. 이러한 특정 제품의 가격을 제시하면 고객들을 유인할 수 있다고 보는 것이다.

2) 특별행사 가격결정(special event pricing)

특정 제품이나 재고품등을 저렴한 가격으로 판매하는 것을 말한다.

3) 현금 리베이트(rebate)

판매금액의 일부를 특정 기간에 현금으로 돌려주는 것을 말한다.

4) 보증 및 서비스

보증 및 서비스 가격에 대한 안경원의 입장을 통하여 결정하는 것을 말한다. 안경 및 콘택트렌즈의 사용 중 발생하는 문제점들을 해결해주는 비용이 포함된 가격 결정이다.

5) 가치 가격결정법

소비자에게 가치가 돌아간다는 취지로 가격을 설정하는 것을 말한다. 안경원의 검안 서비스가 고객에게 어떠한 가치를 제공하는가에 따라 가격을 결정하는 것이 좋은 예이다.

제 7절 가격의 변화와 대응방안

1. 가격의 변화

가격의 변화는 가격을 인하하는 경우와 가격을 인상하는 경우가 있다. 안경원에서 가격을 인하하는 경우는 다음과 같다.

첫째, 과잉설비의 활용

둘째, 치열한 가격경쟁

셋째, 원가우위전략

가격인상의 경우는 다음과 같다.

첫째, 원가상승의 경우이다.

둘째, 과잉수요의 경우이다. 안경원의 고객이 다양할 경우 기존의 공간과 시설, 안경사의 상황으로 감당하기 어려울 경우를 말한다. 이러한 경우에 디마케팅 전략을 이용하여 안경원의 수익에 도움이 되지 않는 고객들을 버리는 것이 안경원의 수익에 도움이 될 수 있다.

또한 경쟁 안경원이 가격을 인하해오는 경우 취할 수 있는 방안은 다음과 같다.

첫째, 현재의 가격을 그대로 유지한다.

둘째, 인지된 안경원 제품과 서비스의 질을 높이는 것이다.

셋째, 대량 구매로 원가를 줄일 수 있다. 시장이 가격에 민감하고, 시장점유율을 상실하면 회복하기 어려운 경우에 대량 구매를 시행하는 것이 좋다.

넷째, 오히려 가격을 인상하여 고품질제품을 제공한다.

다섯째, 가격인하에 대응하기 위한 저가품목을 추가한다.

2. 가격경쟁과 비가격경쟁

1) 가격경쟁(price competition)

안경원이 보유한 제품을 가격측면으로만 경쟁하는 경우를 말하며 이러한 경우에 경쟁하는 안경원 모두 피해를 입을 수 있다.

2) 비가격 경쟁(non-price competition)

가격을 제외한 요소들을 이용하여 경쟁하는 것을 말한다. 안경원의 검안 서비스, 시설 서비스, 쿠폰 지급, 마일리지 카드 적립 등의 요소들을 이용하여 차별화 하는 것이 중요하며 이러한 경우에 경쟁 안경원과의 차별화를 통하여 서로 피해를 입지 않도록 하는 것이 필요하다.

3. 비가격경쟁의 촉진요인

① 가격의 균일화

② 가격전쟁(price war)으로 인한 파멸적 경쟁(cutthroat competition)

③ 안정적 고객

④ 비가격의 경쟁방식

⑤ 판매비증액이나 가격인하가 과연 판매량증가를 초래할 것인지 의문인 경우

⑥ 품질경쟁

⑦ 생활수준의 향상

⑧ 소비자가 관습적으로 인정하는 관습가격(customary price)

⑨ 검안 및 조제가공기술 수준의 향상으로 촉발되는 품질경쟁

⑩ 가격–품질 연상(price–quality association)

⑪ 가격경쟁을 보다 효과적으로 하기 위하여 비가격경쟁을 이용하는 경우

제 7 장

촉진전략

제 1절 광고

현대 사회는 많은 경쟁자와 함께 끊임없이 공존하며, 새로운 경쟁자들이 탄생되며, 기존의 경쟁자들이 도태되며 산업을 유지하고 있다. 이러한 치열한 경쟁 속에서 안경원의 목표는 적정 이윤의 확보에 있다고 할 수 있으며 이를 위해 수행하는 여러 활동 중의 하나가 바로 광고이다. 이러한 치열한 경쟁에서 살아남기 위해서는 경영자는 정보의 관리, 인사조직, 마케팅 기능들을 효과적으로 기획하고 수행하여야 하지만 고객만족이 안경원의 핵심 성공요인으로 대두되면서 마케팅은 안경원의 핵심요인이 되고 있으며 이것은 촉진활동으로 나타나고 있다. 단순한 경쟁적 촉진활동은 이익보다 손해를 더 가져올 수 있기 때문에 경영자들은 고객을 만족시키기 위한 마케팅활동을 하면서 이러한 노력을 고객들에게 알려 제품의 구매를 유도하도록 하는 것이다.

커뮤니케이션(communication)은 정보의 전달(passing of information), 아이디어의 교환(exchange of idea), 전달자와 수신자 사이의 의미를 공유하는 과정으로 정의될 수 있다. 즉 커뮤니케이션이 성공적으로 이루어지기 위해서는 메시지가 발신자로부터 수신자에게 전달되어야 하고 이 과정에서 발신자와 수신자는 메시지의 의미를 공유할 수 있어야 한다.

〈표 7-1〉 촉진의 커뮤니케이션 과정

	인적 커뮤니케이션 경로	안경원 커뮤니케이션 경로
전달자	부모	A 안경원
메시지	'우리는 너를 사랑한다'	'우리의 제품을 구매하세요'
경로선택	우편, 택배	전단지, DM, 각종 매체
수신자	자녀	고객

소매점인 안경원의 광고는 우리가 일상생활에서 흔하게 사용되어지는 인적 커뮤니케이션경로와 흡사하다. 부모가 대학을 다니고 있는 자녀에게 사랑한다는 마음을 전하고자 한다면 부모는 '우리는 너를 사랑 한다'는 메시지를 전달하기 위한 수단을 강구할 것이고 우편을 통한 편지의 발송이나 사람을 보내 대학을 방문하게 하는 유통 경로를 선택할 것이다. 메시지를 담은 선물과 꽃을 최종적으로 전달받는 사람은 그들의 자녀일 것이며 이러한 유통경로를 통하여 부모의 마음이 전달되었다면 자녀는 매우 감동할 것이다.

안경원의 경우도 마찬가지이다. A 안경원이 '우리의 제품을 구매하세요'라는 메시지를 최종 수취인인 고객에게 전달하기 위해서 전단지, DM, 매체 광고 등의 광고 수단을 유통경로로 선택하고 추가적으로 구매고객에게 사은품이나 각종 혜택을 부여하는 메시지를 동시에 고객에게 전달한다면 고객에게 안경원에서 전달하고자 하는 메시지를 정확하게 전달하는 것이다.

1. 광고의 의의

광고란 특정의 광고주(sponsor)가 아이디어, 서비스, 제품을 제시하거나 판매촉진하기 위하여 사용하는 비인적이며 유료형식의 촉진활동이다. advertising은 광고매체를 통하여 정보를 전달하는 활동 그 자체를 의미하며, advertisement는 광고물, 광고문안 또는 이를 구두로 표현한 것을 의미한다.

1) 홍보(publicity)와의 차이점

비용을 지불하지 않고 방송 매체나 인쇄매체를 통해 안경원이나 제품에 관한 정보를 제공하는 것을 말하는데 고객에게 높은 신뢰감을 줄 수 있기 때문에 많은 노력을 통하여 홍보가 이루어지도록 노력하나 안경원의 부정적인 내용에는 확산 속도가 빨라 치명적인 타격을 입을 수도 있다. 광고와 홍보의 차이는 다음과 같다.

첫째, 광고는 판매촉진이 목적인 반면, 홍보는 교육에 있다.

둘째, 광고는 광고주가 경비를 부담하는 데 반하여 홍보는 그렇지 않다.

셋째, 광고는 그 내용을 광고주가 임의로 선택, 통제할 수 있으나, 홍보는 뉴스제공자의 의사와는 관계없이 매체(media)측에서 일방적으로 선택, 통제한다.

2) PR과의 차이점

PR은 안경원과 관련된 여러 이해관계자들 간에 좋은 이미지를 구축하기 위한 마케팅 커뮤니케이션 도구를 말한다. PR노력은 소비자, 종사자, 공급자, 공공기관, 일반 공중, 각종 단체, 사회기관 등 다양한 이해관계자를 대상으로 이루어진다.

3) 선전(propaganda)과의 차이점

광고가 경제적 영역에서 합리성을 전제로 소구하는 것임에 반해, 선전은 경제 외에 정치, 종교 영역에 대하여 감정에 소구하는 이념적인 것이고, 반면에 광고는 기업적, 비 이념적이다.

2. 광고의 기능

1) 광고목적에 따른 기능

① 신제품도입기능

광고는 안경원에 대한 인지도를 형성하는 기능을 수행한다. 신제품을 구매하였을 때나 새로운 검안 시설을 확충하였을 때 안경원 경영자는 이러한 신제품이나 시설을 구비함으로써 고객에게 안경원의 인지도를 알릴 수 있는 것이다. 만일 Rodenstock 안경렌즈를 새로 구비하여 판매를 하기 위한 광고를 한다면 고객들은 안경렌즈를 구매하기 위하여 올 수 있다. 따라서 안경원 경영자가 꾸준히 신제품을 도입하기 위하여 노력할 것이다.

② 시장확대기능

광고는 신제품이나 설비의 정보를 고객들에게 전달함으로써 안경원이 가지고 있는 시장의 범위를 확대할 수 있도록 한다. 즉 Rodenstock 안경렌즈의 특성이나 기능(굴절률, 아베수, 비중 등) 등을 상세히 설명함으로써 특성과 기능에 관심을 가지는 고객들과 주변의 고객들까지 시장을 확대할 수 있다.

③ 판로확보기능

광고는 자신의 안경원과 경쟁 안경원을 차별화하는 기능을 가지고 있다. 즉 경쟁 안경원과 다른 제품과 시설을 제공함으로써 신규 시장을 개척할 수 있는 기능을 제시하기도 한다.

④ 안경사활동 원조기능

광고는 제품과 안경원의 점포 애호도(store loyalty)를 높이는 기능을 수행한다. 즉 종사 안경사들이 방문고객에게 일일이 제품이나 시설의 특성과 기능을 설명하는 것보다는 광고를 통하여 기본적인 특성을 파악하고 있다면 안경사의 판매가 더욱 수월할 것이다.

⑤ 상품제시기능

자신의 안경원에서 구비하고 있는 제품과 시설이 최고의 선택임을 강조할 수 있기 때문에 광고는 제품에 대한 구매를 유도하는 기능을 가진다. 안경원의 제품은 단지 제품이 아닌 여러 가지 기능, 즉 안경사의 검안능력, 조제 가공능력, 휘팅 능력, A/S 능력 등이 제품의 구매와 연관되기 때문에 이러한 내용이 적절히 광고를 통하여 고객에게 전달되었을 때 안경이라는 하나의 상품을 제시하고 구매를 권할 수 있는 것이다.

3. POP광고(구매시점광고)

1) POP광고(구매시점광고) 의의

구매시점광고(Point of Purchasing Advertising, POP advertising, PP advertising)는 판매시점광고(point of sales advertising), 판매시점진열(point of sales display), 통합시점광고(point of integration advertising), 구매시점편매촉진(point of sales promotion), 구매사가 구매점포 내에서 구매하는 시점에서 보여 지는 광고를 말한다. 구매시점광고의 특징은 다음과 같다.

첫째, 구매시점광고는 대중매체 광고와 소매점 판매활동의 중간에 위치하여, 전자를 보강하고, 소매점의 판매를 원조하며, 경우에 따라서는 소비자의 직접구매를 유인한다.

둘째, 소비자가 구매시점에서 구매결정을 하지 않았다고 하더라도 차후의 구매에 영향을 미친다.

셋째, 소매점에서 소비자의 구매선택의 결정은 소매점의 조언에 의존하는 경우가 많으므로, 이 경우 POP광고는 고지, 설득기능을 수행한다.

넷째, POP광고는 소비자에게 구매지원, 소매점에 대해서는 판매지원을 하고, 또 소비자 교육, 소매점교육을 수행한다.

다섯째, POP광고는 성격상 설득적 광고(informative advertising)이므로 합리적 구매결정에 필요한 정보를 제공한다.

제 2절 광고계획의 주요 의사결정

1. 광고목표의 설정

1961년 Russel H. Colley는 미국광고주협회의 후원으로 DAGMAR(Defining Advertising Goals for Measured Advertising Results; 광고효과측정을 위한 광고 목표의 정의)라는 보고서를 제출하였다. 이보고서는 커뮤니케이션효과의 창출이 광고목표 설정의 토대가 되어야 하며, 이를 중심으로 광고의 성공과 실패가 측정되어야 한다는 것이다. Colley는 소비자들이 구매행동에 도달하기 위하여, 다음과 같은 4단계의 커뮤니케이션 과정을 거친다고 보았으며 한 단계에서 다음 단계로 이동시키기 위한 커뮤니케이션 과업을 광고 목표로 설정하였다.

인지(awareness): 고객들에게 우선 안경원의 존재를 인식하도록 한다.

↓

이해(comprehension): 안경원의 제품을 구매하면 고객들이 어떠한 이익을 얻을 수 있는지를 이해시킨다.

↓

확신(conviction): 제품을 구입하겠다는 의향을 지니도록 한다.

↓

행동(action): 구매행동을 하도록 한다.

광고 기획과정에 있어서 DAGMAR의 공헌은 좋은 광고 목표가 되기 위한 기준을 제시하였다는 것이다.

첫째, 광고목표는 광고에서 합리적으로 기대할 수 있는 결과를 서술한 것이어야 한다는 것이다.

둘째, 광고 목표에는 측정 가능한 용어를 사용하여 문서화해야 한다는 것이다. 즉, 광고목표에는 잘 정의된 표적 청중(target audience)과 일정한 광고 실행기간이 명시되어야 한다.

셋째, 광고목표는 커뮤니케이션활동의 성과를 측정하기 위한 최초 기준지표를 가지고 있어야 한다.

1) 광고 목적의 고려사항

① 표적대상 고객

표적 대상 고객은 특정 광고의 대상이 되는 고객으로 전체 마케팅활동의 표적고객과 반드시 일치하지는 않기 때문에 광고에 대한 표적대상 고객을 먼저 고려해야 한다. 즉 안경원의 표적고객이 20대의 젊은 직장인 고객이라고 해도 만약 안경원의 광고 목표가 누진 다초점렌즈라면 표적 대상고객은 50대 이상의 근용 안경 착용고객으로 볼 수 있다. 특히 고가의 신제품 다초점렌즈의 광고라면 50대의 소득수준과 교육수준이 높은 고객을 대상으로 할 것이다. 이처럼 표적대상 고객을 규정하는 가장 중요한 이유는 분명한 광고의 방향을 제시하기 위함이다.

② 커뮤니케이션 목표

매출만을 목표로 하는 광고의 경우에 안경원 경영자에게 많은 부작용을 가져올 수도 있다. 따라서 광고의 주된 목적은 표적고객과의 커뮤니케이션에 있기 때문에 광고의 기획도 커뮤니케이션 목표를 충분히 고려해야 한다.

③ 원하는 변화의 내용

광고를 통하여 변화시키고자 하는 환경이 이루어지도록 그 내용이 고려되어야 할 것이다. 즉 누진 다초점렌즈의 구매를 유도하기 위하여 광고를 기획한다면 기존의 누진 다초점렌즈의 특성과 신제품, 근용 안경, 이중 초점, 삼중초점렌즈 등과 비교하며 고객에게 전달하고자 하는 메시지를 담아야 할 것이다. 광고를 전달함으로써 누진 다초점렌즈의 매출이 증가해야 한다는 것이다.

④ 기간

광고를 어떠한 시점에서부터 언제까지 할 것인지를 고려해야 한다.

2) 광고의 목적에 따른 광고의 분류

① 제품에 대한 기본적 수요(1차적 수요)를 증대시키기 위한 목적

정보 제공적 광고라고 하며 고객의 니즈, 즉 고객이 필요로 하는 기본적인 욕구를 충족시키기 위한 광고를 말한다. 예를 들면 고객의 시력이 저하되었다고 느꼈을 때 안경을 구매하도록 하기 위하여 시력관리와 제품의 정보를 전달하는 목표를 지닌 광고를 말한다.

② 경쟁사 제품이 아닌 자사제품을 구입하도록 설득하여 선택적 수요를 증대시키려는 목적

설득적 광고(비교 광고는 설득적 광고의 한 형태이다)라고 하며 고객의 기본적인 욕구 충족이 자사의 상품을 구매하도록 하는 것에 목적을 두고 있다. 시력이 저하되고 안경의 필요성을 느끼게 된다면 고객은 자신의 기억 속에서 여러 안경원을 탐색하거나 주변의 사람들에게서 정보를 제공받고자 할 것이다. 이러한 탐색활동을 하는 고객들이 최종적으로 자사의 상품을 구입하도록 설득하는 광고를 예로 들 수 있다.

③ 자사제품을 기억 속에서 잊지 않고 기억시키려는 목적

상기광고, 강화광고라고 하며 한번 이상 구매를 한 고객들에게 자사의 상품구입에 따른 효과와 혜택을 강조하며 타 안경원으로 가지 않도록 하기 위한 광고를 말한다. 즉 재구매를 높이기 위한 광고로서 안경원의 광고는 이러한 목적을 중요시해야 할 필요가 있다. 신규고객을 발굴보다는 기존고객의 재 구매가 안경원의 경영안정에 많은 도움이 될 것이다.

2. 광고예산의 편성

광고 예산의 결정은 가장 중요한 광고의사결정의 한 영역이다. 광고 예산을 너무 낮게 책정하면 기대한 만큼의 매출과 이익을 실현할 수 없으며 너무 과다한 광고비 지출은 이익을 감소시킬 것이다. Simon Broadbent는 평균적인 광고 탄력성(광고비 지출이 1% 증가할 때 예상되는 매출 변화율)은 대략 0.22%에 불과하다고 한다. 이러한 결과를 모든 제품과 브랜드에 적용하는 것은 무리가 있지만 적어도 일부 브랜드들은 과다하게 광고비를 지출하고 있음을 알 수 있다.

안경원의 경우는 광고의 한계가 분명히 정해져 있기 때문에 일반적인 광고와 비교하기는 어렵다. 즉 의료기사법에 의한 광고의 범위에 따라 제품의 가격을 표기할 수 없고 광고문구에 대한 규제가 존재하기 때문에 광고가 매우 어려운 것인 현실이다. 그러나 경쟁이 치열한 현재의 상황으로 볼 때 광고의 필요성 또한 절실하다고 할 수 있다. 따라서 적절한 광고 예산의 설정은 안경원의 수익과도 직결될 수 있으며 안경원의 경영 안정과 미래 경영환경에 대한 대응에 많은 도움이 될 수 있기 때문에 경영자의 관심과 노력이 요구된다.

1) 광고예산을 편성하는 경우에 고려해야 할 사항

① 안경원의 제품수명주기 단계

② 시장점유율 및 소비자 기반

③ 경쟁과 방해요인

④ 필요한 광고 빈도

⑤ 제품의 차별화 정도 등이다.

2) 실무적 광고예산 결정 방법

① 목표 과업법

목표 과업법은 목표를 정하고 그 목표를 달성하기 위하여 수행해야 할 과업을 결정한 후, 각 과업을 수행하는데 필요한 광고비용을 합한 것을 광고 예산으로 결정하는 방법이다. 즉 안경원의 매출을 20% 증가시키려는 목표를 달성하기 위하여 광고를 한다면 우선 안경원의 인지도를 알리고, 안경원의 검안의 정확성을 고객에게 전달하고자 할 때의 구체적인 과업과 광고비용을 결정해야 한다.

그러나 목표를 달성하기 위하여 필요한 과업과 이에 따른 광고 예산을 결정하는 것이 쉽지 않기 때문에 과거의 경험이 있는 경우에 보다 용이할 수 있다.

② 매출 비율법

매출 비율법은 매출에 비례해서 광고예산을 책정하는 방법으로 안경원에서 광고예산을 수립할 때 가장 널리 사용된다. 매출 비율법에서의 광고 예산 규모는 주로 사용되어 온 광고비의 매출액점유비율(즉 매출액에 대한 광고비용의 비율)에 지난해 매출액을 곱하여 결정한다.

매출 비율법은 다음과 같은 장점을 갖는다.

첫째, 매출액이 증대하면 광고예산이 늘어나고 매출액이 감소하면 광고예산이 줄게 되므로, 기업의 자금 운용이 쉬워진다. 즉 광고예산에 필요한 충분한 자금을 확보할 수 있다.

둘째, 이 방법은 단순하기 때문에 실행하기 쉽다.

셋째, 안경원은 안정적으로 광고예산을 운영할 수 있다. 매출액의 변화가 급격하지 않은 이상 안경원은 광고비 지출의 규모를 정확히 파악한 상태에서 광고예산을 수립할 수 있다.

그러나 매출 기준법은 다음과 같은 단점을 보인다.

첫째, 광고비가 매출액에 영향을 미치는 것이 아니라 매출액이 광고비 결정에 영향을 미친다고 가정함으로써 원인인 광고비와 결과인 매출액이 서로 바뀌는 결과를 가져온다. 즉 안경산업에 대한 불황이 왔을 때 매출기준에 따라 광고비를 줄이지만 오히려 광고비를 증가하여 매출을 유지하거나 증가시키는 것이 더 나은 경영자의 판단이 될 수 있기 때문이다.

둘째, 시장 상황의 여건과 마케팅 전략이 변화함에 따라 이에 대처하여 탄력성있게 광고예산을 조정하기 어렵다.

③ 가용 자금법

안경원의 경영활동에 필요한 자금을 우선적으로 책정한 후에 여유자금이 허락하는 한도 내에서 광고예산을 수립하는 방법이다. 재정적으로 안경원에 부담을 주지 않는 방법이지만 광고가 달성해야 하는 목표를 전혀 고려하지 않은 상태에서 광고 예산이 결정되므로 사용된 광고예산의 효과를 측정할 기준이 없다는 문제점이 있다. 따라서 광고에 드는 비용이 너무 적거나 많이 책정될 수 있다. 소규모의 안경원들은 대부분 이러한 방법을 흔히 사용하지만 광고의 역할을 경영자가 충분히 이해하지 못하는 일부 대형 안경원의 경우에 사용되기도 한다.

④ 경쟁사 기준법

경쟁사 기준법은 경쟁 안경원의 매출비율과 동일한 수준에서 광고예산을 책정하는 방법으로 경쟁 안경원과 비슷한 수준의 광고비를 책정함으로써 지나친 광고 전쟁을 피하고 시장의 안정을 꾀할 수 있다는 장점 때문에 많이 이용되고 있다.

그림 7-1 광고 예산 결정 방법

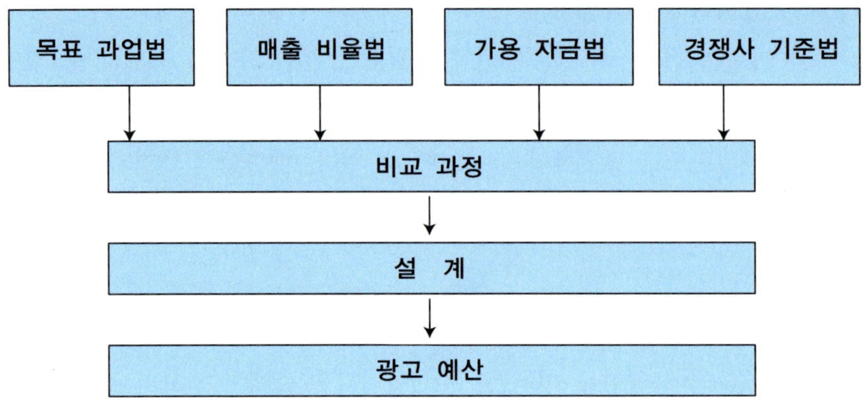

그러나 경쟁사 기준법은 다음과 같은 많은 문제점을 가지고 있다.

첫째, 각 안경원의 고유한 시장 상황과 마케팅 목표에 따라 차별화된 광고 예산이 책정되어야 한다는 사실을 무시하고 있다. 즉 신규 안경원이 시장에 이미 진입해있는 선도 안경원을 따라잡기 위해서는 더 많은 광고비용을 지출해야 한다.

둘째, 경쟁사 기준법은 경쟁기업들이 비슷한 수준의 광고비를 지출하더라도 광고의 효과는 안경원마다 다를 것이라는 사실을 무시하고 있다.

셋째, 경쟁안경원들이 계속적으로 동일한 광고 전략과 광고예산을 유지한다는 보장이 없으며 경쟁이 심한 상황에서는 광고 전쟁은 피할 수 없는 현실이다.

따라서 경쟁사 기준법을 사용하는 안경원이라 하더라도 매출액 비율법 등의 다른 광고예산 결정 방법도 고려하는 것이 좋다.

3. 광고전략

만약 마케팅의 주 기능이 판매자와 구매자를 함께 하도록 하는 것이라면 광고는 그 목적의 최종단계의 방법이다. 효과적인 광고 전략은 적어도 정보를 제공하고, 설득하고, 소비자들을 상기시키는 세 가지 작업을 이루도록 할 것이다. 최상의 전략을 선택하는데 있어서 성공의 비밑은 고객의 마음에서 안경원의 상품이 가장 좋은 것으로 남아 있도록 하는 메시지를 개발하는 것이다. 시장이 더욱 세분됨에 따라, 개인화된 광고에 대한 필요성이 증가했다.

모든 광고는 안경원의 경영자나 안경사의 입장이 아니라 소비자의 관점에 초점을 맞추어야 한다. 또한 판매에 대한 메시지를 정확하게 전달되어야 하며 고객들에게 제공하는 효익에 대하여 분명하게 표현해야 한다.

1) 광고 메시지의 작성

① 직접적이고 사실적인 메시지

가장 기본이 되는 것으로서 직접적이고 사실적인 메시지를 구성하는 것을 말하며 신문이나 전단지 같은 경우에 많이 사용되고 있다. 만일 안경원 경영자의 이력사항이 고객에게 신뢰를 줄 수 있다면 안경사의 검안 능력이 고객의 시력을 어떻게 보호할 수 있는 가에 대한 직접적이고 사실적인 메시지로 고객에게 전달해야 고객이 받아들이기 쉽다.

② 생활단면(slice of life)

생활의 일부가 되는 측면에서 제시되는 메시지는 고객의 구매 욕구를 쉽게 불러일으킬 수 있다.

③ 과학적 · 기술적 증거제시

사실적인 메시지 제시보다 발전된 스타일로서 과학적인 증거를 제시함으로써 고객을 설득효과를 높이려는 방법이다. 만일 누진 다초점렌즈 시장을 개척하고자 할 때 공인된 연구기관의 연구 결과를 제시한다면 고객은 광고의 메시지를 강하게 인식할 것이다. 또한 검안의 우수성을 알리기 위하여 검안 교육 프로그램의 참가와 이에 따른 증명서 등을 제시한다면 안경사의 우수성을 알릴 수 있다.

④ 실연(demonstration)

실연광고는 실제 안경원에서 안경사의 검안 결과를 고객에게 제시한다면 고객의 신뢰가 더욱 높아진다는 것이다. 검안 프로그램의 참가로 검안 능력을 인정받은 안경사의 실제 검안 장면 등을 노출시켜 고객의 만족이 어떠한가를 보여준다면 고객을 설득하기 쉬울 것이다.

⑤ 음악

광고에 음악적 요소를 가미하는 것을 말하며 음악에 따라 고객의 구매욕구는 달라질 수 있다. 안경원의 목표 시장 고객의 욕구를 불러일으킬 수 있는 음악이 있다면 더욱 설득력 있을 것이다.

⑥ 개성 상징(상징적 인물)

안경원의 특성을 대표할 수 있는 심볼이나 상징적 인물을 사용하는 것을 말한다. 특정 브랜드 가맹점의 경우 전속 모델의 착용 사진을 이용할 수 있다.

⑦ 비교(comparison)

특정 상표가 가지고 있는 경쟁우위를 직접적으로 보여주는 것을 말한다.

4. 광고매체의 선정

1) 도달범위, 노출빈도의 결정

도달범위(reach)는 특정기간동안 한번 이상 매체에 노출된 사람이나 가계의 수를 말하며 노출빈도(frequency)는 표적시장내의 사람들이 메시지에 평균 몇 번 노출되었는가를 의미한다.

2) 주요 매체유형(media class)의 선택

신문, TV, 직접우편, 라디오, 잡지, 옥외광고 등을 선택해야 한다. 이러한 매체 유형을 선정할 때 고려요인은 다음과 같다.

첫째, 표적 청중의 매체습관
둘째, 제품의 성격
셋째, 광고 메시지의 내용
넷째, 광고비용

5. 광고의 평가

광고의 효과를 사후 평가하는 것은 매출액이나 시장점유율 등 판매실적을 기준으로 한 마케팅 측면의 효과보다는 상표인지도, 광고 상기도 등 소비자 인식의 개념에서 커뮤니케이션 측면의 효과를 기준으로 하여야 한다.

제 3절 판매촉진

1. 판매촉진의 급속한 성장

1) 외적 요인

① 경쟁상표수 증가

② 경쟁자의 촉진 활동 증대

③ 상표의 유사성 증대에 의한 상표애호도 감소

④ 소비자의 가격민감성 증가

⑤ 중간상의 제조업자에게 대한 할인가격 요구

⑥ 광고의 효율성 저하

2) 판매촉진이 기업에 가져다주는 효익

① 수요-공급을 단기적으로 조절할 수 있다.

② 단기적으로 높은 성과를 얻을 수 있다.

③ 소비자가 신제품을 시용하게 할 수 있다.

④ 다양한 소매점 유형에 따른 판매촉진 활동을 할 수 있다.

⑤ 소비자에게 가격에 대한 인식을 심어준다.

⑥ 단위당 원가를 절감시켜 준다.

⑦ 상이한 고객 프로그램을 마련할 수 있다.

⑧ 소비자 스스로 만족하게 할 수 있다.

2. 판매촉진 목표의 설정

1) 소비자를 대상으로 하는 판매촉진

대량구매, 시용유도, 상표전환 유도 등이 있다.

2) 소매상을 대상으로 하는 판매촉진

신품목 취급, 재고수준, 경쟁촉진무마, 상표애호, 새로운 소매경로 진출, 비성수기 구매, 관련품목 추가판매 등이 있다.

3) 판매 안경사를 대상으로 하는 판매촉진

신제품 모형 지원, 고객탐색활동, 비성수기 판매 자극 등이 있다.

3. 판매촉진수단의 선정

견본품제공(sampling), 쿠폰, 프리미엄, 리베이트, 컨테스트와 경품(contests and sweepstakes), 보너스팩(bonus packs), 가격할인(price-off deal), 이벤트 후원 등이 있다.

4. 판매촉진 프로그램의 개발

판매촉진 프로그램은 제공할 유인의 규모, 유인 제공대상의 참여조건, 지속기간, 배포방법, 촉진시기, 총 판매예산 등을 고려하여 개발한다.

5. 판매촉진 결과의 평가

판매촉진의 결과는 촉진 전 · 중 · 후의 판매자료 조사, 소비자 패널 조사 자료, 소비자 조사, 실험 등을 통하여 평가할 수 있다.

제 8 장

기업가 정신과 창업

안경원의 경영자인 안경사는 시력이 좋지 못한 고객에게 정확하고 편안한 처방을 내리고 처방에 따라 정확한 조제가공을 하여 고객에게 선명한 시야를 제공하고 사용하는 기간동안 편안하게 사용할 수 있도록 도움을 주는 의료서비스의 제공자인 동시에 한 안경원을 경영하는 기업가이기도 하다. 따라서 기업가이며 안경사인 안경원 경영자들은 급변하는 새로운 밀레니엄의 시대에서 새로운 모습으로 변신할 필요가 있다고 할 수 있다. 이 장에서는 기업가로서의 안경사의 역할과 기업가 정신에 대하여 자세히 알아보기로 한다.

제 1절 기업가 정신의 사례

1. 비전메가네 안경원

안경을 구입하기 전부터 단계별로 다양한 서비스를 제공해 한번 고객은 영원한 고객으로 잡아두는 비결로 성공한 비전메가네 안경. 일반적으로 '안경점' 하면 안경을 취급하는 '가게'나 '점포' 정도로 이해하기 쉽다. 그런데 일본에선 조그만 안경점으로 출발했으면서도 벤처식 경영마인드로 '가게'를 주식회사로 전환하고 급속한 성장을 기록한 끝에 증권거래소에 상장하는 기업형 안경점들이 등장하고 있다. 이 가운데 가장 최근에 주식을 상장(점두시장)한 곳이 오사카에 본사를 둔 비전메가네. 1976년 지금의 요시다 다케히코(吉田武彦 · 63) 사장이 평범한 안경점으로 창업한 회사다. 주식회사로 전환한 것은 영업이 궤도에 오른 79년. 설립 초기의 자본금은 5백만엔에 불과했으나 지금은 무려 7억7천2백만엔으로 커졌다. 아르바이트사원을 포함한 종업원 수는 1천10명에 이른다. 비전메가네의 성장세는 성큼성큼 늘어나는 매출액을 보면 쉽게 알 수 있다. 일본에서 불황이 깊어지던 시점인 94년 이후 6년 연속 매출액 성장률은 두 자리 수를 고르게 기록했다. 95년 3월 결산 때의 매출액(94회계연도 기준)은 56억3천만엔이던 것이 2000년 3월 결산 때는 1백39억엔으로 2.5배 정도로 늘어났다. 올해 결산에서 경상이익은 전년도에 비해 약 30% 증가한 8억6천만엔을 기록했으며 내년 결산 때는 올해보다 25% 정도 증가한 10억엔을 목표로 하고 있다. 점포수도 급증세다. 95년 초 92개에서 올해 3월 말에는 2백9곳으로 불어났으며 요즘은 약 2백30곳에 달한다. 일본 안경업계 전체가 장기불황 탓으로 안경의 소비가 크게 위축될 것이라고 걱정하던 시기였음에도 불구하고 비전메가네의 매출은 쑥쑥 늘어나기만 한 것이다.

비전메가네의 성장비결은 독자적인 상품개발 능력과 컴퓨터를 활용한 과학적인 마케팅에서 찾을 수 있다. 많은 안경점이 안경테나 렌즈를 메이커에서 싸게 들여와 이윤을 붙여 소비자에게 되파는 단순한 상거래 모델에 머물고 있는 동안 비전메가네는 스스로 독자적인 안경상품을 기획하고 개발해 메이커에 발주했다. 비전메가네가 개발한 대표적인 히트상품은 주머니에 간편하게 넣고 다닐 수 있는 접는 돋보기안경과 구부려도 원래의 모양으로 되돌아 오는 원형복원식 안경이다. 평소에는 벗고 있다가 신문이나 책을 읽을 때 사용하는 접는 돋보기안경의 경우 일반 안경은 가지고 다니기가 불편하다는 고객들의 고충을 상품 아이디어로 잡아낸 것이다. 또 원형복원식 안경은 양복주머니에 안경을 넣고 다니다 전철이나 버스속에서 부대껴 안경테가 구부러져 고치러 오는 손님이 많다는 것에 착안해 상품화한 것이다. 이밖에 사각형 천으로 만들어진 안경닦이가 사용할 때 잘 미끄러져 안경렌즈에 지문이 묻는다는 점을 보고 미끄러짐이 일어나지 않는 장갑식 안경닦이를 만들어내기도 했다. 비전메가네는 또 고객관리에서도 타의 추종을 불허한다. 각 점포에 경품을 내걸고 즉석복권같은 스크래치카드를 비치해 두고 있다. 비전메가네를 찾은 고객은 이름 · 주소 · 생년월일 · 시력 · 안경도수 등 기본적인 인적정보를 기입한 뒤 이 카드를 받아 즉석에서 긁어 당첨되면 안경닦이 · 안경집 등의 경품을 탈 수 있다. 안경을 사지 않더라도 간단한 인적사항만 적어내고 경품을 탈 수 있다는 점 때문에 많은 사람들이 응하고 있다. 비전메가네는 이때 입수한 방대한 고객데이터를 차곡차곡 컴퓨터에 입력해 마케팅 타깃으로 삼고 있다. 현재 이렇게 해서 확보한 고객수만 1백40만 명이 넘는다. 비전메가네는 이들에게 신상품 정보 등을 e메일이나 우편으로 보내 주는 등 적극적으로 관리하고 있다. 천편일률적인 광고전단을 보내 주는 것이 아니라 다양한 안경관련 콘텐츠를 개인별로 적합하게 제공하고 있다. 또 매년 10만 명에게는 요시다 사장의 친필 붓글씨가 담긴 생일 축하카드를 보내고 있다. 고객과 정서적으로 끈끈한 유대관계를 이어가자는 것이다.

2. 델 컴퓨터 회사

오스틴 시에 있는 텍사스 대학 1학년이었던 마이클 델은 자신의 기숙사에서 우편으로 컴퓨터 부품을 판매하기 시작했다. 곧 그는 매달 80,000달러상당의 부품을 선적하고 있었다. 단기간에 그는 재고품의 부품들로 IBM 클론들을 구축하고 1,000달러 이하의 가격으로 우편으로 그 부품들을 판매하기 시작했다. 판매 전망이 너무 좋아서 델은 이 사업에 전념하기 위해서 학교를 중도에 그만두었다.

젊음은 마이클 델의 성공에 아무런 장애가 되지 않았다. 기업가로서 그는 매우 적은 돈인 1,000달러의 예금 계좌와 그가 저당 잡혀 빌린 융자로 시작했다. 그가 이 대학을 졸업하게 되었을 때까지 그는 한해에 7,000만 달러 상당의 컴퓨터를 판매하고 있었다. 그는 이제 50억 달러로 추정되는 개인 재산을 가지고 있다. 우편 주문에서 델의 경이적인 성공은 자연스럽게 다른 주요 제조업체들의 주목을 끌었다. 델 컴퓨터회사가 그의 리더십 위치를 유지할 수 있는지는 물론 대답 없는 질문이다. 델이 소기업으로 시작해서 그것을 약 10년 간에 걸쳐 산업리더십의 위치로 성장시킨 기록은 괄목할 만한 업적이다.

제 2절 기업가의 정신

안경사로서 기업가이기도한 안경원 경영자들은 시장의 욕구들을 발견하고, 그러한 욕구들을 충족시키기 위해서 새로운 안경원을 발족시킴으로써 뉴 밀레니엄시대의 자유 경제체계를 형성하는데 도움을 주게 될 의사결정자들이다. 변화, 혁신, 그리고 진보를 위한 새로움은 위험을 무릅쓰고 경제 성장을 부추기는 기업가로부터 나올 것이다.

오늘날의 세계는 기업가들에 대한 기회들로 가득차 있다. 기업가는 안경원은 창업함으로써 상당한 재산을 가져다 줄 뿐만 아니라 사회복지에 기여하는 재미있는 생활을 제공할 수 있다. 이 장은 기업가 정신에 관한 이해를 제공하고 기업가의 생활에 대해 안경사들이 준비해야 할 것에 대하여 도움을 주도록 설계되어 있다.

일부 저자들은 기업가라는 용어를 기업체의 설립자로 제한시키지만 우리는 모든 활동적인 소유자 겸 경영자들을 포함하고 기존 안경원을 매입하는 소유자 겸 경영자들을 포함하는 보다 넓은 정의를 사용한다. 그러나 여기서는 직영 안경원의 봉급을 받는 경영자들, 즉 기업가가 아니면서 기업가처럼 보이는 사람들을 제외시킨다.

1. 기업가의 기회들

개인안경사들은 사업을 시작하기 위한 기회들을 계속해서 찾고 있다. 그들이 성공적으로 사업을 운영할 수 있는 시장들과 상황들을 발견함에 따라 그들은 그 사업을 실현하든지 아니면 하지 않든지 간에 그들은 잠재적인 기업가들로 활동하고 있다. 즉 어느 안경원에서 안경사로 근무하든지 간에 언젠가는 자신의 안경원을 시작하기 위한 기회를 엿보고 있다는 것이다.

2. 기업가정신의 보상과 단점

1) 수익의 보상

어떠한 사업의 재정적 수입은 진정한 수익을 실현하기 전에 자신의 개인적 시간과 개인저축을 투자하는 것에 대하여 사업의 투자자나 소유자에게 보상해야 한다. 즉 은행의 대출이라면 수익 전에 대출원금과 이자를 지급해야하며 가족과 친척 또는 지인들에게 투자 받은 금액에 합당한 배당을 제공해야 한다. 기업가들은 그들의 투자한 시간과 돈에 대해 자신에게 보상할 뿐만 아니라 그 자신이 사업을 운영하는데 있어 그들의 시도하는 위험과 능력에 대하여 정당한 보상을 해주는 수익을 기대한다.

수익은 대부분의 기업가에게 매우 강력한 동기부여인자이다. 오하이주 북동부에서 발행되는 J.B. DOLLAR STRETCHER잡지의 설립자인 "내가 모든 돈을 버는데는 공식이 있다". 자신의 부인과 그 자신을 단독 주주라고 언급한 밥 민차크는 간단하게 자신의 동기부여를 다음과 같이 설명한다.

개인의 이익을 극대화하려는 노력은 개인의 이익 뿐 아니라 기업의 이익이 될 수 있다. 안경원의 경영자가 되고자 하는 안경사들은 안경원의 경영을 통하여 실현할 수 있는 이익이 동기부여가 되어 자신의 능력을 투자하여 혼신의 힘을 기울이게 되는 것이다.

이익이 작거나 없는 안경원은 오랫동안 지속될 수 없다. 이러한 안경원의 경영자들은 수익이 없기 때문에 노력을 할 필요성을 갖지 않는다.

2) 독립성의 보상

독립적으로 운영하기 위한 자유는 기업가정신의 또 다른 보상이다. 기업가 보상으로써 그것의 중요성은 1991년 중소기업 소유자들의 실태조사에 의해 입증되고 있다. 다른 회사들에서 일자리를 그만둔 사람들의 38%가 일자리를 떠난 주요한 이유는 자신들이 그 자신의 사장이 되고 싶다는 것이라고 말했다. 이러한 기업가들처럼 우리 다수는 우리 자신의 의사결정을 내리고 위험을 무릅쓰고 보상을 축적하려는 강력한 욕망을 가지고 있다. 그 자신의 사장이 되는 것은 매력적인 이상인 것 같다.

많은 안경사들은 자신이 보유한 지식과 기술을 독립적으로 타인의 간섭이 없이 펼치고자 하는 욕망이 안경원 경영자로의 시도를 낳고 있다.

3) 만족스러운 생활방식의 보상

기업가들은 자신의 사업에 대하여 경험한 만족에 관해 빈번하게 얘기한다. 그리고 일부사람은 그들이 하는 일을 "재미"라고 말하기까지 한다. 그들 즐거움의 일부는 그들의 독립성에서 유래할 수도 있지만 그 독립성의 일부는 기업의 제품과 서비스와 일하는데 있어서 소유주의 개인적인 성취를 반영한다. 예를 들면 스키점 운영자가 스키타는 것과 그것과 관련된 장비에 관해서 이야기하는 것으로부터 얻는 즐거움과 안경원의 경우에 자신의 검안 실력과 조제 가공능력을 고객들이 인정하고 기뻐하는 것 등이다. 기업가는 또한 사장이 되는 것, 로터리클럽에 가입하는 것, 지역사회에서 시민 지도자로서 봉사하는 것에 즐거워할지도 모른다.

4) 기업가정신의 단점들

기업가정신의 보상들이 비록 매혹적이지만 사업소유와 관련된 비용은 많은 기업가들에게 부담이 될 수 있다. 자신의 사업을 시작하여 운영하는 것은 전형적으로 고된 작업, 장시간 그리고 많은 정서적 에너지를 요구한다. 기업가들은 그 자신과 시간 및 노동을 많이 투자할 필요성뿐만 아니라 개인적으로 많은 스트레스를 받을 수 있다. 안경사의 복지와 복리에 대한 문제가 커질수록 경영자의 부담은 늘어난다. 종사 안경사를 더 고용하여 비용의 증가를 감수하든지 아니면 경영자의 더 많은 작업량과 근무시간을 요구한다.

사업실패의 가능성은 기업가들에게 끊임없는 위협이다. 파산한 소유자에게 성공이나 심지어 구조자금의 보장도 전혀 없다. 우리가 이 장에서 앞으로 논의하듯이 기업가들은 사업실패와 관련된 여러 위험들을 무릅써야 한다. 어느 누구도 실패자이기를 원치 않지만 그것은 언제나 사업을 시작하는 사람에게 가능성으로 남는다. 그러므로 기업가의 창업을 결정하는데 있어 안경사들은 긍정적인 면과 부정적인 면을 동시에 심사숙고 해야 한다. 안경사가 보상을 얻기를 기대한다면 노동, 정서적, 스트레스 및 위험의 결점들 또한 안경사 측에서 어느 정도 부담해야 한다.

3. 기업가들은 누구인가?

1) 기업가의 특징들

기업가의 통상적 고정관념은 높은 성취욕구, 보통의 위험을 무릅쓰려는 의지, 강한 자신감 그리고 사업의 열정과 같은 특징들이다. 이 책에서 구체적인 기업가들을 논의해감에 따라 안경사들은 대부분 이러한 이미지에 적합한 사람들, 즉 자신의 이상형인 기업가 스타일을 만날 것이다. 그러나 우리는 두 가지 경고의 감안해야 한다. 첫째로 이러한 특징들은 아직 입증되지 않았다. 둘째로 모든 규칙에는 예외가 있으며 이러한 틀에 맞지 않는 사람들 또한 여전히 성공적인 기업가들이 될 수 있을지 모른다는 것이다.

성취욕구 심리학자들은 사람들이 자신들의 성취욕구에서 차이가 있다는 것을 이야기한다. 낮은 성취욕구를 가진 사람들은 그들이 현재 지위에 만족하려 하는 것 같다. 반면에 높은 성취욕구를 가진 사람들은 남보다 뛰어나기 위하여 그러한 기준에 도전하기를 좋아하며, 그 자신이 맡겨진 과업에 대해 개인적으로 책임지는 것을 좋아한다. 성취동기부여의 연구에 있어 선도주자는 하버드대학 심리학자의 David C. McClelland이다. 그는 성취욕구와 기업가의 활동사이에는 정적인 상관관계가 있음을 발견했고 그에 의하면 기업가가 되는 사람들은 일반 인구의 구성원들보다 더 높은 성취욕구를 가지고 있다고 한다. 기업가들이 높은 성취자들이라는 것을 발견하기 위한 연구가 계속되고 있지만 성공적인 기업관리자들한테서 동일한 특성이 발견되었다. 이러한 성취에 대한 충동은 새로운 기업을 착수해서 그 기업을 성공으로 이끄는 야망을 가진 개인들에 의해서 명백히 나타난다. 일부 사람들은 그런 기업가적인 충동이 매우 어린 나이에 나타난다. 안경관련 업을 시작하는데 나이가 중요한 것이 아니며 어린 나이라도 아이디어를 가진 사람이라면 기업을 시작하기에 충분하다는 것이다.

위험을 무릅쓰려는 의지를 보유한 기업가들이 그 자신의 사업들을 시작하고 운영하는데 따르는 위험은 다양하다. 그들이 자신의 돈을 투자함으로써 재정적 위험이 따르며 그들이 안정적인 일자리를 떠난다면 그들은 자신의 직업의 안정에 대한 위험을 감수하는 것이다. 사업을 시작하고, 운영하는데 요구되는 스트레스와 시간은 또한 그들 가족을 위험스럽게 할 수도 있다. 특정사업과 긴밀하게 동일시되는 기업가들은 실패의 가능성에 직면할 때 심리적 위험을 무릅쓴다. McClelland는 높은 성취욕구를 가진 사람들은 보통 정도의 위험감수 성향들을 가지고 있음을 발견했다. 이것은 그들이 결과가 순전히 우연에 달려있는 도박상황과는 달리 결과를 어느 정도 통제할 수 있는 위험스러운 상황들을 선호한다는 의미한다. 기업가들이 독특한 위험감수 성향을 실재적으로 가지는 정도는 아직도 논쟁 중에 있다. 일부의 연구들은 그들이 위험감수에 있어 전문 관리자들과 유사하다는 것을 발견했지만 또 다른 연구들은 기어들이 위험을 감수하려는 더 큰 의지를 가지고 있음을 발견했다.

자신감을 보유하는 사람들은 그들이 직면하는 도전에 대처할 수 있다고 느낀다. 그들은 직면할 수 있는 문제의 유형들에 대한 통제의식을 가지고 있다. 대부분 성공적인 기업가들은 새로운 사업을 착수하는데 관여되는 문제들을 인식하지만 이러한 문제들을 극복하는 그 자신의 능력을 신뢰하는 자신감 있는 개인들이라는 것을 연구들은 보여준다.

2) 기업가로서의 여성

기업가정신과 일반적인 사업들은 수년 동안 남성에 의해 지배되어 왔지만 최근 들어 급격히 변화하고 있다. 미국의 경우에 전미여성기업소유자재단에 의해 후원 받은 명부에 의하면, 여성 소유 기업들의 수는 1987년에서 1996년 사이 동안 78% 성장했으며, 여성은 이제 모든 기업들의 37% 소유하고 있다. 한국의 경우에도 많은 여성 기업인이 탄생하여 왔고 안경원 또한 예외는 아니다. 많은 여성 안경사들이 안경원을 창업하고 운영하고 있다.

여성들은 예전보다 더 많은 기업들을 착수하고 있을 뿐만 아니라 성장과 수익에 대한 야망적인 계획들로 비전통적 사업들을 시작하고 있다. 오래되지는 않지만 여성 기업가들은 대부분 미용실, 소규모 의류점, 그리고 특히 여성 지향적인 다른 사업을 운영하는데 국한되었다. 그러나 최근 들어 여성의 사업진출 분야의 폭이 넓어지고 있다.

여성기업가들은 모든 기업들에게 공통되는 문제들에 명백히 직면해 있다. 여성안경사들은 남성안경사에 비하여 고객들의 신뢰가 낮을 수 있다는 것이다. 이것은 특히 연령이 많은 고객을 상대하는 경우에 발생한다. 또한 제품의 거래에 있어서 남성 영업사원들과 유대 관계를 맺기 곤란하거나 꺼릴 수 있다. 그러나 여성의 세심함은 고객의 만족을 높이는데 많은 도움이 될 수 있다.

3) 설립자

설립자는 일반적으로 "순수한" 기업가들로 간주되며 그들은 새롭고 향상된 제품이나 서비스에 기초하여 사업에 착수하는 발명자들일 수 있다. 그들은 또한 기술을 개발하고 난 후 그 자신의 기업을 시작하는 장인들일 수도 있다. 또한 그들은 새로운 기업들을 착수하는데 있어 타인들의 아이디어에 의존하는 종종 마케팅 배경을 가진 진취적인 개인들일 수도 있다. 개인으로써 또는 한 집단의 일부로서 활동하던지 간에 설립자들은 시장을 조사하고 자금을 조달하고 그리고 필요한 시설들을 마련함으로써 기업들을 존립케 한다.

안경원을 운영하려는 안경사들이 아무런 기술과 능력이 없이 안경원을 창업한다면 그들의 성공의 여부는 불확실할 수 있다. 다른 사람보다 뛰어나 검안 능력이나 조제 및 가공기술, 서비스 아이디어, 타 업종의 마케팅아이디어의 벤치마킹 등의 차별화된 능력을 보유하지 않고 시장의 조사와 자금운영 계획 등이 없이는 성공을 확신할 수 없는 것이다. 물론 이러한 요소들을 보유했다고 하여 반드시 성공한다는 것은 아니지만 성공의 기본요건은 될 수 있다.

또한 안경원 경영자는 설립자이며 경영자이다. 항상 사업이 존재하는 한 경영안정을 위한 노력을 끊임없이 보여야 하며 만일 안경원의 경영에 위기를 가져온다면 다른 사람에게 인수될 수도 있다. 설립자와 경영자간의 구분은 애매하지만 안경원 경영자는 설립자이며 경영자이다. 최근 들어 안경원의 규모가 커지면서 설립자와 경영자가 분리되는 경우도 있으며 설비자의 경영능력이 없는 경우에 경영자는 종사 안경사가 될 수 있다.

프랜차이즈 기업가는 프랜차이즈 가맹자들을 말하며 그들은 독립성 정도에서 경영자들과는 다르다. 프랜차이징 조직들과의 계약관계가 제공하는 제약과 지도 때문에 프랜차이즈 가맹자들은 제한된 기업가들로 기능한다. 많은 프랜차이즈 안경원의 경영자들은 자신의 능력을 과시할 수 있는 기회를 가지지 못하며 지역적인 특성을 파악하지 못하는 프랜차이징 본부 때문에 도약의 기회를 놓칠 수 있다.

4) 장인적 기업가와 기회주의적 기업가

아마도 기업가들은 다양한 배경들 때문에 자신의 경영관리 스타일에서 큰 차이를 보여준다. 기업가들은 본질적으로 각자의 방법으로 문제를 분석하고 의사 결정에 접근한다. 안경원을 운영하려는 안경사들은 그동안 살아온 생활환경에 따라 다른 스타일을 보일 것이며 근무하던 안경원에서 보고 느낀 점들을 기억 속에 저장할 것이며 이러한 기억이 안경원을 경영하는 스타일로 나타날 것이다. 장인정신을 지닌 사람은 크게 장인정신을 중요시하여 기술과 지식을 중요시하여 고객의 시력교정과 시력저하를 막기 위한 노력을 중시하여 경영을 할 것이다. 사업 의사결정에 대한 장인적 기업가들의 접근 방법은 다음과 같은 특징들을 가지고 있다.

① 장인적 기업가들은 온정주의 적이며 그들은 안경원의 종사안경사들을 그들 자신의 가족을 이끌어 가듯이 자신의 사업을 이끌어 간다.
② 장인적 기업가는 권한을 종사 안경사에게 이양하는 것을 꺼려한다.
③ 장인적 기업가는 자신의 기업을 설립하기 위하여 타인의 자본을 거의 이용하지 않는다.

④ 장인적 기업가는 가격, 질 그리고 안경원 명성의 전통적 구성요소들이 주요 요소가 되는 마케팅 전략을 정의한다.

⑤ 장인적 기업가의 매출에 대한 노력은 일차적으로 자기 자신을 위한 것이다.

그들의 시간 지향성은 낮고, 향후 성장이나 변화를 위한 계획은 거의 없다. 독립적인 정비소를 시작하려는 주유소와 미장원을 운영하는 미용 관리사는 장인적 기업가들의 예들이다.

기회주의적 기업가의 정의는 안경의 조제 및 가공과 검안을 습득한 안경사들이 경제학, 법률 또는 영어와 같은 비 전문적 과목들을 공부함으로써 자신의 전문적 교육을 보충해온 사람이다. 기회주의적 기업가들은 온정주의를 피하고 성장에 필요할 때마다 권한을 이양하고 여러 마케팅 전략들과 판매노력의 유형들을 채용하고 하나이상의 자본 조달기관으로부터 자본을 조달하며 향후성장을 위해서 계획한다.

5) 기업가 팀

지금까지의 논의는 기업가들이 그 자신의 기업을 가진 개인으로써의 기능을 한다는 것을 암시해왔으며 물론 이것은 대부분 그러하다. 그러나 기업가의 팀들은 특히 상당한 규모의 벤처 사업들에서 점점 통상적이 되고 있다. 두 명 이상의 개인들이 기업가의 자격으로 함께 기능하게 될 때 기업가의 팀이 결성된다. 팀을 결성함으로써 설립자들은 그렇지 않으면 가능할지도 모르는 것보다 더 광범위한 경영관리자의 재능을 확보할 수 있다. 예컨대 제조경험을 가진 사람은 마케팅 경험을 가진 사람과 팀 구성할 수 있다. 그러한 다양화된 경험의 필요성은 새로운 첨단 기술 사업에서 특히 절박하다.

안경산업은 아직 초창기 산업수준에서 머물고 있으며 따라서 많은 기회가 존재하는 산업이다. 검안과 조제 및 가공의 기술적인 부분들이 많은 향상이 있어 왔지만 사업이라는 측면과 기업가라는 상황에서 모든 것을 겸비할 수 있는 안경원 경영자는 아직 많지 않으며 따라서 기술과 경영의 능력을 가진 각각의 기업가가 서로의 사업을 승리로 이끌기 위하여 하나의 팀을 이루는 것을 말한다.

6) 한계기업들(Marginal Firms)

그 소유자들에게 매우 안정적인 수입을 제공하는 드라이 클리닝업자, 미용실, 정비소, 가전제품 수리점, 그리고 다른 중소기업들은 한계기업들로 불리어진다. 한계적이라는 용어는 한계기업들이 파산의 위험상태에 있다는 것을 암시하지 않는다. 즉 기업의 성장에 한계가 있다는 것이며 안경원의 경우에도 성장의 한계가 있다는 것이다.

이러한 한계기업의 범주를 넘어서고자 하는 것은 많은 안경원 경영자들의 소망일 것이다.

4. 변화하는 중소기업의 상황

변화하는 사업환경은 기업가의 기업과 중소기업에게 심각한 도전을 제기한다. 여기에서 우리는 중소기업이라는 용어를 정의하고 나서 중소기업들이 경쟁적이거나 경쟁 대기업들을 이기려면 중소기업 측에서 중대한 노력을 요구하는 것들을 고찰해야 한다. 이러한 도전의 영역들은 다음과 같다.

첫째, 마트형 슈퍼점포의 성장
둘째, 정보기술과 인터넷의 확대
셋째, 세계 경제의 출현

1) 기업가정신과 기업의 규모

"중소기업"에 관해서 이야기하는 것은 무엇을 의미하는가. 인근 식당이나 제과점은 분명히 중소기업이며 현대자동차는 명백히 중소기업이 아니다.

종업원 수, 판매량, 자신의 가치와 같은 기준들을 이용하여 중소기업을 정의하는 많은 노력들이 있어 왔으나, 일반적으로 인정되거나 보편적으로 합의된 정의는 전혀 없다. 규모 기준들은 기본적으로 독단적이고 특정 목적에 이바지하기 위해서 채택된다. 예컨대 입법자들은 매우 작은 중소기업 소유자에게 재정적 부담을 피하기 위해서 어떤 규제로부터 10명 내지 15명 이하의 종업원을 가진 기업을 때때로 제외시킨다. 이 책에서 다음과 같은 기준을 충족시키는 사업들에 주로 주목을 둔다.

2) 대형 유통업체와 경쟁하는 것

만일 자신의 작은 안경원을 소유하고 있는 상황에서 E-mart, 롯데마트, 홈플러스 등이 현대식슈퍼점포를 가지고 당신의 영역으로 이전에 온다면 안경원 경영자는 중대한 문제에 직면하고 있다는 것을 깨닫는데 오래 걸리지 않는다. 이러한 시나리오는 수많은 지역들에서 연출되어 왔으며 그 끝은 보이지 않는다. 거대한 할인점과 백화점들은 이제 엄청난 속도로 중소도시로 움직이고 있으며 거의 대부분 안경원이 입점할 것이다. 그러한 경쟁을 유치하기 위해서 필요한 최소 인구는 회사와 지역사회의 유형에 따라 다르며 일부 할인점들은 지역의 인구를 5만명으로 설정하는 반면에 또 일부 연쇄점들은 4,000명 이하의 인구가 있는 소도시로도 이전해간다.

대형 할인점과 백화점의 안경원은 다양한 상품들을 보유하며 상당히 많은 고객들을 유치하기 위해서 고객이 만족할 수 있는 가격수준들을 특징으로 가지고 있다. 그들의 거대한 구매력을 통해서 그들은 저렴한 가격을 확보할 수 있다. 고객들은 보다 낮은 가격이나 다양하게 갖춘 상품으로부터 매료되지 않을 수 없으며 이러한 특징들은 중소 안경원들에게 가혹한 경쟁상황을 가져다 준다.

안경원과 유사한 상황의 미국에 위치한 약국의 예에서 Doug Meredith는 7,000명 인구의 소도시인 위스콘신주의 스터젼베이시에 2개의 약국을 운영한다. 그는 월마트가 그 지역으로 이전해온 이후로 경쟁적으로 남기 위해서 힘들게 싸워 온 소매업자이다. 스터젼베이 월마트가 개장할 계획을 가지기전에 몇 개월 전에 메레디스는 어떻게 지방 상인들이 월마트의 그림자 속에서 살아왔는지를 보기 위해서 남부 위스콘신주와 일리노이주에 있는 중소도시들을 순회했다. 그는 자신의 연구와 수년간의 경험에 기초해서 다음과 같은 조치들을 취했다:

① Meredith는 "내가 몰락하고 있다면, 나는 화염 속으로 몰락하고 있을 것이다"라고 생각하면서 그의 점포를 4,000평방미터 정도 확장시켰다.

② 월마트가 개장하기 1개월 전에 Meredith는 지방 매체를 통해서 보다 많이 광고하기 시작했다. 그의 신문광고들은 약사들의 사진들을 실었고 그들의 경험, 신뢰성 그리고 지역사회에서의 뿌리들을 강조했다.

③ 월마트는 새로운 처방과 타 약국에서 이전되는 처방전에 대해서 5달러 할인을 약속하는 광고를 했고 Meredith는 자신의 광고에서 월마트의 제의와 맞섰다.

④ Meredith는 다른 약국을 운영하는 약사에게 자신과 합병하자고 설득함으로써 월마트에게 빼앗길 수 있는 고객들을 상쇄시키기 위해서 다수의 처방전 고객들을 추가시켰다.

⑤ Meredith는 300개로 동결되었었던 보다 많은 고객 외상 계정들을 제공하였으며 그 숫자는 1,250개까지 급상승했다. 월마트는 외상계정을 제공하지 않았다.

⑥ Meredith는 월마트가 제공하지 않던 서비스인 처방 약들을 계속 제공했다.

⑦ Meredith는 저 가격 설정 관행을 계속했으며 월마트의 가격이 평균적으로 자신의 가격보다 더 낮지 않다고 주장했다.

⑧ Meredith는 할인점 관계자들이 진입하기를 꺼려하는 노동집약적 틈새시장들을 개발했다.

이 틈새시장들 중 하나는 휠체어의 보수, 수리 및 고객 주문제작과 같은 가정 건강관리 같은 제품들이었다.

중소 안경원들의 합병은 현재와 같이 많은 할인점과 백화점들이 시장에 신규 진입하는 상황에서 소규모 안경원 경영자에게 새로운 도전이다. Meredith의 예는 한국의 많은 안경원 경영자들 또한 겪고 있는 어려움이며 이러한 것을 극복하기 위하여 노력하는 기업가의 정신이 요구되는 것이다.

사업 환경의 변화는 위협적이고 때때로 파멸적일 수 있지만 오늘날의 안경원의 경영자들은 기업가정신으로 그 도전을 대처해야 한다. 대부분의 안경원들은 자신의 경쟁적 무기들을 개발하여 능숙하게 사용한다면 살아남을 수 있다.

3) 정보화 시대와 인터넷

20세기의 하반기에, 전 세계의 기업들은 정보화 시대에 진입했다. 이제 21세기 초에 컴퓨터와 현대 기술의 관련 측면들이 끊임없이 변화해 왔고, 우리가 사업하는 방식에서 지속적으로 변화될 것은 분명한 것 같다. 모든 규모의 안경원들은 보다 효과적인 마케팅전략을 세우고 이를 활용하기 위하여 정보통신기술을 사용한다.

그러나 중소 안경원들은 대형 안경원들과 상이한 차이들을 극복하기 위해서 기술에 많은 투자를 한다. 중소 안경원들은 대형 안경원들이 항상 누려온 장점들을 없애고 싶어한다.

인터넷은 전국적으로 국지적인 전산망을 연결시키며 메시지들이 매우 빠른 속도로 이동하게 하여 중소 안경원 경영자에게 구매고객과 잠재고객으로의 도달 가능성을 효과적으로 제공한다.

4) 기업가들의 승리

중소 안경원의 경영자들은 안경산업의 약자가 아니며 소규모 안경원들의 안경산업 전반에 걸친 구매량과 안경사의 고용효과는 몇몇 대형 안경원에 비하여 매우 많은 부분을 차지하고 있는 것이 사실이다. 중소 안경원의 필요성은 안경 산업에 존재하는 많은 안경테 제조 및 도매업체, 안경렌즈 제조 및 도매업체, 콘택트렌즈 제조 및 제조업체, 안광학기기 업체 등의 생존과도 직결되는 매우 중요한 부분이다. 따라서 중소 안경원 경영자들은 여러 안경원과 연합하여 구매력(buying power)을 높여야 할 것이며 최종적으로는 이러한 결론에 도달할 수 있을 것이다.

5) 고객초점

고객이 바라는 제품과 서비스를 생산할 수 있는 사람들에게 사업기회들이 존재한다. 안경원이 제품이나 서비스를 매우 매력적으로 만들 수 있다면 그의 잠재고객들은 상당히 만족해할 것이다.

양호한 고객 서비스는 물론 어떠한 규모의 안경원에서도 제공될 수 있다. 그러나 중소 안경원들은 보다 대규모의 안경원들보다 이러한 목적을 달성하는데 대한 더 큰 잠재력을 가지고 있다. 적절하게 관리된다면 개인적인 안경원들은 직원의 창의력을 무시하는 경향이 있는 대형 안경원의 방침들과는 다르게 고객에게 서비스를 제공할 수 있다. 많은 경우들에 있어 고객들은 중소 안경원의 경영자나 안경사들과 친밀하게 지낸다. 고객만족을 창출하고 고객 애호를 얻기 위한 첫 번째 단계는 이러한 것을 얻는 것이다.

6) 정직성과 책임성

미래는 탁월한 제품 품질과 양호한 고객 서비스에 정직 및 신뢰성에 대한 평판을 추가시키는 안경원들에게 특히 밝을 것이다. 고객들은 윤리적인 문제들을 의식하고 있기 때문에 정직성에 반응한다. 경험을 통해서 그들은 광고 주장들이 때때로 정확하지 않다는 것을 인식 것이고 구매 시에 안경사들의 모호한 약속들이 책임지지 않으려는 안경원의 계략으로 보일 수 있다. 중소 안경원은 이러한 관계에 있어 일반적으로 윤리적인 안경원으로 회의적이거나 미온적인 대중의 애호를 얻을 수 있다. 즉 안경사들이 약속하거나 안경원의 고객과의 약속은 반드시 지킨다는 것을 고객들에게 전파하기가 중소 안경원이 수월하기 때문이다.

7) 혁신

많은 기업가들은 모든 일을 하는 방법에 있어 다르지만 보다 나은 방법을 개발하려 하기 때문에 혁신적인 기업가들이다. 다시 말해, 자신들이 보다 나은 안경원내의 환경을 만들고 고객을 만족시킬 수 있다는 것은 자신을 발전시키려는 혁신적인 사람이며 이러한 혁신을 통하여 대형 안경원과 경쟁할 수 있으며 변화하는 경제상황에서 빠르게 대처할 수 있다.

8) 기업가 정신으로 시작하는 사업

어떠한 유형의 기업이든지 기업을 시작한다는 것은 매우 흥분되는 사건이다. 그러나 자신의 사업을 발족시키는 것은 그러한 모험에서의 극단적 위험과 커다란 잠재력 때문에 아슬아슬할 수도 있다. 우리가 사업의 착수과정의 중요부문을 검토하기 전에 착수와 자신을 기업가의 세계로 진입시키는 것에 관해서 심사숙고할 필요가 있다.

제 3절 창업

1. 창업 요소

1) 창업자(start-up entrepreneur)

창업 과정을 주도하는 주체로서 창업계획을 세우고 이에 따른 위험을 부담하며 창업과정이 성공적인 기업경영으로 이어지도록 하는 책임을 맡게 되는 것이다.

2) 창업아이디어(business idea)

구체적인 사업아이디어로서 창업을 통해 어떤 제품이나 서비스를 고객에게 제공할 것인가에 관한 사업내용을 말한다.

3) 창업 자원(business resources)

창업아이디어를 구체적인 상품이나 서비스로 변환하는데 필요한 자본, 기술, 기계 또는 설비, 재료 및 부품, 건물 등과 같은 자원을 말한다.

2. 창업 전략

1) 신설 창업 전략

신설창업은 간단히 안경사가 새로운 안경원을 설립하는 것을 말하며 이러한 전략의 장점으로는 제품 및 서비스, 입지, 설비, 공급자 등과 관련된 의사결정이 자유롭고 기존 안경원과 비교해 볼 때 법률조항 및 설비절차 등이 훨씬 용이한 측면이 있다. 그러나 자금조달 및 신용확보가 곤란하고 경영활동을 효과적으로 지원할 직원의 고용이 쉽지 않다. 또한 경쟁 안경원이 대상지역에 이미 진출한 경우 애호도 높은 고객 및 유능한 안경사를 확보하기가 어렵다.

2) 인수전략

안경원 인수는 기존 안경원을 인수하여 사업을 시작하는 것을 말하며 장점으로는 인수대상 안경원에 대한 철저한 분석과 함께 세심한 주의를 기울여 인수하게 되면 상당히 많은 혜택을 누릴 수 있으나 인수대상 안경원을 잘못 선정하는 경우 나쁜 평판 및 이미지, 낡은 인테리어와 검안 설비, 쓸모 없게 되어 버린 재고품, 불리한 계약 등을 부담할 가능성도 존재한다.

3) 프랜차이즈 전략

프랜차이즈는 가맹점으로 하여금 본사의 상표, 기업인지도, 창설 및 관리방식 등을 활용할 수 있게 하고 일정한 로열티를 받는 것을 말한다. 제품이미지와 서비스를 본사에서 검증된 방법으로 판매하므로 사업을 시작하는데 따른 위험을 줄일 수 있다는 장점을 가진 반면에 프랜차이즈 가맹료, 초기비용, 로열티 때문에 이익이 일정수준에까지 이르지 못하는 영세업체로서 감당하기 어려운 상황이 전개될 가능성이 있다.

3. 창업 과정

1) 창업 아이디어 개발

창업의 성패를 좌우하는 출발점으로 소비자의 충분한 구매욕구, 즉 소비자를 만족시킬 수 있는 사업아이디어를 발굴해야 한다. 이러한 아이디어나 고유의 차별화된 능력을 보유하지 못한 채 창업하는 것은 매우 위험한 일이며 오랜 기간 동안 사업을 유지하기가 매우 어렵다.

① 기존제품이나 서비스의 탐색

다른 안경원에서 적용하는 제품 및 서비스를 그대로 또는 변형시켜 자사에 알맞게 응용시켜 보는 아이디어 탐색법이며 경험이 많지 않거나 투자 자금이 부족할 때 주로 이용하게 된다.

② 새로운 제품이나 서비스의 탐색

기존제품으로 소비자의 욕구를 충족시키지 못할 경우 기존제품을 변형하든지 제품이나 서비스를 탐색하는 방법을 말한다. 예를 들며 SOFT 콘택트렌즈로 고객을 만족시키지 못할 경우 RGP 콘택트렌즈에 대하여 충분히 탐색하여 고객을 만족시켜야 한다.

2) 사업 타당성 분석

사업아이디어를 평가할 기준을 마련, 구체적인 사업계획을 수립하는 기초 아이디어를 선별해야 한다. 자신이 세운 계획이 충분히 실현가능성이 있어야 하며 사업의 개시이후의 전략에도 긍정적인 영향을 미칠 수 있도록 충분한 검토가 이루어져야 한다.

① 시장분석

예상매출액과 같은 목표시장의 크기 및 제품에 대한 수요추이, 성장잠재력 등을 분석하는 방법을 말한다.

② 제품분석

제품품질, 특정 제품의 경쟁우위, 대체품, 판매가능성, 재고 가능성, 시설 능력 등을 평가하는 방법을 말한다.

③ 수익분석

시장분석과 제품분석을 바탕으로 아이디어의 경제적 가치와 예상되는 위험을 종합적으로 분석하는 방법을 말하다.

3) 창업 전략 선택

일단 기초 아이디어가 사업성 있는 걸로 판명이 되면 사업계획서 작성 이전에 창업전략을 선택하는 것이다.

4) 구체적인 사업계획 수립

사업전체의 성패를 결정하는 중요한 단계로서 새로이 창업할 기업의 전체상을 그려보는 것이다. 사업개요, 시장현황, 생산 및 판매계획, 설비투자, 인력계획, 재무계획, 일정계획 등 사업추진의 각 단계별로 고려해야 할 모든 사항을 미리 예상해 보는 것이 필요하다. 의료기사법에 대한 충분한 검토와 주식회사로 설비할 경우 상법에 정하는 법률적 절차를 빠짐없이 챙겨야 한다.

제 9 장

안경원 서비스 마케팅 믹스

안경원에서 제공하는 여러 제공물(안경, 콘택트렌즈)은 단순한 제품이 아닌 안경사의 지식과 기술이 포함된 하나의 서비스로 볼 수 있다. 안경테와 안경렌즈, 콘택트렌즈는 안경사의 검안, 제품지식, 조제가공 기술, 시력의 보호, 편안한 시(視)생활, 사후 A/S 등이 포함되어 각각의 제품으로는 그 기능을 발휘할 수 없고 위에 언급한 모든 요소들이 합쳐져야만 고객에게 만족을 주는 하나의 상품으로 다시 탄생시키는 것이다. 즉 단순히 제품을 팔고 사는 상행위가 아닌 의료행위와 그 의료행위를 기반으로 하는 기타 부가적인 서비스를 지속적으로 제공함으로써 '서비스(service)'라는 용어가 사용되어진다. 이러한 의료행위와 상행위를 근간으로 하는 서비스에 대하여 알아보도록 한다.

제 1절 서비스의 정의

1. 서비스 마케팅의 정의

미국마케팅학회(AMA: American Marketing Association)에서는 1960년에 "서비스란 판매 목적으로 제공되거나 또는 상품 판매와 연계해서 제공되는 제 활동, 편익, 만족"이라고 정의하고 있다. 즉 서비스(service)는 상대방의 입장에서 상대방이 요구하는 것을 제공하여 만족하게 해주는 것이라고 할 수 있다. 안경과 콘택트렌즈라는 제품은 안경사를 거치지 않고는 단순한 제품(goods)에 불과하다. 그러나 안경사의 지식과 기술이 결부되어 고객의 욕구(needs)가 충족되어지는 상품이 되는 것이고 이러한 제품을 제반 서비스와 연계하여 제공하는 것을 요구되는 것이 현실이다. 또한 서비스는 무형의 것이지 결코 눈으로 볼거나 만질 수 없는 것입니다. 볼 수도 만질 수도 없는 무형의 가치(value)를 고객에게 전달하는 것이 안경원에서 사용기간 동안 제공해야 할 서비스인 것이다.

봉사적 의미에서 보면 서비스는 인간적인 봉사로 볼 수 있고 인간 상호 관계에서 보면 고객과 서비스 제공자 상호작용으로 볼 수 있다. 다만 안경원의 특수한 상황에서는 각 안경원의 입지에 따라, 고객의 계층에 따라 서비스를 봉사적인 무한 제공으로 볼 수도 있고 제반활동으로 볼 수도 있다.

2. 현대사회에서의 서비스의 필요성

그렇다면 왜 이러한 서비스가 현대사회에서는 필요한가?

서비스 사회(service society), 서비스 경제(service economy)로 표현되는 현대사회에서는 서비스가 산업에서 차지하는 비중이 점점 증가하고 있다. 따라서 안경원의 경영자와 관리자는 산업 전반에 나타나는 고객의 서비스 욕구를 인식해야만 한다.

1) 서비스 경제의 성장

① 소비자 욕구의 다양성

예전에 단순히 안경을 구매하고 가격이나 안경사의 친절함 정도가 서비스였다면 현재는 안경구매자들이 기본적인 안경구매 외에 안경과 콘택트렌즈, 시력보호에 대한 정보를 원하고 있고 안경원 내의 대기시간동안 편안하고 아늑한 분위기를 즐기려 하고 있으며 안경의 제작과 검안이 빠르고 정확하기를 원한다는 것이다. 또한 안경이나 콘택트렌즈를 주문하고 재 방문하기를 꺼리며 본인들이 편하고 원하는 시간에 가져다 주는 배달서비스를 요구하는 경우도 있다.

② 급속한 기술의 진보

영세하던 안경테 및 안경렌즈, 콘택트렌즈와 각종 부대 용품 업체들의 공장 설비 자동화 및 최신화로 소비자의 욕구에 부응할 수 있는 빠른 성장을 이루었다는 것이다. 또한 안경원의 검안 설비와 조제가공 설비는 매우 정밀하고 정확한 설비로 교체되어 빠르고 정확한 상품을 고객에게 전달할 수 있다는 것이다. 즉 다양해지는 소비자의 욕구를 만족시키기 위하여 기술이 발전되었다고 할 수 있다.

③ 생산활동에서의 서비스 확장

제조기업이든 서비스 기업이든 생산활동에 있어서 서비스를 점점 더 필요로 하고 있다. 현재 안경원은 안경을 단순히 판매하는데 그치지 않고 종사 안경사의 지속적이고 장기적인 교육과 꾸준한 시장조사, 경영 컨설팅 등이 요구되고 있다. 즉, 예전에 안경원 경영자 홀로 할 수 있었던 업무가 산업화, 복잡화되면서 이것들을 수행하는 전문 회사가 나오게 된 것이다. 고객관리 프로그램 공급업체와 안경 및 콘택트렌즈에 필요한 부대 용품 공급업체 등이 그것입니다.

2) 서비스 경제로의 이행

① 신종 서비스업의 등장

컴퓨터와 정보통신의 발달로 사이버 복덕방, 사이버 미팅방, 인터넷서점 등과 바쁜 생활에 쫓기는 학생과 직장인을 대상으로 하는 논문, 리포트 대행업체와 24시간 복사, 지하철을 이용한 택배업체 등이 생겨남으로서 새로운 서비스를 현대인들은 즐기게 된 것이다.

안경산업의 경우도 예외는 아니다. 사이버 썬그라스 판매 사이트, 사이버 광고대행 등이 있으나 다만 의료기사법에 명기된 안경사의 고유 업무 범위 안에서 법의 테두리를 지켜가며 하는 것이 중요하다.

② 보조 서비스의 중요성

주요 서비스 이외에도 보조 서비스를 제공하여 기업 전체의 서비스 활동이 늘어나고 있다는 점이다. 호텔의 경우 주요서비스는 숙박이지만 고객은 단지 숙박만을 이용하지는 않는다. 숙박은 모든 호텔이 가지는 고유업무이다. 이러한 고유업무의 동일성 때문에 소비자들은 호텔을 객관적으로 평가하기가 어렵고 호텔도 차별화 시키기 상당히 어렵다. 호텔이 제공하는 보조 서비스에 더욱 소비자들이 관심을 가지는 것은 당연한 일이며 점차 보조 서비스가 더욱 중요해져 가는 추세이다.

이동전화의 경우도 이런 예의 하나이며 안경산업의 경우도 예외는 아니다. 검안과 조제 가공업무는 안경사의 고유업무이며 이러한 본질적인 서비스로는 타 안경원과 타 안경산업체와 차별화 하기 어렵다. 따라서 자사의 환경에 가장 적합한 보조 서비스를 개발하는 것이 최선의 방법이다. 대부분의 기업들은 자사의 환경과 유사한 선두 기업을 벤치마킹 하여 자사의 장점으로 체화시켜 기업의 경쟁력으로 만들어간다.

③ 고급화, 전문화 다양화

기존 서비스업의 고급화, 전문화, 다양화로 나타나고 있다. 빵집과 제과점은 거의 대부분 베이커리 등으로 새 간판을 달면서 시설 및 상품의 고급화가 일어나고 있다. 자사의 환경을 이해하지 못하고 무조건 싸게 많이 파는 것이 중요한가? 저렴하게 많이 판매할 수 있는 박리다매의 형태로 운영될 수 있는 안경원은 많지 않다.

의료 서비스의 경우 아무리 진료비를 저렴하게 하더라도 아프지 않은 환자가 저렴하다고 몰려갈 수는 없다. 환자의 상황에 맞는 맞춤화 된 서비스 등이 서비스의 패키지와 사후서비스와 꾸준한 정보 제공 등의 변화가 기존 서비스업의 고급화라고 할 수 있다.

전문화는 모든 계층의 소비자, 모든 연령의 소비자를 상대하려는 생각의 전환이다. 피부과 의사가 모든 질병을 치료하지 않고 여드름 클리닉같이 전문적인 한 분야에 집중하는 것을 말한다. 애완견 전문 미용실, 비만 클리닉, 시력교정 클리닉, 소아 전문병원 등의 경우도 마찬가지이다.

④ 부가 서비스의 증가

제조기업이 제품을 판매하면서 부수적인 서비스를 점차 증가시키는 것이다. 제품에 부가할 수 있는 서비스로는 기술적 서비스(검안, 휘팅 등), 보수 및 유지(A/S), 고객 훈련, 상담 서비스, 배달 등등 무수하다. 이러한 눈에 보이지 않는 잠재적 서비스가 포함된 제품 패키지를 소비자들은 구매하게 되는 것이다.

2. 서비스의 특징

1) 무형성(intangibility)

서비스는 손에 잡히지 않고 보이지도 않는다. 따라서 서비스의 결과를 시각적인 형태로 만들어 고객에게 보여주어야 하며 서비스의 내용보다는 서비스를 받게됨으로써 얻는 구체적인 편익을 강조한다. 서비스를 제공하는 장소, 서비스 제공자의 복장, 서비스 사용할 때의 장비, 커뮤니케이션 재료나 내용(사진, 포스터, 소책자 등) 등 시각적인 요소를 잘 정리하여 고객들에게 양질의 서비스라는 인상을 주어야 한다. 예를 들어 의료서비스의 경우 원장의 명성이나 유명도, 외적인 시설과 같은 실체적 단서를 강조하거나 가시화 할 수 있는 정보를 알리려고 한다. 모 기업이 병원산업에 진출하면서 초대원장으로 전 서울 대학 병원장을 선임하고 국내 최고의 의료시설과 의료진을 갖춘 건물을 만든 것도 이런 맥락에서 이해할 수 있을 것이다.

안경원의 경우 안경사의 안경광학과 졸업 유무, 안경사 면허취득유무, 검안 및 조제가공 경력, 안경 및 안과 관련학회의 참가 등이 양질의 서비스임을 알리는 단서가 되며 최근 외국의 검안 대학을 졸업하여 고객에게 '신뢰'의 단서를 제공하거나 안경 및 콘택트렌즈 관련업체의 교육 프로그램에 참가하고 교육 이수증명서를 단서로 사용할 수도 있다.

2) 비분리성(inseparability)

서비스의 제공자가 제공함과 동시에 고객에게서는 서비스가 소멸되기 때문에 서비스의 품질을 시험하거나 품질을 통제할 수 없다. 즉, 택배서비스에서 물건을 받음과 동시에 서비스는 소멸된다. 이러한 생산과 소비가 동시에 일어나기 때문에 발생하는 문제점을 해결하려면 고객과 접촉하는 현장 안경사를 신중히 선발하고 지속적으로 교육해야 한다. 또한 고객관리의 중요성을 항상 인식해야 한다.

3) 변화 가능성(variability)

한 안경원에서도 안경사에 따라 다른 서비스를 제공할 수 있고 같은 안경사라도 고객마다 시간마다 다른 서비스를 제공할 수 있다. 즉 서비스는 동질적이 아니고 변동 적이어서 규격화, 표준화하기 어렵다. 이러한 서비스의 변화 가능성은 문제와 기회를 동시에 제공한다. 따라서 경쟁 안경원보다 우수한 안경사를 선발하거나 교육, 훈련하는데 투자하여 자사가 제공하는 서비스의 질을 일정수준으로 유지해야 한다. 또한 고객의 불편 신고 시스템, 고객 설문조사, 비교구매 등을 통해서 고객의 자사에 대한 태도, 불만사항, 고객의 만족 정도, 그리고 고객이 제시하는 서비스 개선방향 등을 파악해야 한다.

4) 소멸 가능성(perishability)

제공되지 못한 서비스는 재고로 보관하여 다음에 다시 제공할 수 있는 것이 아니다. 따라서 서비스의 수요와 공급간의 조화를 이루는 것이 중요하다. 구체적으로 수요측면에 의한 조정과 공급측면에 의한 조정이 있는데 먼저 수요 측면의 조정을 살펴보면 가격을 차별화해야 하고, 보조서비스를 개발해야 하며, 예약시스템과 새로운 프로그램의 개발이 필요하다. 공급 측면에서는 시간제 고용을 통하여 유연성을 확보해야 하며, 여러 직무에 대한 교육을 시행해 유사시에 서로 도울 수 있는 기반을 만들어야 한다.

제 2절 서비스 기업의 마케팅믹스

1. 안경원의 서비스 마케팅 믹스

그동안 안경원을 경영하는 많은 경영자와 관리자들은 안경원은 마케팅을 하기에 사업규모가 작아서 마케팅을 하기에 부 적절하다고 생각한다. 또한 안경원의 매출과 수익에 비하여 마케팅은 비용이 많이 소요된다고 판단하였다. 그래서 새로운 경영기법이나 마케팅기법을 도입할 필요성을 느끼지 않았다. 변호사, 회계사, 의사 등 전문직종의 사람들과 마찬가지로 안경사 또한 마케팅 행위를 점잖지 못한 행동이라고 보고 있다. 대규모 병원이나 대학 같은 서비스 기업들과 대형 안경원, 안과내 안경원, 백화점 및 할인점내 안경원, 안과 지정 안경원 등은 항상 수요가 있으므로 마케팅의 필요성을 느끼지 못했다.

그러나 급변하는 현대 사회는 안경원에서도 마케팅의 필요성을 요구하였고 안경원들은 이러한 환경의 변화를 받아들이기 시작했다.

2. 안경원의 서비스상품 관리

제품과 달리 서비스는 고객이 서비스 상품의 일부로 파악되고 그들의 만족이나 품질의 평가가 더욱 중요한 요소로 작용한다. 따라서 서비스를 소비하는 주체인 고객의 행동과 그들의 관점으로 상품을 분류하여 살펴보는 것은 많은 서비스를 제공하는 안경원에 많은 도움이 될 수 있다. 따라서 서비스 상품을 편의 서비스(Convenience service), 선매 서비스(Shopping service), 전문 서비스(Specialty service) 등의 3가지로 분류하여 살펴보겠다. 이것은 마케팅에서 고객이 소비하는 제품을 편의품(Convenience goods), 선매품(Shopping goods), 전문품(Specialty goods)으로 분류하는 기준을 따른 것으로 소비자가 서비스를 구매하는 행동과 그들의 관점을 기준으로 한 것이다.

1) 편의 서비스 상품

편의 서비스(Convenience service) 상품은 소비자가 최소한의 쇼핑노력을 들여 구매하는 것을 말한다. 우편서비스를 이용하는 경우에 소비자들은 잘못 배달이 돼서 문제가 생길까 우려하지는 않는다. 또한 이러한 우편서비스를 이용하는데 많은 시간과 비용을 들여 정보를 얻으려하지 않는다. 만일 콘택트렌즈 착용자가 약품을 구매하려 한다면 대부분의 소비자는 인근의 편리한 위치의 점포를 선택할 것이다. 이것은 식염수나 클리너, 보존액, 단백질 제거제 등은 그다지 가격이 비싸지 않고 반복적으로 자주 구매하는 경향이 있기 때문이다.

2) 선매 서비스 상품

선매 서비스(Shopping service) 상품은 소비자가 원하는 서비스를 얻기 위하여 경쟁 서비스와 품질, 가격 등을 비교해가며 정보를 탐색하는 등 구매노력을 들인 후 구매하는 것을 말한다. 치과나 미장원, 안경원 등이 이런 좋은 예이다.

안경이나 콘택트렌즈의 구매자들은 여러 안경원의 경쟁서비스와 품질, 가격 등을 비교해가며 정보를 탐색하는 구매노력을 기울인 후 구매하는 것을 말한다.

3) 전문 서비스 상품

전문 서비스(Specialty service) 상품은 서비스가 가지는 차별적인 성격이나 전문적인 성격 때문에 대체할만한 서비스가 존재하지 않으며 브랜드 애호도가 매우 높은 상품을 말한다. 이러한 상품은 소비자들이 인식하는 위험이 매우 크고, 구매노력을 많이 들이며 고객이 관여하는 정도가 매우 높다. 따라서 고객들은 최상의 서비스를 얻기 위하여 적극적으로 참여하며 비교적 많은 투자를 한다. 특정가수의 콘서트 관람, 개인변호사의 법률상담이 좋은 예이다.

3. 안경원 서비스 보증 관리

1) 서비스 보증의 정의

제품의 경우에 대부분의 기업들은 소비자들에게 보증을 제공하고 있다. 소비자는 구매한 제품을 무상으로 정해진 기간동안 수리를 받고 있다. 안경의 경우에 명문화되어 제공되지는 못하지만 안경이나 콘택트렌즈에 대하여 보증을 제공하고 있다. 즉 만족하지 못한 고객에게 제품을 교환해 주거나 수리해주는 것을 보증(guarantee)이라고 한다.

그러나 서비스의 경우에는 교환이나 수리가 불가능하기 때문에 제품의 보증보다 더욱 많은 노력과 창의적인 발상이 필요하다. 검안 서비스의 경우에 안과에서는 판매되는 제품이지만 안경원에서는 제공되는 서비스이기 때문에 이러한 서비스의 보증은 서비스 상품을 구성하고 있는 중요한 요소의 하나로 작용하기도 한다.

2) 서비스 보증의 중요성

안경과 콘택트렌즈를 판매하기 위하여 안경원에서는 검안서비스를 제공한다. 이러한 서비스의 내용이 부실하거나 고객의 시력손상 등의 부작용으로 나타난다면 안경원의 이미지는 크게 실추될 것이며 매출에도 직접적인 영향을 줄 것이다. 최근 일부 안경원에서 검안의 차별화를 시도하고 있다. 안경사들을 외국의 검안 대학이나 교육 프로그램에 참가시키거나 국내의 여러 안경 및 콘택트렌즈 관련업체에서 실시하는 교육프로그램, 각종 학회에의 참가 등을 통하여 안경사가 제공하는 서비스의 질을 높이려는 시도가 있다. 이러한 시도는 서비스를 보증하겠다는 안경원의 의지로 볼 수 있다. 만일 검안 서비스에 만족을 못하였다면 금액을 전액환불 또는 교환 등의 보증을 내세우고 있는 안경원이 늘어나고 있는 추세이다.

3) 서비스 보증이 필요한 상황

서비스 보증의 가장 큰 장점은 경쟁하고 있는 안경원과 단지 제품가격을 통한 경쟁이 아니라 전혀 다른 차원의 경쟁을 할 수 있다는 것이다. 많은 보증을 제공한다고 해서 안경원의 비용만이 증가하는 것은 아니며 궁극적으로 불량 서비스를 줄이는 결과가 나타나므로 단순히 비용을 지출하는 것이 아니고 투자로 보아야 할 것이다. 즉 검안 서비스를 정확히 제공하고자 고객들에게 '검안 서비스 불만족 시 100% 환불'이라고 하는 보증 프로그램을 실행한다면 안경사들의 검안 서비스가 궁극적으로 더욱 좋아진다는 것이다. 충분한 고객파악, 즉 문진 과정을 통하여 고객의 시력 상태를 파악하고 고객이 바라는 상황을 이해하여 고객을 만족시키는 것은 안경원이 속해있는 시장 내에서 강력한 경쟁적 위치를 확보하고, 많은 시간을 허비하게 되는 불량 서비스를 줄일 것이며, 안경원의 가치를 종사안경사들에게 재확인시킬 수 있는 수단이 바로 보증이다.

일반적인 사업체의 경우에 서비스 보증이 필요한 경우를 살펴보면 다음의 경우에서 중요해지며 안경원의 상황도 예외는 아니다.

① 상품 사체의 가격이 높은 경우
② 고객의 자아 이미지가 관계된 경우
③ 문제 발생시 그 피해가 심각한 경우
④ 해당 산업에 전반적으로 품질에 대한 나쁜 이미지가 형성되어 있는 경우
⑤ 상품 구매에 대해 고객의 전문지식이나 자신감이 적을 경우
⑥ 고객의 반복구매가 기업에 중요한 경우

⑦ 사업이 구전에 의해 영향을 많이 받는 경우

⑧ 구매자의 저항이 큰 경우

안경원의 경우에도 거의 모든 경우에 해당이 되며 따라서 고객을 만족시키는 노력이 요구되며 여기에 소요되는 비용이 장기적으로 매출의 증대로 나타날 것이다.

4) 성공적인 보증의 조건

이와 같은 서비스의 보증은 모든 안경원에서 필요하고 고객과 안경사 모두에게 긍정적인 영향을 주지만 항상 성공하는 것은 아니며, 다음과 같은 조건을 충족시켜야 할 것이다.

① 무조건적으로 제공하라.

최고의 서비스 보증은 고객이 만족할 수 있도록 모든 것을 보장하는 것이다. 고객이 사용하는 안경과 콘택트렌즈가 시력과 다르거나 작업용도에 맞지 않아 고객이 불만을 호소한다면 즉시 환불이나 교환을 해주어야 한다. 만일 이런 저런 핑계를 대며 교환을 미루거나 환불을 해줄 수 없다고 한다면 고객은 크게 실망할 것이고 주위의 친구들이나 이웃에게 해당 안경원의 불친절함과 거짓 보증을 이야기하고 다닐 것이다.

만일 그 즉시 검안 서비스에 대한 사과와 추후 언제든지 다시 이런 상황이 발생했을 때 보상을 약속한다면 고객의 신뢰는 높아질 것이며, 장기적으로는 애호고객에 의한 구전 광고 효과로 안경원의 매출도 증가할 것이다.

② 이해하기 쉽고 설명하기 쉬워야 한다.

보증은 단순하고 명확한 언어로 주요 약속을 지적해야 한다. '1개월 이내 안경테 파손 시 무상교환', '1개월 이내 콘택트렌즈 부작용 발생 시 환불' 등의 정확하고 명료한 메시지를 고객에게 전달하려 노력해야 한다. 즉 고객과 안경사 모두가 동일하게 인식하는 약속이어야 한다.

③ 고객이 느끼기에 중요하고 적정해야 한다.

회사가 밀집한 지역의 안경원에서는 고객은 빠른 시간 내에 안경과 콘택트렌즈를 구입하여 회사로 들어가고자 할 것이다. 이 지역의 안경원은 빠른 검안 시간과 많은 안경렌즈, 콘택트렌즈의 보유를 중요하게 생각해야 할 것이다. 바쁜 직장인에게 여러 번 방문하게 하는 것은 적절치 못하다.

만일 아파트 주거지역에 안경원이 위치한다면 이들은 빠른 검안 시간과 즉각적인 조제 가공보다는 지속적인 A/S, 즉 잦은 휘팅과 땜질, 케이스와 안경수건의 무료증정 등이 중요한 보증으로 느끼게 될 것이다.

또한 보증은 적정 수준이어야 한다. 만일 구입한 안경이 다른 안경원에서 판매하는 안경보다 비싸다면 차액의 3배를 보상하겠다는 A 안경원의 보증내용은 고객의 입장에서 보면 너무 관대한 보증이다. 고객은 안경원의 판매가격에 대하여 의심을 할 수 있다.

④ 이용하기 편해야 한다.

위에서 언급한 경우에 만일 3배의 보상을 받기 위해 다른 안경원에서 안경을 구입하고 영수증이나 가격을 증명할 수 있는 서류를 발행하여 다시 최초 구매 안경원으로 돌아가서 3배 환불을 요구한다면 이미 고객은 타 안경원 보다 비싼 가격으로 구매한 것에 화가 나 있는데 이런 복잡한 절차를 거치도록 한다면 고객에게 모욕감을 줄 수도 있다.

⑤ 신뢰성이 있어야 한다.

고객들이 믿을 수 있어야 한다. '가격에 만족하지 않으면 환불' 등의 보증은 많은 사람들에게 신뢰성을 주지 못하며 이런 경우 서비스를 무시하는 경우도 있다. 또한 서비스를 제공하는 안경사들에게도 신뢰성이 있어야 한다. '100% 시력에 만족하지 않으면 환불'을 보증하는 것을 안경사들이 믿지 못할 수도 있지만 안경원 경영자의 장기적이고 지속적인 검안 교육 프로그램의 개발로 안경사의 검안 능력이 향상되어 이러한 보증을 그저 구호로 그치는 것이 아니라 실제로 제공하는 것이라는 생각을 하게 될 것이다.

5) 서비스 보증제도 실시의 장애 요인

대부분의 안경원 경영자들은 서비스 보증 제도를 활용하기를 꺼린다. 그 이유는 보증을 실시하면 서비스가 통제 불능한 요인들에 의해 좌우될 가능성, 서비스 보증을 요구할 때 소비자가 속일 가능성, 보증제도의 비용이 많이 들것 등에 대한 우려를 하기 때문이다. 허위 클레임을 할 가능성이 높은 경우에 무조건 보증을 하는 것은 무모할지도 모른다. 실례로 도미노 피자에서 '30분 이내 배달 못하면 무료' 보증을 했을 때 일부 학생들은 아주 찾기 힘든 장소에서 주문을 하였다. 그래서 피자를 무료로 먹게 되었고 도미노 피자는 손실을 보게 되었다. 이 경우 보증을 하나의 장난이나 게임으로 여기는 학생들 때문에 문제가 발생한 것이다. 도미노 피자의 사장은 '그 학생들은 도미노의 평생 고객이 될 것이다'며 보증을 확신하였다. 또한 안경원에 와서 안경사와 경영자를 속이려는 1%의 고객들에게 신경 쓰느라고 99%의 고객을 무시해서는 안 될 것이다. 즉 '시력에 불만족 할 경우 100% 환불'의 보증에서 거짓고객에게 환불이나 교환을 해주더라도 이러한 보증결과가 다른 고객들에게 소문이 나서 더 많은 고객이 안경원에 올 수도 있다.

4. 안경원의 서비스 가격관리

1) 서비스 가격의 개념

구매자들이 안경이나 콘택트렌즈를 구입할 때 얻게 되는 효용에 부여된 가치라고 할 수 있다. 즉 안경을 구입하면 안경가격을 지불하지만 안경의 가격은 안경테와 안경렌즈의 제품가격 이외에도 안경을 착용하기 위하여 시력을 검사하고 편안하게 착용할 수 있도록 도움을 주는 피팅과정, 시력관리에 도움이 되는 안경사의 안과학적 지식전달, 다음 안경을 할 때까지의 사후관리 등이 포함되어 있다.

2) 서비스 가격의 중요성

서비스는 소멸성을 지니고 있기 때문에 수요와 공급이 조화를 이루는 것이 매우 중요하다. 이러한 수요의 관리에서 매우 중요한 요인은 가격이다. 서비스 제공자인 안경사와 경영자는 가격을 조작함으로써 수요량을 증가시키거나 감소시킬 수 있다. 즉 서비스의 가격이 디스포저블 렌즈와 하드콘택트렌즈가 동일할 수 없고 일반 CR과 누진 다초점 렌즈가 동일할 수 없다. 안경사의 고객 응대 시간과 검안 시간, 사후 관리에 대한 설명 시간 등의 안경사로서 제공하는 서비스가 더 많이 제공되는 만큼 서비스 가격의 산정도 다를 수밖에 없다. 이처럼 가격은 다른 마케팅 믹스 중에서 가장 쉽게 변화시킬 수 있고, 가장 빨리 변화의 결과를 얻을 수 있다. 또한 광고나 신제품 도입, 물리적 환경의 조성 등의 다른 마케팅 믹스요소들은 항상 비용을 수반하는데 비해서 가격은 그렇지 않다. 따라서 가격은 안경원의 수익을 실현하는데 매우 결정적인 마케팅 요소이다.

많은 안경원에서 OK CASH-BACK과 같은 포인트 적립 방식을 택하기도 하지만 안경원의 특성 상 일반 주유소나 슈퍼처럼 자주 방문하지는 않기 때문에 고객은 포인트 적립에 대하여 쉽게 잊어버린다. 또한 포인트가 적립이 되어도 실제로 사용기준에 도달하기 위하여 안경원에서 2-3회 이상 구매를 해야 하는데 실제 1년의 제품수명주기를 가지는 안경은 그때까지 포인트를 기다리기 매우 어렵다. 따라서 서비스 제공에 따른 차등 가격을 설정하는 것이 무엇보다 중요하다고 할 수 있다.

〈사례〉 제발 나에게 물건을 팔지 말아라.

- 나에게 옷을 팔지 말고, 멋진 모습과 스타일, 그리고 매력을 팔아라.(여대생 C양)
- 나에게 보험을 팔지 말고, 편안한 마음과 나와 내 가족의 밝은 미래를 팔아라.(H社 K과장)
- 나에게 책을 팔지 말고, 즐거운 시간과 지식의 혜택을 팔아라.(S대 Y교수)
- 나에게 장난감을 팔지 말고, 내 아이들의 즐거운 시간을 팔아라.(가정주부 L씨)
- 나에게 컴퓨터를 팔지 말고, 현대 문명과 신기술에 대한 즐거움과 혜택을 팔아라.(대학 신입생 S군)
- 나에게 비행기 표를 팔지 말고, 빠르고 안전하며 백만금같이 귀중한 목적지 정시도착을 팔아라.(사업가 K씨)

〈자료원 : 이유재(1997) 울고 웃는 고객이야기〉

3) 가격과 가치

① 가치의 정의

가치(value)는 일반적으로 사람이 제품이나 서비스를 통해 기대하는 이익이나 혜택으로 파악된다. 이것은 소비자들이 그들의 구매를 결정하는데 있어서 오히려 가격보다 더 중요하게 작용된다. 가치에 대하여 Zeithaml(1988)은 다음과 같이 정의하였다.

첫째, 가치란 저렴한 가격을 말한다.
둘째, 가치란 서비스에서 소비자가 얻고자하는 것 전부를 의미한다.
셋째, 가치는 소비자가 지불한 가격에 대해 얻은 품질을 말한다.
넷째, 가치는 소비자가 준 것에 대해 받는 것을 말한다.

첫 번째 가치의 정의는 주로 금전적 가격에 초점을 맞춘 것으로 소비자들은 세일 중인 서비스를 이용하거나 쿠폰을 이용하여 구매를 한 경우 그것이 가치 있는 것이라고 생각한다. 이것은 안경이나 콘택트렌즈를 구매하는 소비자가 부가적인 서비스를 제공받기를 포기하는 것이다. 이러한 고객들에게는 안경사의 지식을 전해주는 것보다 가격이 싼 것만을 우선시할 것이다. 또한 친절한 응대, 검안 서비스의 차별화 등은 별다른 구매의욕을 불러일으키지 못할 것이다. 따라서 철지난 상품을 특별한 가격으로 제공을 하거나 안경이나 콘택트렌즈의 부대용품을 제외하고 가격을 저렴하게 제공하는 것이 중요하다.

두 번째 정의는 소비자가 안경이나 콘택트렌즈를 구매했을 때 얻게 되는 혜택에 초점을 맞춘 것이며 경제학의 '효용'에 관한 정의와 유사하다. 이것은 소비자들이 그들이 원하는 품질을 얻게 된다면 가격에는 그다지 신경을 쓰지 않는다는 것이다. 즉 심각한 병에 걸린 환자에게는 그가 얼마의 비용을 지불할 것인지에 관계없이 병이 완치되기만을 바랄 것이다. 또한 여자친구에게 잘 보이려고 노력하는 남자는 꽃이나 선물의 가격에 신경 쓰기보다는 여자친구가 받게 될 감동에 더욱 초점을 맞출 것이다. 이렇게 가치를 중요시하는 고객에게는 위신가격(Prestige Pricing)을 설정하는 것이 좋다. 항공사의 경우 비행기의 퍼스트 클래스나 호텔의 스위트 룸이 그러한 예이다. 즉 특별한 대우를 받고 그에 따른 대가를 지불하고자 하는 것이다. 많은 소비자들이 백화점이나 압구정동에 있는 안경원에서 제품을 구입할 때는 안경이나 콘택트렌즈의 가격에 그다지 신경을 쓰지 않는다. 그들의 사회적 지위나 명성에 손상이 되지 않을 정도의 제품을 원하는 것이며 시력검사 또한 정확하며 매우 편안하기를 원한다. 안경사들이 그들을 특별한 고객으로 대하기를 원하고 안경원이 시끄럽고 손님이 북적거리는 것을 싫어한다. 이러한 고객들에게는 그만큼 특별한 대우를 하고 부수적인 이익을 얻어내는 것이 좋다.

세 번째 자신이 지불한 가격과 받은 서비스 품질의 차이를 판단하여 자신이 지불한 만큼 얻었다면 가치 있다고 생각하는 것이다. 안경원은 이러한 고객들을 위하여 일정가격수준에서 고객이 원하는 품질이 어느 정도인지를 파악하는 것이 중요하며 고객이 원하는 수준을 가격과 일치시키는 것이 중요하다. 이를 위하여 고객을 세분화하여 차별적인 가격을 설정해야 한다. 안경원의 내부를 학생과 직장인 주부 등으로 구분하거나 아니면 가격대별로 다른 진열방식을 통하여 제공하는 서비스를 다양하게 세분화할 필요가 있다. 최근 들어 많은 안경원들이 고객을 세분화하고 목표 고객을 설정하여 창업을 하는 경우가 많이 늘고 있다. 이렇듯 목표시장과 목표고객을 설정하는 일은 고객에게 어떠한 가치를 줄 것인가의 문제와도 매우 밀접한 관계가 있다.

네 번째 소비자가 지불한 모든 가격이 금전요소 뿐만 아니라 시간, 노력 등에 의해 얻게 되는 모든 것을 가치라고 정의한다. 어느 지역에서 안경원의 고객들은 음료수나 사은품을 주는 것보다 가격이 저렴한 것을 원할 것이고 어느 지역에서는 안경이나 콘택트렌즈 가격에 모든 제공 서비스가 포함이 되었다고 생각할 것이다. 외국에서 검안에 대하여 수년간 많은 비용을 들여 검안에 관한 공부를 하고 돌아온 안경사의 경우 이러한 안경사에게 검안을 받고 안경이나 콘택트렌즈를 구매는 소비자들은 검안을 한 안경사의 지식과 노력이 가격에 내재되었다고 보고 이러한 것을 가치에 포함시키게 되는 것이다.

이러한 소비자를 위하여 안경원의 경영자는 핵심 서비스의 제공 뿐만 아니라 보증이나 사용법의 교육 등을 포함한 모든 것을 제공하는 것이다.

② 가치와 구매의도의 관계

서비스 가치는 고객의 의사결정과정에서 다른 요소들보다 상위의 기준으로 작용하며 고객만족처럼 소비자의 의사결정구조(서비스 품질과 희생된 것)를 통합하여 구매의도에 영향을 미친다.

고객들은 서비스의 거래에서 그들이 얻는 것과 포기하는 것에 대한 인식을 통합하여 서비스 구매를 결정한다. 그렇기 때문에 서비스를 제공하는 안경원의 경영자는 고객들에게 선택될 수 있도록 고객에게 필요한 정보를 전달할 방법을 결정해야 한다. 즉 안경원의 경영자는 안경과 콘택트렌즈를 구매하는 고객이 들이는 비용(cost)과 얻는 혜택(benefit) 중에서 어느 것을 강조해야 하며, 어느 것에 초점을 두는 고객을 겨냥해야 할 것인지를 결정해야 한다는 것이 중요하다.

안경원에서는 서비스의 구매로부터 얻는 서비스 품질만을 강조하는 것도 좋은 방법이지만 지속적으로 탁월한 서비스 품질에만 초점을 맞춘다면 소비자의 의심을 받을 수도 있다는 것이다. 따라서 서비스 품질의 제시와 함께 적절한 가격제시 등으로 잃게 되는 희생이 상대적으로 적다는 것을 전달하는 것이 필요하다.

4) 가격의 결정요소

서비스를 제공하려할 때, 안경원의 경영자는 서비스의 가격을 안경이나 콘택트렌즈에 포함시켜야 한다. 이때 여러 가지 상황을 고려하여 가격을 설정하는 것이 중요하다. 안경원경영자의 목표(object)와 서비스 제공 원가(cost), 경쟁 안경원의 제공가격, 고객들의 수요, 가격탄력성(price elasticity), 안경원의 현재 지위, 경영자가 사용할 수 있는 마케팅 믹스의 장단점 등을 고려하여 서비스의 가격을 설정하는 것이 중요하다. 이것이 안경원의 수익을 좌우할 수 있으며, 적정한 서비스 가격설정은 안경원에 수익을 가져오며 이러한 수익을 바탕으로 안경사들에 대한 복리 및 월급, 검안 및 조제 가공시설에 대한 재투자 등을 할 수 있는 것이다.

5) 가격 차별화 전략

차별화는 다른 것과 자신을 비교하여 더욱 부각될 수 있도록 하는 것이다. 이러한 차별을 통하여 다른 안경원들과 비교하여 인지도를 높일 수 있으며 보다 많은 혜택을 얻을 수 있다. 가격 차별화(price discrimination)의 목표는 수요가 많을 때 이를 분산시키거나 수요가 적을 때 이를 자극하는 것이다. 이러한 가격차별화는 세분시장의 성격에 따라 가격을 달리 설정하는 것을 의미하므로 먼저 선행되어야 할 조건이 있다.

그 선행 조건은

첫째, 서로 다른 세분 고객들이 다른 가격에 대해 보이는 반응의 양상이 달라야 한다. 즉 차별화된 가격에 대해 구매하려는 고객이 없다면 그 가격 정책은 성공할 수 없다.

둘째, 각 세분 고객은 분리될 수 있어야 하며, 그 수는 활용하기에 충분히 커야 한다.

셋째, 가격차별 전략을 시행하는데 드는 원가는 이로 인해 얻어질 수 있는 수익의 증가분을 초과해서는 안 된다.

넷째, 소비자가 차별된 가격에 혼란을 느껴서는 안 된다. 특히 비싼 가격을 주고 구입한 안경이나 콘택트렌즈의 경우 소비자의 감정을 상하게 해서는 안 된다.

다섯째, 법적인 하자가 없어야 한다. 안경원은 의료기사법과 상법이 공존하는 것이므로 안경원의 경영자는 이 점을 간과해서는 안 된다.

① 시간에 따른 가격 차별화

서비스는 생산과 동시에 소멸하는 것이다. 따라서 공급능력에 따라 수요를 맞추는 것이 중요하며 이를 위해서는 서비스이용시간이나 예약시간에 따라 가격을 달리하는 가격정책이 필요하다. 서비스를 이용하는 시간에 따라 가격을 차별화하는 예는 많다. 특히 안경원의 검안 서비스는 안경사의 고용과 밀접한 관계가 있으므로 고정 원가의 비중이 높아지는 것이다. 수요와 공급을 일치시키지 못하면 필요 없이 많은 안경사를 보유하고 있는 것이고 이것은 안경원의 경영자가 가격차별화를 하기 어렵게 만드는 요인이 된다.

예를 들어 심야전기할인, 야간의 전화 요금 할인, 성수기와 비수기의 호텔, 콘도의 할인 등이 이러한 것들이다. 아직 본격적으로 안경원에서 서비스 가격차별화를 염두에 두고 있는 경영자는 많지 않지만 점차 서비스의 차별화에 따른 안경원의 가격차별화 노력이 도입될 것으로 보인다. 동시에 밀려드는 고객에게는 많은 서비스와 차별화된 서비스를 제공하기 어렵다. 안경사의 시간당 검안 능력은 한계가 있으며 이를 극복하기 위하여 시간에 따른 고객수요의 분산을 시도하는 방안이 요구된다. 단골손님에게는 정해진 시각이나 예약을 하는 경우에 할인을 해주거나, 검안을 안과에서 하는 경우와 안경원에서 하는 경우에도 다른 가격이 설정되어야 하며 검안이 필요 없는 경우에도 가격차별화가 필요하다. 즉 며칠 전에 콘택트렌즈나 안경을 구입한 고객이 파손 및 분실 등의 이유로 동일한 시력으로 재구매하는 경우 서비스 가격의 차별이 필요하다는 것이다.

② 구매자에 따른 가격차별화

소비자는 소득수준, 나이, 교육수준, 라이프 스타일 등에 다라 여러 가지 유형으로 분류할 수 있으며, 동일한 유형에 속하는 소비자들도 서비스의 가치에 대해 서로 다르게 인식한다. 따라서 소비자를 이지 구조에 따라 몇 가지 유형으로 분류하여 이에 다른 가격차별전략을 수행하는 것이 요구된다. 노인과 학생에게 전기적인 무료 검안을 제시하거나, 군인의 경우 한번 구입하면 제대할 때까지 가족에 의하여 계속 구입을 하므로 중 고등학생이 주 계층인 경우 군인이 되었을 경우에 가격의 차별을 하는 것이 좋을 것으로 보인다.

구매자에 따라 할인 쿠폰이 좋은 사람이 있는가 하면 안경원에서 가격 조작을 하는 것으로 의심하는 고객도 있을 수 있다.

5. 안경원의 서비스 유통관리

1) 서비스 유통의 의의와 특징

서비스는 일정한 형태를 지니지 않고 생산과 소비가 동시에 일어나며, 판매되지 않으면 바로 사라지는 성격을 가지고 있다. 따라서 서비스의 전달(delivery)은 눈으로 볼 수 있는 물리적 증거(physical evidence) 아래에서 일련의 서비스 과정에 참여하는 사람들이 함께 상호 작용하는 서비스 접점(service encounter)에서 이루어진다. 이러한 서비스의 유통(전달)은 제품의 유통과는 다른 성격을 갖는다. 서비스는 그 비분리성으로 인하여 제품과는 달리 유통업체에서 저장하거나 운송할 수 없다. 또한 서비스를 한 곳에서 생산하여 다른 곳으로 이동시킬 수 없다. 따라서 점포에서 서비스 상품, 가격, 촉진 등의 기본적 마케팅 믹스와 프로세스, 물리적 환경, 내·외부고객의 관리 등 확장 마케팅 믹스를 적절히 이용하여 통합적 마케팅 활동을 수행하여야 한다.

2) 서비스 유통경로의 선택

서비스의 유통경로를 선택할 때에는 안경원의 마케팅 적합성을 고려해야 한다. 마케팅 적합성(marketing compatibility)이란 기업의 전체적인 마케팅 활동과 중간상, 소비자 간의 적합성 여부를 고려하여 경로를 설계해야 한다는 것을 의미한다.

① 개방적 유통전략(intensive distribution)

개방적 유통 전략이란 서비스를 제공하는 안경원이 많은 점포에서 자신의 서비스를 취급하려는 정책을 말한다. 최근에는 소비자들이 많은 시간과 노력을 들여서 안경이나 콘택트렌즈를 구매하려고 하지 않는다. 따라서 많은 점포에서 서비스를 제공하는 것이 필요하나 의료기사법에 근거하여 1인 1점포밖에 운영할 수 있으므로 다 점포에 의한 소비자 편의는 제공하기가 어렵다. 그러나 사진현상, 우편배달 등의 편의 서비스(convenience service)는 가능한 한 노출수준을 높여서 소비자의 접근이 용이하도록 한다. 안경원 또한 썬그라스 판매에 매우 적극적으로 나서고 있다.

썬그라스도 안경사의 피팅이 꼭 필요하고 추후 문제가 생기면 A/S를 받아야 하기 때문에 대부분의 소비자는 이 점을 걱정하고 있다. 따라서 안경원에서 썬그라스 매장을 직접 운영하는 경우가 늘고 있다. 또한 A/S를 직접 찾아다니며 하는 안경원도 생겨나고 있다. 이러한 전략은 서비스를 제공하는 안경원의 입장에서 고객에게 많은 노출을 하여 고객 이용가능성을 높이려는 전략이다. 유사한 예로서 하나은행의 사례에서 보듯이 시장의 상인들에게 직접 찾아가거나 아파트 단지에 파라솔을 설치하여 고객들에게 많은 노출을 원하고 있다는 것을 알 수 있다.

② 선택적 유통전략(selective distribution)

선매 서비스처럼 여러 경쟁 서비스와의 가격, 디자인, 품질 등을 비교하기 위하여 소비자가 여러 점포를 돌아다니며 시간이나 노력을 들이는 것을 가치 있게 생각하는 것에는 노출의 수준을 선택적으로 제한하는 선택적 유통전략을 사용한다. 즉, 특정 서비스를 제공하고 싶어하는 타 안경원에게 기회를 주는 것이 아니라 자신의 안경원의 서비스의 명성을 높일 수 있는 타 안경원을 찾아 유통경로를 배열하는 것이다. 이 전략에 의하면 중간상은 특정회사의 서비스 뿐만 아니라 경쟁 안경원의 서비스도 자유로이 취급할 수 있으므로 전속적 유통경로를 사용하는 경우보다 그 부담이 적고 노출은 많다. 다른 안경원과 전략적 제휴를 맺어 안경원의 서비스 제공비용을 줄이면서도 고객에게 최대의 서비스를 제공할 수 있는 안경원의 경로 선택이 이루어져야 한다.

③ 전속적 유통전략(exclusive distribution)

가격 이외에 소비자가 무언가 특수한 매력을 느끼고 이것의 구매를 시간과 노력을 아끼지 않는 전문 서비스의 경우에는 일정 지역 내의 특정 안경원이 자사의 특정한 서비스를 독점적으로 판매함으로서 자사 상품의 노출을 엄격히 제한하는 전속적 유통전략을 사용하는 것이 바람직하다.

3) 중간상을 이용한 서비스 유통경로

① 프랜차이징의 정의

서비스 중간상에는 프랜차이징이 대표적이다. 프랜차이징(franchising)이란 복수점포의 한 형태로서 상품의 판매와 서비스에 대한 특권(franchise)을 가지고 있는 프랜차이즈 본부(franchiser)에서 시장 확대를 위한 체인을 구성하고 여기에 가입하는 프랜차이즈 가맹점들과 일정한 계약을 맺고 특정 지역에서의 판매를 독점할 수 있는 권한을 주어 브랜드, 표준화된 상품 및 서비스, 판매기술, 마케팅 노하우 등을 전수해주고 대신 일정한 로열티(loyalty), 보증금, 가입금을 포함한 대금을 받는 것을 말한다. 예를 들어 90년대 초반의 쓰리 에이(AAA)를 시작으로 많은 업체들이 생겨났다. 투아이스, 씨채널, 안경박사, 안경나라, 그랑프리, 1001, 다비치 등의 안경원을 운영하는 경영자들이 모여 프랜차이징을 시도하였다. 또한 기존의 관련 업체(안경테, 안경렌즈, 콘택트렌즈 제조 및 판매업체)를 중심으로 한 프랜차이징과 안경광학과 졸업생들의 동문간의 프랜차이징의 또 다른 형태로서 시도되고 있다. 아이데스크, 시선 등이 제조업체 프랜차이징이고 일세대, 화주는 서울보건대학 출신 안경사들이, 애체는 동남보건대학을 중심으로 한 프랜차이징의 또 다른 형태로서 공동구매와 정보 네트워크를 이루고 있는 새로운 형태인 것이다.

정보통신의 발달은 소비자에게 많은 정보를 주었으며 안경사들은 예전의 주먹구구식의 운영에서 벗어나 체계적인 경영을 하기 원하였고 이러한 시대적 흐름에 따라 많은 프랜차이징이 시도되고 있다. 즉, 전국 어느 곳에서나 동일한 정보와 서비스를 제공받기 원하는 것이 고객들의 니즈이며 이것을 충족시키기 가장 편리한 방법이 프랜차이징이다.

프랜차이징을 통한 표준화된 서비스와 상품, 광고, 촉진 보증 등을 전해 줄 수 있고 많은 자본을 들이지 않고도 가맹점과 본부가 위험을 공유함으로써 효과적인 수익 창출이 가능할 것이다.

② 프랜 차이징의 유형과 특징

프랜차이징은 그 속성에 따라 상표 프랜치이징, 사업형태 프랜차이징, 전환 프랜차이징 등의 3가지로 나눌 수 있는데 서비스의 경우 사업형태의 프랜차이징이 가장 일반적이며 현재 안경원의 경우 세 가지의 형태가 공존하고 있다.

첫째, 상표명 프랜차이징(trade-name franchising)은 주로 제품의 경우에 사용되는 것으로 가맹점이 본부의 제품을 본부가 등록한 상표명으로 판매하는 형태를 말한다. 주유소의 폴사인

제가 그 형태이며 안경원의 경우는 전체 매입 물량의 일정 비율을 본부의 제품을 쓰도록 규정하고 있다. 아직은 본부의 제품 확보가 쉽지 않고 서비스의 획일화가 쉽지 않은 상황이기 때문에 각각의 본부마다 형식의 차이가 있는 것이 사실이다.

둘째, 사업형태 프랜차이징(business format franchising)은 가장 일반적인 형태이며 본부가 제품/서비스, 등록상표, 운영방식, 지속적인 경영지도 등 사업에 필요한 모든 요소를 가맹점에게 제공하는 형태를 말하는데 본부는 이에 대한 대가로 보증금, 가입금을 받는다. 예를 들어 다비치안경의 체인형태는 다비치안경 본부에서 각 지역의 가맹점들에게 내부 인테리어, 안경의 공동구매, PB(Private Brand)상품의 제공, 광고, 경영지도 등을 제공하고 이에 상응하는 보증금과 프랜차이즈 가입금 등을 받는다.

셋째, 전환프랜차이징(conversion franchising)은 독립적으로 운영되던 점포를 프랜차이즈 시스템에 끌어 들여 형성된 프랜차이징 형태를 말한다. 대체로 시장이 성숙하고 경쟁이 치열한 경우 독립점포들은 프랜차이즈 본부가 가지고 있는 명성이나 고객 확보 능력, 강력한 구매력이나 고도의 운영 기술에 의한 비용절감 등의 장점을 활용하기를 원하게 된다. 본부의 입자에서는 이들을 끌어들임으로써 빠른 기간 내에 성장할 수 있는 기회를 가지게 된다. 안경원의 경우는 앞서 이야기한 두 종류의 프랜차이즈와 함께 혼용되고있는 것이 사실이다. 이는 아직 프랜차이즈 본부마다 가맹점에 제공하는 서비스나 제품, 경영지도 등이 차별화 되지 않고 있기 때문이다.

③ 프랜차이징의 장점

일반소비자들은 프랜차이징을 통해 본부의 표준화되고 일관된 품질의 서비스를 제공받고 지역과 시간에 구애받지 않고 동일한 가격으로 원하는 형태의 서비스를 받을 수 있다는 점이다. 또한 가맹점들이 규모의 경제를 통하여 제품이나 서비스를 제공할 수 있도록 본부에서 시스템 개발이나 경영 노하우를 전수해주기 때문에 낮은 가격으로 높은 품질의 서비스를 받을 수 있다.

프랜차이즈 본부는 자신의 사업영역을 확대하기 위한 목적으로 프랜차이징을 하기 때문에 확장된 사업영역에서 수입의 증대, 시장점유율의 확대, 브랜드 인지도의 증가, 규모의 경제달성 등을 목표로 한다. 또한 안경원이 독립적으로 운영하는 것보다 사업의 재무적 위험을 본사와 가맹점이 서로 나누기 때문에 안정되게 사업을 할 수 있게 된다. 뿐만 아니라 상표명, 점포의 외관, 종업원의 유니폼 등과 가격 등에서 일관성을 유지할 수 있기 때문에 소비자에게 지명도를 높여 신뢰를 줄 수 있고, 지속적인 관계를 유지하게되는 원동력이 된다.

④ 프랜차이징의 단점

본부와 가맹점의 관계에서 불리한 현상위치를 갖게 된다면 본부의 횡포에 의해서 불리한 가격이나 불합리한 서비스를 받을 수 있으며 체인 본사들의 난립으로 부실 가맹점에 의한 예기치 못한 피해를 보는 소비자도 생길 수 있다. 또한 프랜차이징 업체에 불만이 생겼을 때 본부와 가맹점의 책임소재가 명확치 않고 해결이 힘들다는 것이 문제이다. 특히 우리나라의 법규가 미비하기 때문에 체인 본사와 가맹점 사이의 분쟁시 소비자만 손해를 볼 수 있다.

본부는 가맹점에 대한 지원을 계속 해야 하기 때문에 가맹점이 급증하면 본부의 표준화된 서비스, 가격, 촉진 등의 활동을 진행하는데 어려움이 있으며 손실 가맹점의 경우 본부가 부실채권을 가지는 것과 동일하다. 개별 안경원 경우에 처해진 상황과 본부의 방침이 최적의 상태가 아닐 수 있다. 또한 가맹점의 수가 증가하면 서로의 시장을 잠식하게 된다. 개별 안경원의 입장에서는 손해를 보지만 본부는 단기적으로 보증금, 가입금, 로열티를 많이 받을 수 있기 때문에 이해관계의 대립이 생길 수 있다. 근본적으로 상품 제공과 마케팅 노하우 등의 경영기법, 상권의 설정 등의 지도를 하지만 영업가지 그들이 책임지는 것은 아니기 때문에 지나친 본부에의 의존은 금물이다. 또한 체인본사가 문을 닫는 경우나 계약 내용을 제대로 이행하지 않는 경우에 이를 해결할 방법이 모호한 것이 현실이다.

최근의 1001의 부도 후 토마토 저축은행의 1001체인본부 인수는 프랜차이즈의 단점을 여실히 보여주었다.

6. 안경원의 서비스 촉진 관리

1) 서비스 광고 전략

① 서비스 내용을 소비자에게 인식시켜라.

안경원에서 제공하는 서비스는 제한적일 수밖에 없다. 이러한 서비스가 고객에게 인식되어 효과를 발휘하려면 이해시키려는 노력이 경영자나 안경사 모두에게 필요하다. 배달서비스, 검안서비스, 응대서비스들이 더 안경원과 어떤 우월한 차이가 있는지를 고객에게 분명하게 이해시켜야 한다.

② 고려 상표군에 속하도록 하라.

구매의사결정을 하기 전에 고려대상으로 떠올리는 상표집합이 고려군(consideration)이다. 안경원에서 제공하는 서비스가 안경원의 상호와 연관될 수 있도록 해야 한다. 예를 들면 인천의 인하안경에서는 안경사 한 명을 독일의 마이스터 과정에 연수를 보내고 검안의 차별화를 시도하였다. 또한 모든 안경사들을 독일에 단기연수를 보냈다. 이러한 검안 서비스의 차별화내용을 고객에게 인식시켜 '검안서비스'하면 인하안경이 떠오르도록 하는 것이 중요하다. 즉 고려 상표 군에 특화된 서비스를 인식시켜야 한다는 것이다.

③ 서비스를 평가할 수 있게 하라.

안경이나 콘택트렌즈를 구매한 고객이 받은 서비스는 고객에 따라 다를 것이다. 이러한 고객의 서비스 평가는 안경원의 경영자가 고객에게 필요한 정보를 제공하여 안경원의 효율을 높이도록 할 것이다. 안경사의 교육과정 등을 소개하고 이것을 소비자들의 선택 지표로 활용하도록 해야 한다. 즉 서비스의 본질과 품질에 대한 단서를 제공해야 한다는 것이다.

④ 종사 안경사를 고려한 광고를 하라.

종사 안경사의 능력을 소비자들에게 알려야 한다. 숙련되지 않은 초보안경사를 전면에 세우는 것은 소비자들이 안경원의 모든 안경사에 대한 불안감으로 나타날 수 있다. 광고는 고객이 구매하기를 유도하는 것뿐 아니라 종사 안경사가 업무수행을 잘하도록 유도하는 효과도 있다. 서비스에 대한 광고는 종사 안경사가 먼저 이해한 후에 소비자들에게 보여져야 한다.

⑤ 구전을 활용하는 광고를 하라.

안경원의 경우는 광고의 제한이 많으나 고객들은 많은 정보를 탐색한 후 구매를 결정한다. 의료서비스의 경우 주위의 사람들의 의견을 많이 참조한다. 이러한 구전에 의한 광고는 만족한 고객에게 촉진 자료를 보내어 주변의 사람들에게 전달될 수 있도록 하는 것이 중요하다.

⑥ 지속적인 광고를 하라.

서비스는 무형적이기 때문에 다른 안경원과 차별화 하기가 어렵다. 따라서 차별화된 서비스를 개발하고 이것을 지속적으로 광고하는 것이 중요하다. 독특한 심볼이나 형식, 음악이나 테마를 지속적으로 사용하는 광고를 통해 특정한 이미지를 구축할 수 있다.

⑦ 지킬 수 있는 약속을 하라.

서비스가 기대에 못 미치게 되면 소비자는 실망을 할 것이고 과대 광고를 통해 지킬 수 없는 약속을 하면 일시적인 매출은 증가하지만 높아진 기대로 고객을 만족시키기 어렵다. 안경원은 반복구매가 중요하기 때문에 단기적인 이익을 노리고 지킬 수 없는 것을 약속하면 부정적인 시각의 소비자들이 증가하게 된다.

2) 인터넷 광고

① 인터넷광고의 필요성

현대의 소비자들은 바쁜 활동을 하며 살아간다. 따라서 소비자가 원하는 시간에 원하는 장소에서 정보를 제공받기를 원하며 인터넷이라는 도구는 소비자의 욕구를 충족시켜 주는 대안으로 제시되고 있다. 또한 인터넷은 안경원의 단순한 광고홍보 전략에 많은 변화를 줄 수 있기 때문에 대중매체를 이용한 광고를 부담할 능력이 없는 소규모의 안경원 경영자들에게 새로운 대안으로 제시되고 있으며 상담과 정보습득이 요구되는 안경원 소비자의 특성상 효과적인 광고 전략으로 이용되고 있다.

② 인터넷광고의 특징과 유형

일반적인 마케팅과는 달리 일대일 마케팅을 수행할 수 있으며 소비자 개개인에 따라 다른 정보가 요구되는 안경원의 특성상 언제나 어디서나 필요한 시각에 정보를 제공받을 수 있다는 것이다.

인터넷광고는 배너광고, 컨텐츠 광고, 전자 우편에 의한 광고, 홈페이지 광고 등이 있으나 전문적인 정보를 원하는 안경 및 콘택트렌즈 구매자들에게 홈페이지의 활용은 안경원 경영자에게 많은 도움이 될 것이다.

3) 홍보와 스폰서십 마케팅

① 홍보

홍보(publicity)는 대가를 지불하지 않고 비인적 매체(TV, 라디오, 신문, 잡지 등)을 이용하여 제품 및 서비스에 관한 소식이 소비자들에게 객관적이고 정확하게 인식될 수 있는 것을 말한다. 특히 쏟아지는 광고의 홍수 속에서 살아가는 현대인들에게 광고와는 차별화 되어 고객의 경계심을 완화시킬 수 있으나 내용을 통제할 수 없다는 단점이 있다.

② 스폰서십 마케팅

스폰서십 마케팅(sponsorship marketing)은 안경원이 현금이나 물품을 제공함으로써 스포츠, 문화, 사회, 환경분야와 관련 있는 사람이나 단체 또는 행사를 지원하여 목표를 달성하는 활동이며 이를 통해 안경원의 인지도 향상, 이미지 제고 및 강화, 사회적 참여의 표현, 매출의 증대를 목적으로 한다.

제 3절 서비스 기업의 마케팅 전략

1. 안경원의 서비스 마케팅 전략

자동차는 순수제품이지만 판매원은 수리 및 보수 서비스를 제공하거나 계약가 내에서 서비스를 제공한다. 극장은 순수서비스를 제공하지만 음료수와 팝콘 같은 상품도 판매한다. 고객이 수리서비스보다 자동차 자체에 가치를 더 두기 때문에 자동차는 연속체의 끝인 순수-제품에 위치하고 마찬가지로 영화고객은 극장 측이 제공하는 오락보다는 음식물을 덜 중요한 것으로 간주하므로 서로 다른 위치를 가진다. 즉 하나의 연속체로 본다면 정반대의 방향에 있는 것이다. 연속체의 중간 범위에 위치하는 패밀리 레스토랑에서의 저녁식사와 같은 경우는 제품과 서비스 요소가 똑같이 중요하다. 고객만족을 유발하는 것은 음식과 음료 뿐만 아니라 직원의 서비스도 포함된다.

안경원은 안경과 콘택트렌즈라는 제품과 검안과 수리 및 관리라는 서비스를 제공하므로 제품과 서비스 중간에 위치한다.

어떤 서비스가 제품을 제공할 경우, 때때로 서비스와 제품간의 구별은 어렵다. 예를 들어, 소매분야를 생각해보자. 서비스를 제공하는 모든 소매업자들을 더 세분하면 서비스 소매업자와 제품소매업자로 나뉜다. 가구 렌트 업체는 구매선택에 따른 선택으로 가구를 대여해 준다. 구매자가 최종적으로 소유권을 가질 때 서비스(임대 계약)와 제품(소파 및 다른 가구들) 모두를 제공한다. 마찬가지로 안경원의 안경사는 안경원이 안경과 콘택트렌즈(제품)를 판매하는 동안 시력검사(서비스)를 제공한다.

2. 내부 마케팅(internal marketing)

1) 내부마케팅의 의의

예전에는 단지 외부의 고객을 대상으로 마케팅 활동을 하는 것이 마케팅의 모든 것으로 여겨졌으나 안경원에서 고객을 직접 대하는 안경사들에 대한 내부지향적 마케팅활동이 중요하다는 것을 종사안경사를 보유한 안경원 경영자들이 점차 느끼기 시작했다. 따라서 내부 고객인 종사 안경사에 대한 마케팅이 요구되었으며 이것은 고객에게 최선을 다하기 위한 안경원의 노력으로 볼 수 있다.

내부 마케팅이란 서비스기업이 고객담당직원 뿐만 아니라 기타의 지원 서비스 직원들에게 고객이 만족할 수 있는 서비스를 제공할 수 있도록 하기 위해서 지속적인 직원 교육 또는 동기부여 하는 활동을 말한다. 즉 종사 안경사를 최초의 고객으로 보고 그들에게 서비스 마인드나 고객지향적 사고를 심어주어 더 나은 성과를 낼 수 있도록 동기 부여하는 활동이라고 할 수 있다. 특히 안경사의 경우에는 그들 자체가 '서비스'이기 때문에 매우 중요하다고 할 수 있다.

2) 내부 마케팅의 성공요건

고객만족은 종사 안경사의 만족과 매우 밀접한 관계를 가지고 있다. 따라서 경영자는 이러한 사실을 인식하여야 하며 성공적인 내부마케팅을 위한 요건은 다음과 같다.

① 내부 마케팅이 전략적 관리의 주요한 부분으로 인식되어야 한다.
② 내부 마케팅 과정이 조직구조나 경영자의 지원 부족으로 방해를 받지 않아야 한다.
③ 경영자가 지속적으로 내부 마케팅에 대해 적극적으로 지원을 해야 한다.

3) 내부 마케팅 상품의 개발

외부고객을 만족시키려면 좋은 상품이 필요하듯이 내부고객에도 좋은 상품이 필요하다. 종사 안경사에게 지속적으로 매력적인 상품을 지원하는 것은 종사 안경사에게 동기부여를 하여 성과를 가져오도록 할 것이다. 즉 직무, 직장, 인사, 근로 조건에 대한 만족도를 파악하여 부족한 부분을 채워줌으로써 종사안경사에게 지속적인 작은 기쁨을 줄 것이며 이것이 고객을 만족시키려는 안경원 경영자의 시작점이라 할 수 있을 것이다.

4) 내부 마케팅의 실천방안

① 갈등과 스트레스를 관리해야 한다.

안경원에서 근무하는 안경사들은 고객과의 대화가 많고 정밀한 시력검사와 조제 및 가공, 피팅에서 A/S끼지 많은 부분에서 갈등과 스트레스가 발생할 수 있다. 종사 안경사의 갈등과 스트레스는 안경원의 수익에 많은 영향을 미칠 수 있고 고객들에게 안 좋은 이미지를 심어 줄 수 있다. 또한 종사 안경사간의 갈등과 스트레스가 있을 수 있는데 업무의 효율성이 떨어질 수 있으므로 경영자의 주의가 항상 필요하다.

② 적합한 안경사를 고용해야 한다.

안경원은 지리적 위치나 고객유형, 제품의 성격, 실내 인테리어, 검안 설비에 따라 마케팅

내용이 현저히 달라질 수 있다. 따라서 안경원의 특성에 맞는 안경사를 고용하는 것이 중요하다. 또한 경영자의 서비스 경영철학에 맞는 안경사를 고용해야 갈등의 원인을 제공하지 않는 것이다.

③ 최고의 안경사를 유지해야 한다.

현재 고용하고 있는 안경사들의 능력이나 서비스 정신이 경영자가 추구하고 있는 경영환경과 일치한다면 종사 안경사들이 떠나지 않도록 해야 한다. 만일 다른 경쟁 안경원에 빼앗기거나 떠나는 경우 남은 안경사들의 사기가 저하될 수 있고 고객만족이 감소될 수 있다.

많은 안경사들이 근무시간에 대한 불만, 근무 중 남는 시간에 능력개발을 할 수 없는 불만을 해결하지 못하고 있으며 또한 경영자들은 안경사를 장기적으로 고용하려는 의지를 보이지 않는다. 새로운 안경사를 고용하여 안경원의 경영환경을 이해하지 못한 상황에서 고객을 맞이하도록 하는 것은 매우 위험한 일이다. 능력이 뛰어난 안경사는 경쟁 안경원으로 가고 능력이 떨어지는 신참안경사들이 남아 있는 경우에 고객들의 불만이 생기며 안경원의 수익이 감소할 수 있다는 것을 안경원의 경영자는 인식해야 한다.

④ 교육과 훈련을 실시해야 한다.

종사 안경사들이 새로운 지식을 습득할 수 있도록 경영자의 끊임없는 지원이 필요하다. 많은 안경관련업체에서 안경사에 대한 보충교육과 신제품에 대한 교육을 하고 있으며 안경광학과에서도 졸업생들에 대한 심화 과정 등을 실시하고 있는 실정이다. 따라서 안경원 경영자는 안경사의 지식습득이 안경원의 수익창출이라는 것을 명심해야 한다.

⑤ 경영자는 지속적으로 지원해야 한다.

종사안경사의 경영에 대한 의견을 수렴하여 긍정적인 효과를 얻은 경우에는 효과에 상응하는 상을 주고 교육훈련 프로그램에 참가하여 새로운 지식을 습득하여 고객들이 어떻게 받아들이며 동료 안경사들에게 도움이 되는지를 지속적으로 관심 있게 지켜보아야 한다. 경영자의 관심이 없다면 안경사들이 교육을 받아 열심히 일하는 의미가 사라질 수도 있다.

⑥ 권한부여와 팀워크를 장려하여야 한다.

고객과 만나는 접점에서의 안경사는 한 명의 경영자이다. 이 시점에서만큼은 안경원을 대표하는 안경사이고 고객은 마주하는 안경사를 믿고 따를 것이다. 이들의 고객과의 만남에서 많은 권한을 부여해 주어야 한다. 경영자의 잦은 간섭은 오히려 내부고객인 안경사의 의욕을 저하시켜 고객의 불만을 불러올 수 있다. 또한 안경사들 간의 팀워크를 중시하여 서로간의 선의의 경쟁을 유도하고 적절한 보상을 주어 의욕을 불러 일으켜야 할 것이다.

⑦ 내부고객을 상대로 시장세분화를 해야 한다.

마케팅활동에서 시장세분화를 하듯이 종사안경사들에 대하여도 마찬가지로 세분화하여야 한다. 이는 안경사마다 개인적 욕구나 라이프 스타일이 다르기 때문이다.

제 10장

안경원 서비스 마케팅의 전략적 이슈

제 1절 서비스 기대관리

1. 서비스기대의 이해

사람들은 안경원에서 무엇을 얻기를 원할까? 사람들이 안경원을 방문하였을 때 항상 많은 돈을 내고 비싼 안경을 구입하기를 요구하고, 비싼 안경을 구입할 처지가 되지 않거나 구입의 필요성을 느끼지 못하는 사람은 무시당하는 느낌을 지울 수 없는 것이 현실이다.

이러한 요구를 맞추기 위하여 최근의 일부 안경원은 정찰 구입가격 제시와 구매결정을 고객에게 양도함으로써 고객의 기대에 부응하기 위한 노력을 하고 있다.

고객의 기대란 어떤 서비스 성과(service performance)에 대해 소비자가 가지고 있는 사전적 신념(pretrial belief)으로서, 실제 서비스 성과를 평가하는 표준(standard) 또는 준거(reference)가 된다.

고객의 기대서비스는 크게 3가지 수준, 즉 희망서비스, 적정 서비스, 그리고 허용영역으로 구성된다. [그림 10-1]은 이들의 관계를 보여주고 있다.

1) 희망 서비스

희망서비스(desired service)란 제공받을 서비스에 대한 희망수준, 즉 바램(wants)과 소망(hopes)을 뜻한다. 희망서비스와 관련된 개념으로 이상적 서비스가 있다. 이는 소비자가 기원하는 서비스수준, 즉 바람직한 서비스 수준을 말한다. 어떤 사람이 사용하던 안경이 운동 중에 부러져 이를 복구하기 위해 안경원에 A/S를 맡겼다면 이 안경의 소유자는 이전의 상태로 100% 회복되기를 소망할 것이다. 이수준이 바로 이상적 서비스 수준이라고 할 수 있다.

그림 10-1 고객의 서비스 기대모델

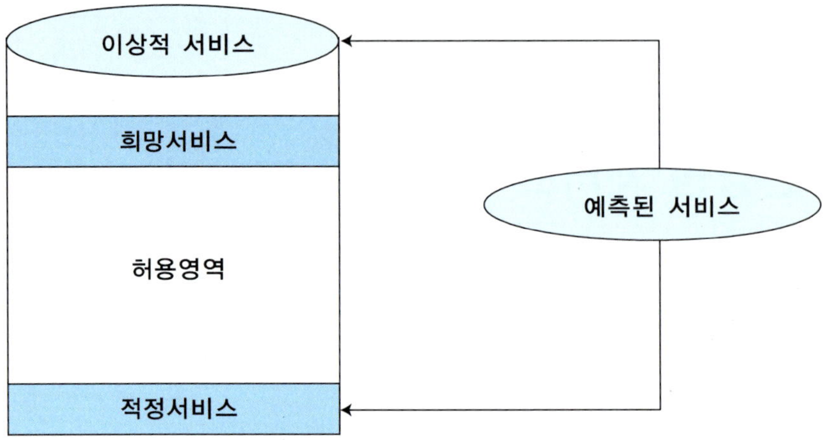

그런데 안경주인이 부러지기 전의 상태로 돌아가기를 기원하지만 현실적으로 어렵다는 것을 알기 때문에 희망서비스 수준은 이상적 서비스 수준보다 조금 더 낮을 수 있다. 만약 이 안경이 구입한지 며칠 되지 않은 새 안경이라면 안경주인의 수리서비스에 대한 희망서비스 수준은 이상적 서비스 수준과 거의 일치할 것이다. 그러나 사용한지 2년 정도 된 안경이라면 가능한 복구를 희망할 뿐 100% 원상복구의 희망을 가지진 않는다.

희망 서비스수준은 일반적으로 이상적 서비스 수준보다 낮은 것이 보통이다.

2) 적정서비스

적정서비스(adequate service)란 고객이 불만 없이 받아들일 만한 서비스 수준, 즉 최소한의 허용가능한 기대수준 또는 수용할 수 있는 성과의 최하수준을 의미한다. 고객은 희망서비스 수준을 가지고 있지만 그것이 언제나 충족되지는 않는다는 것을 잘 알고 있다. 다시 말해 고객은 꿈과 현실은 다르다는 것을 경험을 통해 이미 터득하고 있는 것이다.

적정서비스 수준은 경험을 바탕으로 한 예측된 서비스 수준에 의해 형성된다. 예측된 서비스(predicted service)수준이란 고객이 해당 안경원으로부터 실제로 받을 것이라고 기대하는 서비스를 말한다. 이는 이상적 서비스 수준으로부터 적정서비스 수준까지의 영역 안에 포함된다. 예측된 서비스란 곧 다가올 거래나 교환(서비스 접점)에서 일어날 것으로 예측되는 서비스

수준으로서, 이상적서비스와 희망서비스 그리고 적정서비스가 각각의 서비스거래를 포함하는 전면적 평가라면, 예측된 서비스는 다가올 서비스접점에서 일어날 것으로 여겨지는 추정치이다. 예를 들어 동네 안경원을 찾은 고객이 20분 정도면 검사와 안경제작을 할 수 있을 것이라고 생각하나 대형 안경원에가면 고객이 많아 1시간 이상 기다려야 원하는 안경을 구입할 수 있다고 생각한다면 20분과 1시간은 이 고객의 예측된 서비스 수준은 20분과 1시간이다.

3) 허용영역

허용영역(zone of tolerance)이란 희망서비스수준과 적정서비스수준 사이의 영역이다. 희망서비스와 적정서비스 기대수준 사이의 간격으로서 서비스 실패가 잘 드러나지 않는 미발각지대(no notice zone)이다.

만약 제공된 서비스가 적정서비스 수준이하라면 고객은 그 서비스를 잘 받아들이려 하지 않을 것이며 분개하고 그 안경원에 대한 만족도 감소할 것이다. 그러나 제공받은 서비스가 희망하던 수준이상이라면 고객은 기뻐하고 심지어는 놀랄 수도 있을 것이다.

그런데 희망 수준은 대개 잘 변하지 않지만 적정서비스 기대 수준은 동일한 고객이라도 잘 변할 수 있기 때문에 허용영역은 상당히 신축적이다. 예를 들어 여름에 썬그라스를 구입하는 것이 겨울에 구입하는 것보다 3배 정도 비싸다고 예측한다면 허용영역은 여름에 훨씬 더 넓어질 것이다.

이와 같이 허용영역의 변동은 희망서비스보다는 주로 적정서비스 수준의 변동 폭에 더 많은 영향을 받는다. 왜냐하면 희망서비스수준은 축적된 경험에 기인하여 점진적으로 위로 상승하는 반면, 적정서비스 기대수준은 상황적 요인에 의해 상하 양방향으로 즉각 움직이기 때문이다. 즉 희망서비스는 적정서비스 수준보다 상대적으로 안정적인 경향을 띤다. 적정서비스 기대수준은 경쟁상황이나 다른 요인들에 의해 쉽게 영향을 받는다.

그 외에도 가격이 높다거나 해당서비스에 대한 경험이 쌓일수록 허용영역은 줄어드는 경향이 있다. 그리고 서비스의 여러 특성들 중 특히 중요하다고 판단되는 특성이나 차원에 대해서는 허용영역이 다른 특성들에 비해 상대적으로 줄어든다. 예를 들어 [그림 10-2]와 같이 안경의 시력유지능력을 가장 중요하게 생각하는 사람이라면 가격, 디자인, 실용성 등 다른 특성에 대한 허용영역보다 시력유지능력에 대한 허용영역이 훨씬 더 좁을 수 있다.

그림 10-2 특성의 중요도에 따른 허용영역 비교

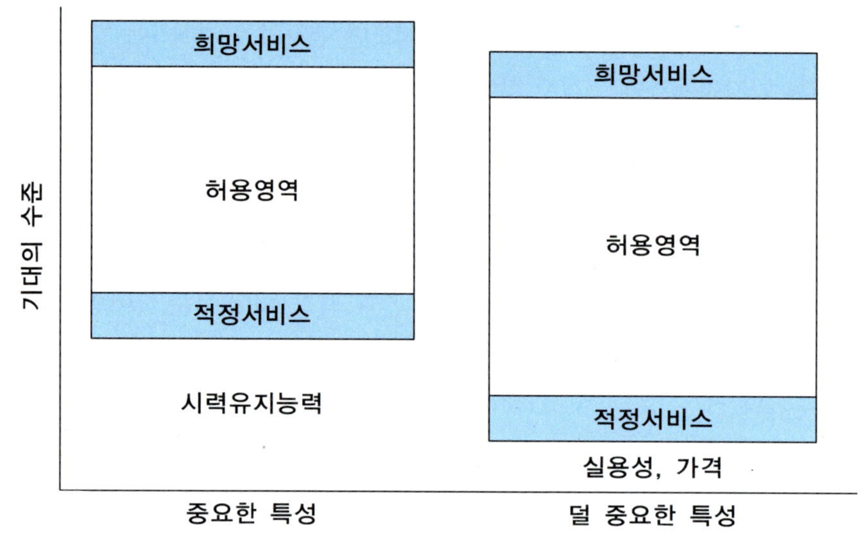

2. 서비스기대의 영향요인

1) 내적요인

① 개인적 니즈

소비자의 개인적욕구(니즈)는 매슬로우의 욕구 5단계 모델에 기초하고 있다. 가장 일차원적인 욕구인 '생리적욕구'는 의 · 식 · 주에 대한 욕구이다. 두 번째 욕구는 물리적인 위험에서 보호받고자 하는 '안전의 욕구'이다. 세 번째 욕구는 '사회적욕구'로서 가족 및 다른 사회구성원들에게 받아들여지고 싶어 하는 소속 욕구이다. 네 번째는 '자기존경에의 욕구'로서 타인들로부터 존경받을 수 있는 사회적 신분을 추구하려는 욕구이다. 마지막단계는 '자기실현의 욕구'이다. 이는 개인적인 목표성취를 통해 자기만족을 추구하는 단계이다. 매슬로우의 욕구단계설에 의하면 사람은 저차원의 욕구가 충족되거나 만족되면 그보나 상위의 욕구단계로 이행하게 된다.

안경원의 경우 고객의 니즈는 우선적으로 시력검사를 통해 잘 보려하는 것, 즉 '생리적 욕구'이다. 그런데 운동시에 안경의 파손으로 인한 위험에서 벗어나고자 파손이나 흠집이 잘 가지 않는 안경테와 안경렌즈를 선택하는 '안전의 욕구'를 가질 것이다. 또한 특정지역의 안경원을

이용함으로써 자신의 '사회적 욕구'를 만족시키는 경우도 있을 것이다.

그리고 고가의 안경을 해서 자신의 만족감을 높이고 자신감을 가지려는 '자기존경의 욕구'도 있을 것이다.

② 관여도

고객이 해당서비스에 어느 정도 관련되어 있다고 느끼는지에 따라 기대가 영향을 받는다. 관여도는 두 가지 측면에서 기대에 영향을 미친다. 첫째, 관여도가 증가할수록 이상적 서비스 수준과 희망서비스 수준사이의 간격이 좁아지게 된다. 둘째, 관여도가 높아질수록 허용영역이 좁아지게 된다.

미용렌즈의 경우를 생각해보자. 자신의 얼굴과 관련된 것이므로 고객은 매우 관여도가 높다. 이 경우 고객의 적정 서비스 수준, 희망 서비스 수준, 이상적서비스 수준은 모두 일치할 것이다. 따라서 미용렌즈의 경우 환자의 기대를 관리하는 것이 성공의 관건이라고 할 수 있다.

반면 저관여의 경우 이상적서비스의 수준과 희망서비스수준, 그리고 적정서비스 수준이 서로 멀리 떨어져 있으므로 허용영역이 매우 넓은 경향이 있다.

③ 과거의 경험

고객의 과거 서비스 경험은 특정의 서비스 기업에 대한 경함을 포함할 수도 있고, 동일한 서비스를 제공하는 다른 서비스 기업에 대한 경험을 포함하기도 하며 또는 관련된 유사한 서비스에 대한 경험을 포함하기도 한다.

과거의 경험은 예측된 기대와 희망기대수준을 형성하는데 영향을 미친다. 그리고 일반적으로 경험이 풍부할수록 기대가 올라가는 경향이 있다.

2) 외적요인

소비자의 서비스에 대한 기대에 영향을 미치는 외적요인에는 세 가지가 있다. 경쟁적 대안들, 사회적 상황, 구전효과가 그것들이다. 이러한 요인들은 희망서비스 기대수준 및 적정서비스 기대수준에 모두 영향을 미칠 수 있는데, 그중 가장 우선적인 영향을 미치는 것이 경험에 의해 형성되는 적정 서비스 기대수준이다.

① 경쟁적 대안들

어떤 특정한 서비스 기업으로부터 기대하는 수준은 그 소비자가 이용할 수 있는 다른 대안들에 의해서 영향을 받는다. 예를 들어 A안경원에서 안경을 구입하면 정기적인 시력검사에 대한 안내, 사용기간 1년 이내의 무상A/S 그리고 편안한 분위기의 휴게공간을 제공한다는 것을 아는 고객은 B안경원에서도 동일한 서비스를 제공할 것으로 기대할 것이다. A와 B안경원이 동일한 가격과 유사한 품질의 안경을 제공한다면 고객은 좀 더 접근성이 뛰어나고 편안한 환경을 제공하는 안경원을 선택하게 될 것이다.

② 사회적 상황

일반적으로 사람들은 다른 사람과 함께 있을 때, 희망 기대수준이 올라간다. 특히 자신에게 중요한 사람들이 함께 있을 때 더욱 그렇다. 예를 들어 아이들의 안경을 구매하려는 부모들은 이왕이면 시력검사의 서비스수준이 더 높은 안경원을 선택하려 할 것이다. 또 평소보다 허용영역이 더 좁아져 약간의 실수에도 민감하게 반응할 것이다. 그 이유는 사람은 누구나 탁월한 선택에 대해 칭찬받기를 원하며 자신의 선택능력을 인정받고 싶어 하기 때문이다.

③ 구전

고객이 서비스에 대한 기대를 형성하는 데 있어서 강력한 원천이 되는 것이 바로 구전 커뮤니케이션이다. 사람들은 보통 어떤 서비스를 구매하기 전에 다른 사람에게 자문을 구한다.

구전에는 개인적 원천과, 전문가 원천, 파생된 원천이 있다. 이러한 구전으로부터 얻어진 정보는 고객의 예측된 기대를 형성하거나 또는 강화하는 역할을 한다. 특히, 지식이나 경험이 부족할 경우 구전은 이상적 서비스 수준 또는 희망서비스수준을 형성할 수 있다.

개인적원천은 친구, 친척, 동료들이 있다. 전문가원천으로는 교수, 의사 등을 들 수 있다. 전문적인 구전을 탐색하는 이유는 고관여인 상황으로 개인적 원천 보다 더 나은 정보를 구할 수 있을 것이라는 신념에서 비롯된다. 개인적 정보는 대개 해당 안경원에서 받은 서비스에 대한 경험인 경우가 많지만, 전문가정보는 특히 소비자의 지식이 적은 경우, 희망서비스 수준이나 이상적 서비스 수준이 어떠해야 하는지를 알게 해주기 때문에 중요하다. 예를 들어 아이가 사시나 사위의 현상을 보인다면 사위나 사시전문 안과의사와 안경원의 전문가에게 상의하게 될 것이다. 파생된 정보원천은 예를 들면 친한 친구에게 A안경원이 가격대비 품질과 서비스 만족도가 높다는 이야기를 듣게 되면 A안경원에 대한 기대수준이 높아지게 된다.

3) 상황적요인

상황적요인은 정상상태에 대한 일시적인 변화로서 소비자의 기대에 영향을 미친다. 이에는 소비자의 기분, 날씨, 시간적 제약 등이 있다.

① 소비자의 기분

일반적으로 사람들은 기분이 좋을 때 안경사에게 더욱 관대해진다. 이때는 허용영역이 넓어지고 적정 서비스의 기대수준이 낮아진다. 안경원의 아름다운 인테리어와 좋은 향기, 친절한 안경사 등으로써 고객들의 기분을 상승시키려고 한다. 어떤 안경원에서는 대기 손님들을 위하여 다양한 음료와 다과 뿐 아니라 오락시설과 마사지와 네일케어 등의 서비스를 제공하는 릴렉스 존을 운영하기도 한다. 오래 동안 기다리는 고객이 기분이 상하지 않게 하기위한 것이다.

② 날씨

최근의 안경사용자는 적어도 2개 이상의 안경이나 콘택트렌즈를 보유하고 있는 경우가 많다. 따라서 정상적인 약속날짜에 주문한 안경이나 콘택트렌즈를 받기 원하나 기상상태에 따라 배송의 지연이 될 수도 있다는 것을 깨닫게 된다. 그러면 희망서비스 기대수준은 그대로 남아 있더라도 예측된 서비스 기대수준은 낮아지게 된다.

③ 시간적 제약

시간이 제한되어 있을 때 고객들은 서비스에 대한 예측된 기대수준을 낮추는 경향이 있다. 안경원이 충분한 서비스를 제공할만한 시간이 없었다고 생각하기 때문이다. 예를 들면 근거리가 보이지 않아서 누진다초점렌즈를 구매하려 했던 고객이 7일 이상의 주문기간에 대한 이야기를 전해 듣는다면 불편하더라도 대안인 근거리 안경을 구매하게 될 것이다. 반대로 일반적인 안경을 항상 즉시 만들어 갔던 근시환자는 기다림에 대한 허용영역이 좁아지는 경우가 있다. 그러나 안경사들이 많은 수의 고객을 상대하고 있는 것을 본다면 안경렌즈의 준비부족이 안경사만의 책임은 아니라 생각되어 허용영역이 더 넓어질 것이다.

4) 안경원요인

안경원의 약속은 안경원이 고객에게 약속을 보장하기위해 광고, 인적판매, 가격설정 등의 마케팅 활동을 함으로써 고객의 기대수준에 영향을 미칠 수 있는 요소들이다.

① 촉진

안경원의 약속은 고객의 서비스기대에 직 · 간접으로 영향을 준다. 따라서 지키지 못할 약속은 오히려 금물이다. 안경원이 고객에게 전달하는 광고지, 안내책자, 유선 TV광고, 라디오 광고 등에서 주장하는 메시지는 그 서비스에 대한 고객의 희망수준에 영향을 미친다. 예를 들어 안경원에서 학생안경 ₩ OOO원이라는 광고를 제시했다면 고객은 그 가격을 생각하고 방문할 것이다. 그러나 다수의 안경원들이 광고와 다른 제품의 구입을 강요하거나 해당제품의 품절을 이유로 고객을 실망스럽게 한다. 고객은 가격적인 이유가 아니라 안경원의 약속이 이루어지기를 바라는 것이다.

② 가격

일반적으로 높은 가격은 고객의 서비스 기대수준을 높이고 허용영역을 좁히는 역할을 한다. 그런데 가격은 경쟁적 상황에서 매우 민감하게 반응하게 되는 요인이므로 서비스 품질보다는 저렴한 가격에 더 끌리는 고객과 반대로 돈을 더 주고라도 고품질의 서비스를 원하는 고객들로 구분된다.

높은 가격을 주고 구매한 서비스가 적정서비스 수준 이하이면 고객은 실망할 것이고 불만도 클 것이다. 따라서 안경원은 적정한 가격설정으로 고객들의 예측된 기대수준을 높여 서비스 구매를 증가시키되 그에 준하는 서비스 품질을 달성해야만 단골고객을 유지할 수가 있다.

③ 유통

체인안경원의 경우 체인안경원의 수가 많을수록 소비자의 이용을 증가시킬 수 있다. 다비치, 일공공일, 렌즈스토리 등과 같은 프랜차이즈 안경원이 증가하고 있다. 이러한 업체가 증가할수록 이에 대한 소비자의 예측된 기대수준은 점차 강화된다. 따라서 어느 체인 안경원을 방문하던지 동일한 수준의 서비스를 받을 수 있을 것이라는 기대를 하게 된다.

④ 서비스 안경사

서비스 안경사의 용모, 말투, 태도, 설명력 등이 소비자의 서비스 기대수준을 변화시킬 수 있다. 유니폼과 가운은 고객들의 예측된 기대 수준에 영향을 미친다. 고객은 유니폼을 입고 있는 안경사들이 동일한 서비스를 제공할 것이라는 기대를 하게 된다. 가운을 입은 안경사는 좋은 품질의 안경과 콘택트렌즈를 제공할 것이라는 기대를 하게 한다.

⑤ 유형적 단서

고객은 제공받게 될 서비스에 대한 정보를 여러 가지 단서들을 통해 간접적으로 추론하게 된다. 이때 가장 큰 역할을 하는 것은 바로 서비스의 유형적 단서들이다. 예를 들어 가격이나 물리적 외양 등은 서비스와 관련된 품질의 단서로서 그 서비스가 어떨 것이며 또 어떻게 해야 하는지를 추론하게 해 주는 기업 측의 약속이라고 할 수 있다. 즉 청담동의 명품전문 안경원과 동네 일반안경원에 대한 서비스 기대 수준은 다를 수밖에 없을 것이다. 명품안경을 취급하는 안경원을 방문할 때 고객은 그에 준하는 서비스를 기대하게 될 것이다.

⑥ 안경원 이미지

이미지가 좋은 안경원의 경우, 고객들의 기대는 상승한다. 안경원의 이미지가 좋으면 예측된 서비스 기대수준이 희망서비스 수준 또는 이상적 서비스 수준과 매우 가까워지는 경향이 있다. 반면, 이미지가 별로 안 좋을 경우 예측된 서비스 기대수준은 적정 서비스수준과 더 가까워질 것이다.

안경원의 이미지는 허용영역에도 영향을 미친다. 고객이 어떤 서비스 안경원에 대해 낮은 이미지를 가지고 있을 때보다 높은 이미지를 갖고 있을 때 서비스 실패에 대해 보다 관대할 수 있다. 즉 허용영역이 커지는 것이다.

3. 서비스 기대관리

서비스 안경원의 입장에서는 단골고객을 유지하고 신구고객을 유치하는 것이 중요하다. 고객이 어떤 서비스 업체를 단골로 삼으려는 결정은 그 고객의 기대에 기초하여 이루어진다. 기대가 높을수록 구매확률이 커지기 때문이다. 반면 기대가 너무 높으면 그만큼 실망도 크기 쉽다. 기대를 높일지 아니면 낮출지 서비스 안경원은 혼돈에 빠지게 된다.

따라서 서비스 안경원의 마케팅 활동에서는 고객의 기대관리가 매우 중요하다. 가장 이상적인 기대관리 전략은 고객이 받게 될 서비스를 정확하게 알리고 고객이 원하는 서비스 수준에 정확히 맞추는 것이다. 고객만족수준을 높이기 위해서도 고객에게 가장 영향을 미치는 영역에서 계속적으로 기대를 충족시키는 것이 중요하다.

1) 고객기대의 이해

고객의 기대를 이해하기위해서는 마케팅 조사를 실시하여 구매 전에 고객의 기대를 이해하는 것이 중요하다. 또한 구매당시나 구매 후에도 계속적인 마케팅 조사가 이루어져야 한다. 마케팅조사는 외부마케팅조사와 내부마케팅 조사가 있다.

① 외부마케팅 조사

고객만족을 위하여 경영자들은 안경원에서 통제할 수 있는 또는 통제할 수는 없지만 중요한 역할을 하는 고객의 서비스 기대요인들을 식별해내는 작업을 우선적으로 해야 한다. 외부마케팅조사는 이러한 고객기대의 영향요인을 기업내부로 유입시키는 다리 역할을 한다.

그렇다면 고객의 기대를 이해하기 위한 마케팅 조사의 절차는 어떻게 이루어지는지 살펴보도록 하자.

첫째, 문제와 조사목적 정의

불만족 고객의 발견, 고객의 요구사항과 기대의 발견, 서비스 성과의 모니터링, 경쟁 안경원 대비 성과측정, 고객의 기대와 인식간의 차이 측정, 그리고 서비스 전달에 있어서의 변화와 성과측정 등을 위해 마케팅 조사를 활용한다.

서비스는 내재된 잠재적 변화가능성 때문에 계속적인 모니터링이 필요하다. 마케팅 조사시 목적별로 조사유형, 자료수집 방법, 정보활용 방법 등을 잘 선택해야 한다.

둘째, 서비스 측정방법의 개발

조사 프로그램 단계 이전에 측정 전략 수립 단계를 넣으면 시간과 노력이 절감될 수 있다.

셋째, 조사프로그램 실행

마케팅 조사 프로그램을 실행할 때 유의해야 할 점은 다음과 같다.

우선 효과적인 서비스 조사 프로그램을 위해서는 정량적 조사와 정성적 조사를 포함하고, 고객의 인식과 기대를 포함하며, 조사비용과 정보간의 가치간 균형을 맞추는 것이 중요하다. 또한 조사방법결정이나 조사결과에 의한 종사 안경사의 보상에는 특히 샘플 바이어스(bias)나 통계적 타당성에 주의해야 한다.

상대적으로 중요한 특성이나 창원에 우선순위를 부여하거나, 중요도를 직접 질문하거나, 회귀분석 등의 간접적인 방법을 통해 중요도를 부여하는 것이 좋다. 그리고 지속적인 조사가 중요하다.

효과적인 서비스 마케팅 조사 프로그램을 위해서는 불만을 유도하는 질문을 넣어 고객만족 실패의 원인을 분석하고 수정하는 것이 좋다.

조사기법은 안경원의 강점과 약점 분석, 경쟁안경원과의 비교, 벤치마킹, SERVQUAL조사, 거래 후 고객만족조사, 표적고객 연구, 불만족고객 조사 등이 있다.

넷째, 데이터의 수집과 정리

다양한 기법을 통해 측정되고 분석된 정보들을 목적에 따라 적합한 형식으로 구성하고 통계적으로 정확한 결과를 도출하여야 한다.

다섯째, 분석과 결과해석

조사 자료를 목적에 맞게 분석하고 해석하여 유용한 정보를 만들어 전달하였을 때, 정보에 대한 이해도가 높아지고 그래야만 적절한 사후 조치를 수행할 수 있다.

여섯째, 결과 보고

조사를 통해 파악한 내용을 정리한다.

② 내부 마케팅 조사

첫째, 고객의 소리를 직접 듣는 방법이 있다.

고객과의 직접적 상호작용은 안경원경영자가 고객의 기대와 니즈를 이해하는 데 도움을 준다.

둘째, 종사안경사에 대한 조사가 있다.

내부고객인 종사안경사가 받는 내부서비스의 질은 그들이 외부고객에게 제공하는 서비스의 질과 직접적인 강한 연관을 가지기 때문에 매우 중요하다.

셋째, 종사안경사의 직접적인 제안제도이다.

고객을 직접 상대하는 안경사의 제안을 즉각적으로 반영하는 것과 피드백을 통한 업무능력 향상은 매우 중요하다.

2) 구매단계별 관리

① 구매전 기대관리

고객의 기대를 조사하여 기대하는 서비스를 지속적으로 관리해야 한다.

② 구매시 기대관리

서비스를 제공하는 동안 고객과 커뮤니케이션관계를 지속적으로 유지하는 것이 좋다. 최대한 고객의 기대를 충족시킬 수 있도록 서비스를 수정하는 노력을 해야 한다.

③ 구매후 기대관리

기대가 충족 되었는지 고객과 소통해야 하며 불만족 고객에 대한 관리 절차를 개발한다.

3) 통제가능 요인별관리

① 명시적 서비스약속

명시적 서비스 약속은 광고와 판촉활동, 서비스의 특성 표시 등이 있다. 이와 같이 명시적인 서비스약속의 관리에서 중요한 것은 과장된 약속을 지양하고 설정한 약속에 대하여는 반드시 지키도록 하는 것이다.

* 추상적인 약속보다는 실제로 제공될 서비스에 반영될 현실적이고 정확한 약속을 하라.
* 광고나 인적 판매에서 한 약속의 정확성에 대해 고객접점의 종사안경사에게 항상 피드백을 구하라.
* 경쟁업체들과 가격경쟁이나 광고전을 벌이지 말라. 이러한 소모전은 안경원의 초점을 고객으로부터 어긋나게 하고, 과장된 약속을 하도록 하여 결코 충족시킬 수 없는 수준으로 고객의 기대를 높이기 때문이다.
* 종사 안경사들이 약속에 초점을 맞추고 약속 불이행시 곧바로 피드백을 제공하도록 하는 서비스 보증제를 도입하여 서비스 약속을 공식화 하라.

② 암시적 서비스약속

암시적인 서비스 약속은 안경원의 전시물과 간판, 이미지, 인테리어, 분위기, 안경사들의 인상 등이다. 이러한 암시적인 서비스약속을 관리하는 기본방향은 제공할 수 있는 또는 제공하고자하는 서비스의 품질과 내용을 충분히 반영할 수 있도록 하는 것이다.

* 서비스의 유형적인 단서들이 제공될 서비스의 유형과 수준을 정확히 반영할 수 있도록 하라.
* 가격 프리미엄은 중요한 고객 특성에 대한 안경원 측의 서비스 수행성과의 수준을 높였을 때만 정당화될 수 있도록 하라.

4) 통제불가능 요인별관리

고객의 서비스 기대요인을 안경원이 모두 통제할 수 있다면 좋겠지만 그렇지 못한 경우가 더 많다. 안경원이 통제할 수 없는 요인들은 매우 많다. 예를 들면 경쟁 안경원의 광고, 가격 및 경쟁 안경원에 대한 고객들의 경험, 또는 개별고객의 기호나 취향 및 구전의 영향 등은 안경원이 직접 통제할 수 없는 것이다. 따라서 기업이 이러한 요인들을 이해하고 간접적으로 반영하는 것이 중요하다.

① 지속적인 서비스 강화요인

* 고객의 서비스 기대와 그들의 요구사항을 도출할 수 있는 정보원천을 알아내기 위해 시장조사를 하라.
* 광고와 마케팅 전략의 초점을 핵심고객의 요구를 충족시킬 수 있는 방식으로 설정하라.
* 시장조사를 통해 고객의 서비스 철학을 조사하고 이 정보를 서비스의 설계와 전달에 이용하도록 하라.

② 개인적 니즈

* 서비스가 고객의 니즈를 반영할 수 있도록 고객들과 소통하라.

③ 일시적 서비스 강화요인

* 고객 불만족의 상황이나 고객이 몰려 바쁜 시간일수록 서비스 공급을 증가시켜라.

④ 인지된 서비스 대안

* 모든 경쟁적 대안에 대해 완전히 숙지하도록 하고, 가능하다면 경쟁적 대안들과 경쟁하라.

⑤ 자각된 서비스 역할

* 고객들의 역할을 스스로 인식하도록 하고 더 좋은 성과를 낼 수 있도록 소통하라.

⑥ 구전

* 의견선도자를 활용하거나 증언 광고를 사용함으로써 광고의 신빙성을 높이도록 하라.
* 의견선도자 또는 영향력자를 확인하고 마케팅 노력을 그들에게 집중하라.
* 기존고객들이 긍정적인 구전을 전파할 수 있도록 동기를 부여하라.

5) 주요이슈별 관리

① 고객의 기대가 비현실적일 때

안경원의 고객은 매우 간단하고 기초적인 것들을 원한다. 예를 들어 안경에 대한 기대는 편안한 착용감, 적정한 교정시력 등이다.

그러나 고객의 기대가 지나쳐 교정시력을 1.0 이상으로 요구하며 동시에 어지럽지 않은 안경을 원한다면 교정시력을 높이는 과정에서 어지러움이 발생하는 이유를 정확하고 친절하게 설명해야 한다. 현실파악을 위한 정보제공을 하면 고객은 의사결정을 용이하게 할 수 있을 것이다.

② 안경원이 고객의 서비스 기대치를 능가해야 할 때

안경원에서 고객을 지속적으로 만족시키는 것은 어려운 일이다. 그러나 이러한 지속적인 서비스 만족을 성공시킨 안경원은 고객의 만족, 불만족, 라이프스타일, 기호 등을 조사하여 활용한 안경원들이다. 이처럼 고객의 기대에 한발 앞선 대처를 하는 것이 매우 중요하다.

③ 서비스에 대한 고객의 기대가 계속 상승할 때

안경원간의 경쟁이 치열할수록 고객의 서비스 기대는 역동적으로 상승, 확대된다. 따라서 안경원은 고객의 목소리에 귀를 기울이고 정기적인 소비자 조사를 통하여 변화하는 고객의 기대에 대응해야 한다.

④ 경쟁안경원보다 앞서 고객의 기대를 충족하려할 때

고객이 떠나게 만드는 경쟁열위는 적정서비스와 희망서비스의 수준을 높여 경쟁우위로 회복시켜야 한다.

⑤ 고객의 기대를 재설정하려할 때

고객의 기대가 안경원에서 제공하는 것보다 높거나 낮게 형성되어 있을 때 또는 새로운 서비스 상품의 개발이나 기존서비스의 수정, 향상에 따라 고객들의 기대를 변화시키는 것이 필요한 경우가 있다. 이때 다음과 같은 방법을 사용할 수 있다.

첫째, 선택권을 제공한다. 안경 및 콘택트렌즈의 품질과 가격을 고객이 직접 선택할 수 있도록 하면 그들의 기대수준을 적절하게 설정하여 만족을 이끌 수 있다. 특히 고객의 제안이 비현실적일 때 더욱 효과적이다.

둘째, 가치단계별 서비스 제공물을 창조한다. 안경렌즈의 선택에서 국내제품(케미렌즈), 일본제품(호야렌즈), 독일제품(짜이스렌즈), 프랑스제품(에실로렌즈) 등을 제시하고 직접선택을 하도록 하고 안경렌즈 종류에 따라 그에 맞는 기대를 갖도록 하는 것이다. 이러한 방법은 고객을 세분화하여 각각의 세그먼트의 기대를 확인하는 효과도 있다.

셋째, 서비스 유효성의 기준을 전달한다. 예를 들면 안경테는 1년 이내 무상 수리, 콘택트렌즈는 파손되지 않는 조건하에서 한달이내 무상교환, 안경렌즈는 코팅 불량시 3개월 이내 무상교환 등을 약속하여 기준을 삼는다.

넷째, 업계의 현실을 알려준다. 이는 통제 불가능한 영역에 대한 정보를 제공하는 것이고 제공 가능한 노력의 한도를 알려주는 것이다. 안경원 측이 통제할 수 없는 부분에 대해서 고객이 무리한 요구를 하는 경우에 대비한 조치로서 고객의 이해와 배려를 이끌어낼 수 있다. 예를 들면 콘택트렌즈를 몇 번 사용하지 않았는데 저절로 파손되었다는 주장을 하는 고객에게는 콘택트렌즈의 교환의 책임이 콘택트렌즈 제조회사 측에 있음을 설명한다. 그리고 파손된 렌즈는 제조회사에서 교환을 안 해준다는 업계의 현실을 알려주고 이해를 구한다. 또한 사용상의 여러 가지 부주의로 렌즈가 파손될 수 있음을 이해시키려 노력해야 할 것이다.

제 2절 서비스 품질관리

1. 서비스품질의 이해

1) 서비스 품질의 중요성

소비자들은 예전에 받았던 서비스 보다 더 높고 더 일관적인 품질의 서비스를 제공 받으려는 기대를 가지고 있으며 이 기대는 점차 커지게 된다. 따라서 서비스의 품질을 중요시해야 하는 가장 큰 이유이다. 이를 비롯해 서비스의 품질을 향상시켜야 하는 몇 가지 중요한 이유들을 들어보면 다음과 같다.

첫째, 과거보다 더 나은 서비스 또는 경쟁 안경원보다 더 나은 서비스를 제공함으로써 시장 점유율을 높일 수 있다.

둘째, 서비스 실패율을 감소시키거나 또는 재작업을 감소시킴으로서 이익이 증가하기 때문이다.

셋째, 정확한 서비스, 즉각적인 서비스를 통해 더 만족하고 행복해진 고객들의 애호도가 높아지면 재구매가 쉬워지고 만족고객들의 구전에 의한 신규고객유치가 이루어지기 때문이다.

넷째, 서비스 전달과정 전 부분에 품질향상을 요구하는 경쟁안경원의 압력이 점차 커지기 때문이다.

다섯째, 경쟁안경원보다 앞서 신기술을 도입하거나 제공함으로써 경쟁에서 승리하고자하는 안경원의 열망 때문이다.

서비스 품질 경영에 대한 관심은 안경원에서도 예외는 아니었다. 안경원내의 서비스 품질을 향상시키고자 하는 노력이 프랜차이즈 업체로부터 시작되었다. 고객의 방문에서 시력검사, 안경테선택, 안경렌즈 선택, 안경조제 및 가공, 사용중 피팅과 A/S, 판매 후 고객관리에까지 안경원의 모든 부분을 망라하고 있을 정도로 그 범위와 중요성이 커지고 있다.

2) 서비스 품질의 특성

① 객관적 품질과 인식된 품질

많은 연구자들은 객관적 품질(objective quality)과 주관적 품질(perceived quality)의 차이를 강조하였다. Holbrook과 Corfman은 기계적 품질(mechanistic quality)을 구별하였는데 기계적 품질은 사물이나 사건의 객관적인 면이나 특징을 포함하는 것이며 인간적인 품질은 객체에 대한 사람들의 주관적인 반응을 포함한다.

서비스 품질의 정의에 있어서는 객관적 품질을 고려하되 이와는 다른 인식된 품질을 사용하여야 할 것이다. 이때의 인식된 품질은 실체에 대하여 소비자가 판단한 보편적 우월성으로 정의 된다.

경영혁신대상: 다비치안경원

다비치안경은 가격정찰제, 대형매장운영 등 안경 업계에서 시도된 적 없는 혁신경영을 통해 국내 대표 안경 체인기업으로 자리매김했다.

지난 86년 부산의 안경점으로 출발한 이후 현재 전국에 약 140개 가맹점을 운영하는 다비치안경 체인은 지난 2008년 업계 최초로 미국 LA에 가맹점을 오픈하며 해외 진출까지 달성한 바 있다.

이 같은 고성장의 기반이 된 것은 다비치안경의 철저한 가맹점 관리다.

고객신뢰 확보를 위해 매장규모 132 m^2 이상의 대형점포 운영 방침을 고수하고 있으며, 고객 관리 및 판매 등 주요 업무절차를 매뉴얼화한 통합관리 시스템으로 모든 가맹점이 주요 정보를 공유하게 끔 했다. 소비자들이 전국의 어떤 매장을 방문해도 동일한 서비스와 애프터서비스를 받을 수 있도록 하자는 취지다.

아울러 가격은 90년대 초반부터 정찰제를 시행하고 있다. "경쟁력의 원천은 매장을 방문하는 고객이 제품가격 및 품질에 대한 신뢰를 갖는 것"이라는 것이 회사 관계자의 설명이다.

다비치안경은 현재 고객 선택폭을 넓히기 위해 자체 브랜드(PB)를 도입해 확장하고 있다. PB제품은 아큐브나 바슈롬, 니콘, 로덴스톡 등 글로벌 기업과의 협력을 통해 개발함으로써 품질 및 신뢰도를 확보하고 있다. 현재 다이아몬드 및 루비 렌즈를 비롯해 누진 다초점 렌즈, 사무직직장인을 위해 기능성 렌즈 등을 자체 브랜드로 선보이고 있다

회사 관계자는 "올해 한국식 검안법을 통해 3,000억원의 잠재시장을 발굴하는 등 전문화된 특화 시장을 적극적으로 확대할 것"이라며 "미국과 유럽 등 해외 시장에도 적극 진출할 계획"이라고 말했다.

자료원: 서울경제(2010.4.15)

② 과정 품질과 결과품질

서비스 품질에는 결과와 과정이 있다. 결과품질(outcome quality)은 고객이 안경원과의 상호 작용에서 무엇을 받느냐에 따라 달라진다. 이는 서비스와 관련하여 구매자와 판매자의 상호작용이 끝난 뒤 고객에게 남은 것을 의미한다. 이는 보통 객관적으로 평가할 수 있어 기술적 품질(technical quality)이라고도 부른다.

품질의 또 한 가지 측면은 과정이다. 예를 들어 안경사들의 용모나 행동, 안경사들의 업무수행능력(시력검사 및 안경조제가공, 상품지식 등) 등이 품질에 대한 고객의 인식을 바꿀 수 있다. 즉 고객이 서비스를 어떻게 받는가 또는 서비스 제공과정을 어떻게 경험하는가를 나타내는 것이 과정 품질(process quality)이다. 이는 구매자와 판매자간의 상호작용에서 진실의 순간이 어떻게 다루어지는가, 서비스 수행자가 어떻게 기능을 수행하는가를 나타내므로 과정의 기능적 품질(functional quality)이라고 부른다.

대부분의 고객은 안경원이나 안경원의 안경사에 의한 이미지를 통하여 서비스 품질을 판단하게 된다.

③ 기대와 성과의 비교

서비스 품질은 기대(expectation)와 성과(performance)의 비교에 의해 결정된다. 소비자들이 인식한 서비스 품질은 '서비스기업이 제공하여야 한다고 느끼는 소비자의 기대와 서비스를 제공한 기업의 성과에 대한 소비자들의 인식을 비교'하는 데서 나오는 것이다(Zeithaml, Parasuraman and Berry, 1985). 그러므로 서비스 기대와 서비스인식을 비교한 결과 서비스 품질이 인식되는데, 이것은 소비자의 기대와 인식사이에 있는 불일치의 정도와 방향이라고 볼 수 있다.

2. 서비스품질의 측정: SERVQUAL

서비스 품질의 다양한 측면에 대한 측정을 위해 Zeithaml과 동료들은 SERVQUAL이라는 측정도구를 개발하였다. 이하에서는 서비스 품질측정에서 가장 많이 쓰이는 SERVQUAL 모형에 대해서 살펴보도록 한다.

1) SERVQUAL의 개발과정

〈표 10-1〉 고객이 서비스 품질을 평가하는 10가지 차원

차 원	정 의
유형성 (Tangibles)	서비스의 평가를 위한 외형적인 단서 예) 물적 시설, 장비, 종업원 외모, 서비스 시설내의 다른고객, 의사소통도구의 외형
신뢰성 (Reliability)	약속된 서비스를 정확하게 수행하는 능력 예) 서비스 수행의 철저함, 청구서 정확도, 정확한 기록, 약속시간엄수
응답성 (responsiveness)	고객을 돕고 즉각적인 서비스를 제공하려는 의지 예) 서비스의 적시성, 고객의 문의나 요구에 즉시응답, 신속한 서비스
능력 (Competence)	서비스를 수행하는데 필요한 기술과 지식의 소유 예) 조직의 연구개발력, 담당직원과의 지원인력의 지식과 기술
예절 (Courtesy)	고객과 접촉하는 종업원의 친절과 배려, 공손함 예) 고객의 재산과 시간에 대한 배려, 담당 종업원의 정중한 태도
신용도 (Credibility)	서비스 제공자의 진실성, 정직성 예) 기업평판, 기업명, 종업원의 정직성, 강매의 정도
안전성 (Security)	위험, 의심으로부터의 자유 예) 물리적 안전, 금전적 안전, 비밀보장
접근가능성 (Access)	접근가능성과 쉬운 접촉 예) 전화예약, 대기시간, 서비스 제공시간 및 장소의 편리성
커뮤니케이션 (Communication)	고객의 말에 귀를 기울이고, 고객에게 쉬운 말로 알림 예) 서비스에 대한 설명, 서비스 비용의 설명, 문제해결 보증
고객의 이해 (Understanding the Customer)	고객과 그들의 욕구를 알려는 노력 예) 고객의 구체적 요구사항 학습, 개별적 관심 제공, 사용/우량고객 인정

서비스 품질의 측정은 제품 품질과는 달리 불량률이나 내구성과 같은 객관적인 척도에 의한 측정이 어렵기 때문에 고객의 인식을 측정하여 서비스 품질을 측정 하고 있다. 이러한 인식의 평가를 위해 여러 항목으로 구성된 측정 도구가 Zeithaml, Berry and Parasuraman(1988)에 의해 개발되었다.

서비스 품질에 관한 대부분의 연구는 '사용자 중심적'이다.

Parasuraman, Zeithaml, Berry는 포커스 그룹 인터뷰를 통해 〈표 10-1〉과 같이 고객이 서비스 품질을 측정하는 10가지 기준을 만들었다.

10가지 요소 중에서 능력과 신용도를 제외하고는 모두 다 서비스 품질의 과정 차원과 관련된 것으로 볼 수 있다. 따라서 품질의 과정적 측면, 즉 기능적 품질측면이 중요하다는 사실을 확인할 수 있다.

2) 서비스품질의 결정 변수

그런데 10개 차원이 모두 독립적인 것은 아니다. 예를 들어 신용도나 안전성은 약간 중복되는 차원이라 할 수 있다. 따라서 이렇게 중복되는 측정수단을 정량적이고 실증적인 방법을 통해 다시 추린 결과 위의 10개 차원을 유형성(Tangible), 신뢰성(Reliability), 응답성(Responsiveness), 확신성(Assurance), 공감성(Empathy)이라는 5개 차원으로 수정하게 되었다.

〈표 10-2〉 SERVQUAL 항목간의 교차도

원래의 10개항목	유형성	신뢰성	응답성	확신성	공감성
유형성					
신뢰성					
응답성					
능 력 예 절 신용도 안전성					
접근가능성 커뮤니케이션 고객의 이해					
	1–4	5–9	10–13	14–17	18–22

〈표 10-3〉 SERVQUAL 설문지

기대평가 항목
1. 우수한 -- 안경원은 최신 장비를 갖추고 있을 것이다. 동의하지않는다 보통이다 강력히 동의한다. (①·······②·······③·······④·······⑤·······⑥·······⑦) 2. 우수한 --안경원의 시설은 시각적으로 보기에 좋을 것이다. 3. 우수한 --안경원의 안경사는 옷차림과 용모가 단정할 것이다. 4. 우수한 --안경원은 업무에 적합한 시설과 분위기를 갖출 것이다. 5. 우수한 --안경원은 정해진 시간 안에 업무처리를 약속하였다면 반드시 지킬 것이다. 6. 고객에게 문제가 생겼을 때 우수한 --안경원은 관심을 가지고 해결해줄 것이다. 7. 우수한 --안경원은 믿고 의지할 수 있을 것이다. 8. 우수한 --안경원은 약속한 시간에 서비스를 제공할 것이다. 9. 우수한 --안경원은 업무기록을 정확하게 유지할 것이다. 10. 우수한 --안경원은 고객들에게 언제 업무를 처리해줄 것인지 말해준다. 11. 우수한 --안경원의 안경사들은 고객에게 즉각적인 서비스를 제공할 것이다. 12. 우수한 --안경원의 안경사들은 항상 자발적으로 고객을 도울 것이다. 13. 우수한 --안경원의 직원들은 아주 바쁠 때에도, 고객의 요구에 신속하게 대응할 것이다. 14. 고객은 우수한 --안경원의 안경사를 신뢰할 수 있을 것이다. 15. 우수한 --안경원은 고객이 안심하고 거래하기 위한 안전을 확보할 것이다. 16. 우수한 --안경원의 안경사들은 예의가 바르고 공손할 것이다. 17. 우수한 --안경원의 안경사들은 고객의 질문에 답변할 충분한 지식을 가지고 있을 것이다. 18. 우수한 --안경원은 고객에게 개별적인 관심을 기울일 것이다. 19. 우수한 --안경원은 고객이 편리하게 이용할 수 있게 영업시간을 맞출 것이다. 20. 우수한 --안경원의 직원들은 고객에게 개인적으로 신경을 써준다. 21. 우수한 --안경원은 고객의 이익을 진심으로 생각해줄 것이다. 22. 우수한 --안경원의 안경사는 고객의 필요를 이해할 것이다.

① 유형성(물적 요소의 외형)

② 신뢰성(믿을 수 있고 정확한 임무수행)

③ 응답성(즉각적이고 도움이 됨)

④ 확신성(능력, 공손함, 믿음직함, 안전성)

⑤ 공감성(접근용이성, 원활한 의사소통, 고객에 대한 충분한 이해)

기존의 10개의 평가기준들 가운데 마지막 7개 기준이 확신성과 공감성의 기준으로 묶였다. 〈표 10-2〉는 기존의 10개 기준과 SERVQUAL의 5개 차원 사이의 대응관계를 나타내고 있다.

〈표 10-3〉은 SERVQUAL 설문지의 한 예이다. SERVQUAL은 크게 두 부분으로 이루어져 있는데 하나는 서비스 산업에 대한 고객의 기대를 평가하는 항목들(특정업종: 예를 들면 우수한 안경원은 --- 할 것이다)로 구성되고 다른 하나는 특정 서비스기업에 대한 성과평가항목

들(예를 들면, 다비치안경은 ---하다)로 구성된다.

3. 서비스 품질의 관리

1) 갭모형 분석

품질에 있어서 고객의 기대를 계속적으로 만족시켜야 한다는 개념에서 안경원 경영자는 고객의 기대와 인식의 균형을 유지하고 가대와 인식의 차이를 줄여가는 것이다.

Zeithaml, Berry and Parasuraman은 서비스 조직 내의 4가지 갭(gap)이 고객의 기대와 고객이 실제로 받은 것 사이의 갭을 만든다고 말한다.

- GAP Ⅰ: 기업에서 고객이 기대하는 바를 알지 못할 때
- GAP Ⅱ: 고객의 기대를 반영하지 못하는 서비스 품질기준을 명기할 때
- GAP Ⅲ: 서비스의 실제 성과가 서비스명세서와 일치하지 않을 때
- GAP Ⅳ: 마케팅 커뮤니케이션에서 약속한 수준을 서비스 성과가 따르지 못할 때
- GAP Ⅴ: 고객의 기대된 서비스와 인식된 서비스가 일치하지 않을 때

품질을 개선하기 위해서는 각 4가지 갭의 원인들을 밝혀내고 그 갭을 줄일 수 있는 전략을 개발해야 한다.

Zeithaml과 동료들은 위와 같은 개념을 바탕으로 [그림 10-3]과 같은 서비스 품질상 문제점의 원인을 분석하는데 사용할 수 있는 '갭분석 모형'을 개발하였다. 이모형은 경영자에게 서비스 품질을 어떻게 개선시킬 수 있는 가를 제시해준다.

이모형은 서비스 품질문제를 야기시킬 수 있는 부분들을 명시하고 있는데 여러 요소간의 차이, 즉 품질차이를 보여준다. 궁극적인 차이는 서비스 기대와 서비스 인식의 차이인 갭Ⅴ로써 이는 다른 4가지 갭들에 의해 결정 되는 것이다. 이들 갭들의 원인에 대해 좀더 자세히 알아보자.

① 갭 Ⅰ: 고객의 기대와 경영자의 인식의 차이

고객의 니즈를 파악하기 위하여 안경원 경영자는 끈임 없이 노력해야 한다. 구입 고객을 통한 모니터링을 게을리 하지 않음으로서 고객의 니즈를 쉽게 발견할 수 있다. 고객에 대한 친절도에 따라 고객의 추천을 받은 안경사를 휴가와 상금을 제공하고 불친절의 사례가 되는 안경사는 서비스교육 또는 벌점제시 등의 불이익을 받도록 하여야 한다.

그림 10-3 갭분석 모형

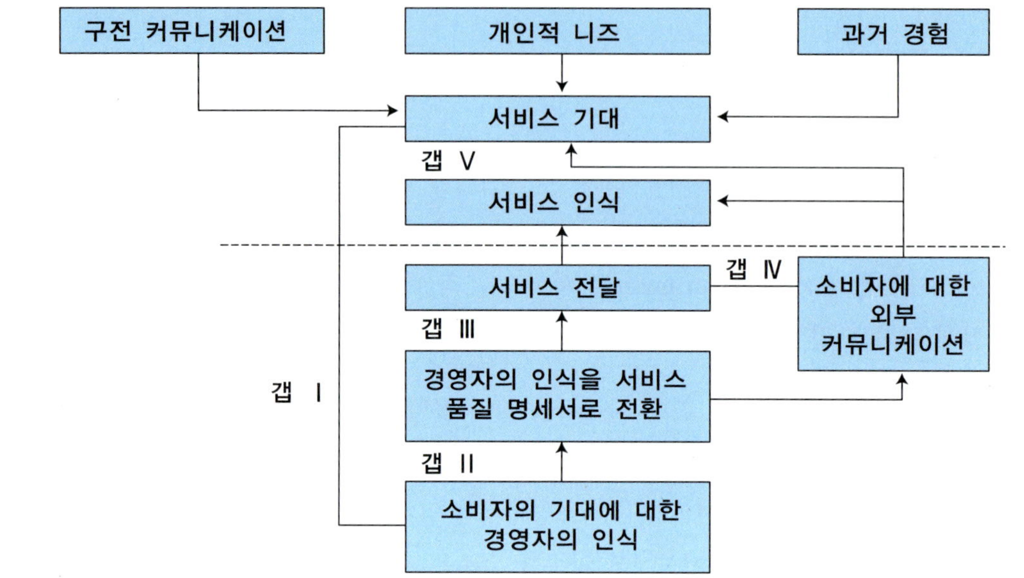

GAP Ⅰ 고객의 기대 VS 경영자의 인식의 차이	
원　　인	해결방안
경영자가 고객의 기대를 파악하는데 실패함	· 시장조사의 시행 · 상향적 커뮤니케이션 활성화 · 관리층의 축소

이와 같은 안경원의 노력은 고객의 니즈를 발견하는데 목적이 있을 뿐만 아니라 고객에게 가장 서비스가 뛰어난 직원을 표창함으로써 전반적인 서비스 품질향상을 꾀하는 것을 목표로 한 것이다.

고객과의 직접접촉을 위한 상향적 커뮤니케이션을 활성화시키는 노력이 필요하다. 즉 고객과의 접촉이 가장 많은 안경사를 통하여 안경원경영자는 안경원의 활동과 성과에 대한 서비스 품질을 보고해야 한다. 이러한 노력이 지속될 때 갭Ⅰ의 크기는 줄어든다.

또한 커뮤니케이션의 질과 유효성이 중요하다. 예를 들어 서면을 통한 커뮤니케이션보다는 대면 커뮤니케이션이 더 효과적이다. 특히 메시지가 어렵거나 모호할 때, 또는 커뮤니케이션을 하는 당사자들의 배경이나 의견이 다를 때, 얼굴을 맞대고 하는 커뮤니케이션이 더 좋다.

최고 경영자와 고객과 접촉하는 안경사와의 사이의 관리계층이 존재할 때 갭 I 은 더욱 커질 것이다. 이것은 한사람의 말을 여러 사람이 전달하여 제일 마지막에 있는 사람에게 올바르게 전달되는 가를 보는 '이야기 전달게임'을 해본 사람이면 누구나 쉽게 이해할 것이다. 이와 같은 관리의 계층은 의사소통에 장벽이 되기 때문에 메시지의 전달과 이해를 방해하고 갭 I 의 크기를 증대시킨다. 따라서 관리계층을 줄이는 것은 갭 I 을 줄이기 위한 중요한 전략이 될 것이다.

② 갭 Ⅱ: 경영자의 인식과 서비스 품질명세서의 차이

높은 서비스 품질을 달성하려는 안경원 경영자의 헌신이 없기 때문에 갭Ⅱ가 발생한다. 비용절감이나 단기이익 같은 것은 쉽게 측정될 수 있고 추적 가능한 결과이므로 서비스 품질보다 강조되기가 쉽다. 따라서 고객에 대한 서비스는 안경원 경영자들이 소홀히 다루기 쉽다. 품질에 대한 안경원 경영자의 헌신을 최우선으로 해야 할 것이다.

GAP Ⅱ 경영자의 인식 VS 서비스 품질명세서	
원　인	해결방안
· 기업자원의 제약 · 시장상황의 분석미약 · 경영층의 무관심	· 최고 경영자의 헌신 · 서비스 품질목표의 개발 · 업무의 표준화 · 고객기대의 실행가능성 인식

명확한 목표가 설정되지 않은 경우에도 갭Ⅱ가 발생한다. 목표설정을 함으로써 개인이나 안경원은 더 좋은 성과를 달성할 수 있다. 또한 목표설정을 잘할 때 안경원을 잘 통제할 수 있다. 서비스의 목표는 보통 인적성과 또는 기계적 성과로 설정되고 측정된다.

목표설정이 효과 있기 위해서는 명확하고, 받아들일 수 있고, 중요한 직무를 나타내며, 적절한 피드백이 가능하고, 측정가능하고, 도전적이며, 현실적이고, 개인의 특성과 맞아야 한다. 이와 같이 서비스 품질에 대한 목표설정을 잘할 때 갭Ⅱ는 감소할 것이다.

안경원 경영자의 인식이 서비스 품질명세서로 잘 전환되기 위해서는 업무의 표준화가 이루어져야 한다. 안경원의 기술적 측면과 종사 안경사의 행동을 표준화 또는 규격화할 수 있다. 안경원의 서비스가 소비자 개개인에 따라 달라진다면 업무의 표준화가 이루어지기 어려울 것이다. 그러나 제고되는 서비스가 개개인에 따라 달라지더라도 서비스의 영역의 일부측면은 표준화할 수 있다. 따라서 업무의 표준화가 증대될 때 갭Ⅱ는 감소할 것이다.

안경원 경영자가 고객의 기대를 충족시키는 것이 가능하다고 인식할수록 갭Ⅱ의 크기는 줄어든다.

③ 갭 Ⅲ: 서비스 품질명세서와 실제 제공 서비스의 차이

안경원의 목표를 달성하기 위해서는 협력이 중요하다. 성과가 높은 집단을 보면, 구성원들이 집단의식을 가지고, 의사결정에 참여하며, 성과를 공유하고 이들을 통하여 목표를 달성한다. 따라서 고객에게 높은 품질의 서비스를 제공하려는 안경원은 구성원간의 협력이 필요하다. 안경원의 구성원간의 협력이 강할 때 갭Ⅲ는 줄어들게 된다.

GAP Ⅲ 서비스 품질명세서 VS 실제 제공서비스	
원 인	해결방안
· 종업원이 품질명세를 숙지하지 못함 · 종업원의 품질명세 수행 능력 부족 · 종업원이 품질명세 수행을 꺼림	· 팀워크의 향상 · 종업원-직무적합성 보장 · 기술-직무적합성 보장 · 종업원에게 인식된 통제권한 제공 · 경영통제 시스템 개발 · 역할갈등 해소 · 역할 모호성 해소

서비스품질의 문제는 종사안경사가 직무에 적합하지 않기 때문에 발생하기도 한다. 안경광학과를 졸업한 안경사는 출신 대학교의 커리큘럼과 교육방침에 따라 각기 다른 직무에서 서비스 품질을 보인다. 고객응대, 시력검사, 피팅 및 수리능력, 디스플레이, 인간관계 등의 종업원-직무간 적합성에 차이가 존재한다. 능력과 적성에 맞는 업무를 파악하여 서비스 품질을 높이기 위한 노력을 해야 한다.

높은 서비스 품질을 유지하기 위하여 새로운 검안지식의 습득과 새로운 제품의 조제가공능력 등에 적합한 모습을 보여야 한다. 기술과 직무가 적합하지 않다면 높은 수준의 서비스를 제공할 수 없다.

종사안경사의 일상생활에서 받는 스트레스는 서비스 품질을 감소시킬 수 있다. 종사안경사들이 직무에서 겪는 문제들에 유연하게 대처할 수 있다고 생각할 때 통제력은 증가한다. 이와

같이 통제력이 증가하면 성과도 증대되고 높은 수준의 서비스를 제공할 수 있게 된다.

고객과 직접 대면하는 종사 안경사의 성과는 결과에 의해 산출될 수 있다. 개인의 성과는 시스템에 의해 기록되며 통제된다. 이러한 성과위주의 시스템은 충분히 적절하지 못하다. 따라서 행위에 기초한 통제시스템으로 종사안경사의 행동을 관찰하고 기록하여 고객이 원하는 서비스 품질을 제공하도록 한다.

안경사는 고객과 안경원을 연결하며 양쪽의 요구를 만족시켜야 한다. 따라서 고객과 접촉하는 안경사가 그들이 담당하는 직무에서 역할갈등을 느낄 때 안경원 경영자는 이러한 역할갈등을 제거시켜야만 갭Ⅲ를 감소시킬 수 있다.

개인의 역할과 관련된 정보를 충분히 가지지 못했다면 역할의 모호성은 발생한다. 즉, 성과에 대한 기대를 분명 모르거나, 기대를 충족시킬 방안을 모르거나, 직무행위의 결과를 모를 때 발생한다. 역할 모호성은 역할에 대한 정의와 과업에 대한 명세가 명료하지 못한 경영자에 보편적인 현상이나 초보안경사에게 안경원 경영자나 책임안경사들이 정확한 업무지침을 내려주지 못하는 경우에도 발생할 수 있다.

역할모호성(role ambiguity)도 역할 갈등과 마찬가지로 개인이 이를 경험할 때 스트레스를 유발할 뿐만 아니라 나아가 이직률 상승, 안경사직무에 대한 만족감소, 인적자원의 불충분한 사용 등과 같은 부작용이 발생할 수 있다. 그러나 모호성에 대한 내구력(tolerance for ambiguity)은 개인별로 차이가 있다.

종사 안경사는 그들의 업무를 정확히 수행하는데 필요한 정보를 가지고 있지 않을 때 역할 모호성을 경험한다. 이는 종사안경사의 성과가 어떻게 평가되고 보상되는지 모르고, 경영자의 기대가 분명하지 않을 때 발생한다. 따라서 하향적 의사소통, 교육훈련 등을 통하여 역할 명료성을 확립하면 갭Ⅲ는 감소할 것이다.

④ 갭 Ⅳ: 실제서비스 제공과 외부커뮤니케이션의 차이

수평적 커뮤니케이션이 충분히 이루어져야 한다. 수평적 커뮤니케이션은 위계수준이 같은 안경사간의 의사소통을 의미한다. 판매부서와 시력검사실, 그리고 조제실의 안경사들이 서로 소통하고 협력할 때 소비자들은 높은 수준의 서비스 품질을 기대하게 된다. 서로 충분히 협력하지 않으면 소비자의 기대는 충족되지 못하므로 갭Ⅳ는 증가될 것이다.

서비스의 경쟁 심화로 인한 과장된 약속을 하는 경향이 안경업계에 종종 나타나고 있다. 경쟁의 심화에서 승리하기 위해서 또는 새로운 고객을 확보하기 위한 이러한 경향은 갭 Ⅳ의 크기에 직접적인 관련을 가진다. 즉 갭Ⅳ를 줄이기 위해서는 과대약속을 하지 않는 것이 좋다.

GAP Ⅳ 외부커뮤니케이션 VS 서비스 전달	
원　인	해결방안
· 커뮤니케이션 부족 또는 부적합 · 과대약속	· 수평적 커뮤니케이션 증대 · 과대약속의 유혹 거절

⑤ 갭 Ⅴ: 서비스 기대와 서비스 인식의 차이

소비자가 인식한 서비스 품질은 기대된 서비스와 인식된 서비스의 차이, 즉 갭Ⅴ의 크기와 방향에 의존하며, 이것은 다시 안경원 경영자의 측면에서 서비스 제공과 관련된 위의 4가지 갭의 크기와 방향에 의해 결정된다. 즉 갭Ⅴ의 방향과 크기는 갭Ⅰ~갭Ⅳ의 함수로 표현할 수 있다.

GAP Ⅴ = f(갭Ⅰ, 갭Ⅱ, 갭Ⅲ, 갭Ⅳ)

이러한 과정을 통하여 인식된 서비스 품질은 이상적 품질로부터 수용할 수 없는 품질까지 다양할 것이다.

2) 서비스 품질과 서비스 원가

서비스 원가(service cost)는 제품원가에 비해 유동적이고 서비스를 어떻게 통제하고 관리하는가에 따라 직접적인 영향을 받으며 변화하게 된다. 특히 서비스의 품질은 서비스의 통제와 관리에 의하여 거의 결정 되므로 서비스 원가는 서비스의 통제와 관리에 소요되는 원가와 직접적인 관계를 갖는다.

① 서비스 원가의 종류

서비스 원가에는 서비스를 제공하는데 소요되는 직접적인 원가와 관리측면에서의 원가도 포함된다. 나쁜 품질의 서비스는 원가가 적게 들것으로 생각되지만, 고객의 불만족과 이러한 불만족을 회복시키기 위해 발생하는 비용을 생각하면 실질적으로는 좋은 질의 서비스 원가보다 더 많은 원가가 발생할 수도 있다. 또한 좋은 품질의 서비스를 유지하기 위해서도 비용이 발생한다.

이러한 불량 서비스질의 원가와 좋은 서비스질의 원가를 나누어 생각해볼 필요가 있다.

가) 불량서비스 질에 의한 원가

* 내부 실패 원가

내부 실패 원가(Internal failure costs)는 불량서비스가 고객에게 이르기 전에 이를 내부적으로 시정하려는 데 따르는 원가이다. 이러한 내부 실패 원가는 쉽게 발견되는 것은 아니지만 많은 비용을 발생시켜 안경원에 부정적인 영향을 미치게 된다.

예를 들어 종사안경사의 잦은 이직은 서비스 수준을 불안정하게 하고, 서비스의 질적 수준을 저하하고, 조직의 문화를 세울 수 없게 만든다. 이러한 이직의 부정적인 영향으로 인하여 안경원은 이를 미연에 방지하고자 여러 가지 교육의 참가와 휴무와 성과급 등의 복지수준향상을 위한 노력을 하도록 하여 비용이 증가되는 원인이 된다. 이것을 내부 실패 원가로 볼 수 있다.

* 외부 실패 원가

외부 실패 원가(External failure costs)는 불량서비스가 고객에 의해 경험됨으로서 발생하는 원가이다. 이에는 확증 가능한 실패원가와 확증 불가능한 실패원가가 있다.

확증가능 실패원가(Verifiable failure costs)는 이미 서비스실패가 발생하였음을 서비스 제공자가 알고 이를 회복하기 위한 원가이다. 예를 들어 안경원의 썬그라스 제공일자가 지연되었을 때 고객에게 제공되는 할인 또는 무료 안경쿠폰 등과 잘못된 검사와 조제가공에 의해 안경을 다시 만들어 주는 경우를 말한다.

이런 서비스 실패로 인하여 상실된 고객을 회복하는 것은 새로운 고객을 확보하는 것보다 더 많은 비용이 들어가게 된다. 그러나 상실된 고객을 회복하기 위하여 투자된 비용은 상실된 고객이 불만족이나 험담을 유포하는 것을 방지하는 효과가 있고 종사안경사의 사기진작에 도움이 되기 때문에 비용적 문제보다는 넓은 시야를 가지고 투자하는 것이 좋다.

확증불가능한 실패(Nonverifiable failure costs)는 서비스 실패시 서비스 생산자에게 보고 되지 않은 고객의 불만족으로 인해 발생하는 원가이다. 이러한 원가는 서비스 원가 측정시 상당히 중요하지만 측정하기에 어려움이 따른다.

서비스 품질이 열악하다는 좋지 못한 소문이 퍼지면 안경원이 수행하는 마케팅활동에 추가적인 비용이 발생한다. 안경원의 목표를 달성하기 위하여 불량서비스로 악평이 높은 안경원이 경쟁안경원보다 더 많은 광고비를 사용해야 한다. 나쁜 이미지를 개선하는데 드는 광고 및 서비스비용이 서비스 실패원가의 구성요소가 되는 것이다.

나) 좋은 서비스 질을 유지하는데 다른 원가

＊ 평가원가

평가는 검사, 시험, 감사 등의 세 가지 원가로 구성되며, 평가원가(appraisal cost)는 이러한 과정을 수행함으로 인해 발생하는 원가이다. 첫째, 검사과정이다. 검사는 고객이 서비스 과정에 참여하기 전에 고객과의 접촉이 적은 서비스에서 자료를 중심으로 수행된다. 따라서 실제로 고객이 서비스 생산과정에 참여하는 경우에는 유용성이 떨어진다. 그리고 정확한 시력 검사와 편안한 처방이 다른 것처럼 모든 것이 검사 가능한 것이 아니다.

둘째, 시험과정이다. 시험은 생산과 소비가 동시에 이루어지는 서비스의 속성 때문에 필요하다. 시험은 주로 서비스의 기술적인 부분에 적용되며 서비스 생산자가 소비자의 입장에서 서비스를 경험해보는 것을 말한다. 그러나 오직 고객만이 실제 서비스를 경험하고 평가한다는 사실을 분명히 하여야 한다.

셋째, 감사과정이다. 감사는 서비스의 잠재적 실수를 탐지하고 미연에 방지하기 위하여 실제적인 서비스의 과정을 관찰하는 것이다. 정기적인 서비스 교육 참가로 서비스의 질적 수준을 유지하는 것이 중요하다.

＊ 예방원가

예방원가는(prevent costs)는 서비스 실패가 발생하지 않도록 노력함으로써 발생하는 원가이다. 주로 결점을 탐지하는 것으로 서비스 품질이 검사나 통계적 자료로 통제될 수 없을 때 특히 유용하다.

대표와 1명의 직원만 있는 안경원의 경우 일반적으로 불규칙한 임금인상과 성과급지급, 휴무의 불규칙성 등으로 높은 이직률 등으로 특징지어져서 단기 근로 안경사의 불량서비스 발생률이 높다. 종사안경사를 관찰하고 서비스 실패를 예방할 수 있는 책임안경사가 없어 불량서비스가 발생하기 쉽다. 그러나 신중한 고용과 훈련, 복지정책의 변화 등으로 긍지와 책임감을 심어주어 열성적인 근무분위기를 창출하면 불량서비스는 감소하고 서비스의 품질은 향상될 것이다. 이러한 환경을 만들기 위한 투자비용이 서비스원가, 즉 예방원가를 구성하게 된다.

＊ 회복원가

회복원가(recovery costs)는 서비스과정이 끝나기 전 도는 고객을 잃기 전에 서비스 실패를 보상하기 위한 노력으로 발생하는 원가이다. 보통 많은 보상을 고객에게 해주어야 하므로 서비스 품질이 불량할수록 더 많은 원가가 나타난다.

R.G.P렌즈의 판매량이 많은 안경원의 경우에는 B.C측정 실수와 T.R렌즈의 잘못된 결정

으로 고객의 눈이 상처를 입어 병원의 치료를 요하는 경우가 있다. 이러한 경우 즉시 환불과 치료비용의 보상 등을 통해 서비스 실패를 보상하여야 한다.

② 서비스 품질과 원가와의 관계

서비스품질과 원가와의 관계에 관한 최근의 일반적인 견해는 다음과 같다.

첫째, 서비스 품질이 향상될수록 서비스 회복비용도 감소한다고 생각한다.

둘째, 100%의 서비스 질을 유지하기 위하여 실패방지비용이 기하급수적으로 상승한다는 견해를 부정하고 있다.

셋째, 전통적 견해가 서비스기업의 측면에서만 고려된데 반하여 새로운 견해는 고객과 종업원을 고려하고 있다. 즉 서비스 실패가 고객에게 미치는 영향을 명시적으로 고려한다.

결론적으로 서비스원가는 서비스 생산에 투입된 직접적인 원가 뿐만 아니라 사전적 관리와 사후적관리에 소요되는 원가도 고려함과 아울러 고객에게 인지되는 원가와 종업원의 사기 등을 고려하는 총체적인 관점에서 이해되어야 할 것이다.

③ 품질수익률(ROQ) 분석

일반적인 서비스기업들은 '품질수익률(Return on Quality)'이라는 새로운 평가 개념이 적용되고 있다. 안경원 또한 ROQ의 개념이 도입되어야 서비스 품질에 대한 투자에서 기대되는 수익을 파악할 수 있다.

품질수익률(ROQ) 분석은 다음의 6가지 단계로 구성된다.

첫째, 현행 품질비용을 계산한다. 이 비용에는 보증비용, 문제방지비용 등을 포함해야 한다. 그 후 이러한 비용을 해당 서비스가 창출하는 수익과 비교해야 한다.

둘째, 고객유지에 필수적인 요소들과 고객을 쫓아내는 요소들이 무엇인지 결정한다. 이를 위해서는 제안된 각각의 품질향상 프로그램에 대한 시장예측이 필요하다.

셋째, 합리적인 비용으로 고객만족을 가장 많이 증대시킬 수 있는 품질 기본관리에 초점을 맞춘다. 그리고 각각의 품질향상 프로그램의 비용을 고객유지, 고객획득, 시장점유율에 미친 영향과 비교한다.

넷째, 가장 실현가능한 품질향상 프로그램을 테스트해본다. 그 결과 재무적 향상이나 시장점유율 향상에 효과가 없는 프로그램은 제외시켜야 한다.

다섯째, 가장 성공적인 품질프로그램을 선택하여 실제 실행하여야 한다. 단 프로그램의 결과는 반드시 모니터링 해야 한다.

여섯째, 경쟁상황과 프로그램의 결과를 항상 모니터링하여 품질프로그램을 지속적으로 개선시켜 나간다.

3) 서비스 품질의 개선 방안

① 중요한 서비스 품질의 결정요소를 파악하라.

서비스 품질의 개선은 고객에게 중요한 서비스 품질요소를 파악하는 것으로부터 시작되며, 이를 기초로 안경원과 경쟁안경원이 이들 결정요소에서 고객에게 어떻게 평가되고 있는가를 살펴봄으로써 가능하게 된다.

② 고객의 기대를 관리하라.

고객의 기대는 고객의 품질 인식에 중요한 역할을 하므로 과장된 약속에 대한 유혹에서 벗어나서 적절한 서비스 정보를 제공하는 것이 기업의 좋은 품질 이미지 달성에 도움을 줄 것이다.

③ 유형적요소를 관리하라.

유형적요소를 관리하는 것은 고객기대의 관리와 밀접한 관련이 있다. 고객의 기대관리는 서비스 제공이전의 현실적 기대를 보증하는 것이며. 유형적 요소의 관리는 서비스 제공 중의 또는 이후의 인식형성과 관계가 있다. 고객은 유형적 요소에 쉽게 접근할 수 있으며 평가하기도 쉬우므로 이러한 요소의 관리는 제공된 서비스 품질 대한 이미지를 통제할 수도 있다.

④ 고객에게 서비스 내용을 알려줘라.

서비스를 제공하는 안경원은 고객의 측면에서 교육을 통하여 고객을 도와줄 수 있다. 서비스의 일부를 고객 스스로 수행할 수 있게 한다든지 서비스 사용의 적절한 시기, 방법 또는 서비스가 수행되는 과정을 설명해줌으로써 고객의 지식을 증대시킬 수 있다. 서비스에 대한 지식이 있는 고객은 더 좋은 의사결정을 할 수 있으며 이는 만족의 증대에 직결된다.

⑤ 안경원 내에 품질문화를 정착시켜라.

지속적으로 높은 서비스품질을 유지시키기 위해서는 안경원 내에 품질개념이 구현되도록 하여야 한다. 이것은 특정한 품질기준을 확립하고, 이 기준을 충족시킬 수 있는 능력이 있는 직원을 채용하여 이들 기준이 달성될 수 있도록 훈련시키고 만족 정도를 측정하고 공정한 보상이 이루어질 때 가능하다.

⑥ 자동화를 실천하라.

서비스제공은 인적서비스와 시설서비스로 이루어진다. 이 가운데 하나인 인적서비스 측면에서 기술적으로 자동화가 가능한 영역은 자동화 시스템으로 대체하는 것이 서비스 제공실패를 줄일 수 있으며 이를 통해 높은 서비스 품질을 제공할 수 있다.

⑦ 변화하는 고객의 기대에 대응하라.

고객의 기대는 고정된 것이 아니라 시간과 상황에 따라서 변화한다. 보통 고객의 기대는 두 가지 차원으로 변화한다. 하나는 기대의 수준이 높아지는 것이고 또 하나는 관점의 범위가 변하는 것이다.

예를 들어 누진다초점렌즈의 주문기간은 예전에는 2주에서 한달정도 소요되던 것이 최근에는 일주일 이내에 공급된다. 이는 고객기대수준의 변화에 대응한 것으로 볼 수 있다.

한편 관점의 경우에는 고객의 대기시간과 검사 및 조제가공시간을 단축하기 위한 정밀검사보다는 필요한 검사와 가공만을 하는 것 위주로 바뀌어 가고 있다. 서비스를 제공하는 안경원은 이와 같은 기대의 변화를 예측 파악해 그에 대응해야 할 것이다.

⑧ 안경원 이미지를 향상시켜라.

고품질의 서비스를 제공하는 안경원이 되기 위해서는 신용과 이미지가 중요하다. 최근 다비치안경체인은 '고객졸도 서비스'라는 슬로건으로 광고하고 있다. 이는 다비치안경체인의 이미지를 향상시키고 고객에게 믿음을 주는데 매우 큰 효과가 있다.

⑨ 가시적 평가기준을 제공하라.

지속적인 고품질 서비스의 제공과 광고도 중요하지만 고객에게 가시적인 평가기준을 안경원 스스로 제공해 주는 것이 중요하다. 다비치안경체인은 '2010년 경영혁신대상', '정부의 해외진출 밀착지원' 등을 소비자 광고에 활용하였다.

다비치안경체인 등 13개 토종 프랜차이즈, 정부가 해외 진출 돕는다.

지식경제부는 국내 토종 프랜차이즈의 본격적인 해외 진출을 적극적으로 지원하기 위해 4월 16일 오후 3시 서울 KOTRA 본사에서 '토종 프랜차이즈 세계로 나간다' 출범식을 개최하고, 대표적인 국내 프랜차이즈 기업 13개의 해외 진출을 밀착 지원키로 했다.

지원 대상으로 선정 된 프랜차이즈는 **다비치안경체인**을 비롯해 BBQ, 뚜레쥬르, 롯데리아, 미스터피자, 본죽, 채선당, 크라제버거, 할리스커피, 박승철헤어, 이철헤어커커, 크린토피아, 잉크천국 등 13개사로 이들 기업에게는 앞으로 1년 동안 KOTRA에서 발급한 2천만원 상당의 서비스 쿠폰을 개별 기업의 진출계획과 상황에 맞춰 사용할 수 있는 혜택이 주어진다.

또한 정부의 '토종 프랜차이즈 해외진출 1호점 개설 지원 사업'에 따라 해외진출 초기 단계에 필요한 시장조사와 상권분석, 법률/회계 정보, 현지 진출 절차 및 현지 파트너 발굴, 현지 인력채용 및 매장 홍보 대행 서비스 등의 맞춤형 밀착서비스를 제공받게 된다.

지경부 관계자는 "프랜차이즈는 인력, 시설/장비, 원자재를 함께 수출할 수 있는 유망 수출 분야"라며 "해외 1호점 지원사업 규모를 지속적으로 확대할 것"이라고 밝혔다.

제 3절 서비스 고객관리: 관계마케팅

1. 관계마케팅의 의의와 특징

1) 관계마케팅의 의의

최근 경쟁우위를 확보하기 위한 수단으로서 많은 관심을 끌고 있는 개념이 관계마케팅이다. 관계의 사전적 의미는 "사람과 사람, 사람과 사물 등, 둘 이상이 서로 걸리는 일"로 해석된다. 관계마케팅이란 이와 같은 '관계'개념을 도입한 마케팅의 접근방법을 의미한다.

과거의 마케팅은 일회성거래나 교환거래가 중심이 되었다. 일회성 거래나 교환거래는 거래당사자간의 제공과 획득의 개념으로 이회성에 그치는 것이 대부분이다. 이에 비해 관계마케팅이란 거래당사자를 중심으로 이러한 거래나 교환이 장기적으로 지속되도록 해서 거래당사자들 모두 이익을 보도록 한다는 개념이다.

관계마케팅은 고객 등의 이해관계자와 유대관계를 강하게 맺으며 유지 및 발전시키는 마케팅 활동을 말하며 장기간에 걸친 이익을 확보하기 위하여 고객과의 대화를 창조하여 더 좋은 서비스를 제공하려는 장치이다.

관계마케팅의 목적은 세 가지로 분류할 수 있다.

첫째, 신규고객을 유치하는 것이다. 신규고객을 유치할 때 안경원은 장기적인 고객이 될 수 있는 고객을 선별적으로 유치하는 것이 필요하다. 예를 들어 오랜 단골고객이 소개시켜 준 신규고객은 장기고객이 될 가능성이 높을 것이다. 즉 관계마케팅을 잘 수행하고 있는 안경원에게는 구전효과에 의한 신규고객의 유치가 용이해지며 이들 고객은 장기고객이 될 가능성이 높다. 이때 구전에 의한 신규고객의 유치를 도모하기 위해 안경원은 기존의 고객이 신규고객을 추천할 때 인센티브를 주는 것이 중요하다. 많은 안경원들이 이와 같은 인센티브 제도를 실행하는데 이를 MGM(Members Get Members)제도라고 한다.

둘째, 고객을 유지하는 것이다. 처음 방문한 고객을 계속 유지할 수 있는 방법은 '고객만족' 뿐이다. 고객에게 가치를 제공하지 않는 요소들은 모두 생략하고 가치를 제공할 수 있는 요소들만을 모아 고객을 만족시키는 것이 중요하다.

셋째, 관계를 제고하는 것이다. 개인들의 인간관계에서와 마찬가지로 고객과의 관계에서 견고성과 친밀감을 증가시킴으로써 서서히 새로운 상황으로 진입하도록 하는 것이 중요하다. 애호도가 높은 고객은 안경원에게 견고한 사업 기반이 될 뿐 아니라 성장 잠재력이 된다.

2) 관계마케팅의 특징

관계 마케팅은 기존의 마케팅과 여러 가지의 차이점이 있다.

첫째, 고객을 보는 시각이 다르다. 기본의 마케팅이 안경원에서 제품을 팔기 위한 대상으로 고객을 생각한다면 관계마케팅에서는 고객과의 장기적인 관계를 유지함으로써 자연스럽게 수익이 창출될 수 있도록 하므로 고객을 안경원과 함께하는 동반자로 본다. 따라서 단기적인 실적보다는 장기적인 고객의 생애 가치에 중점을 둔다.

둘째, 안경원과 고객간의 의사소통방향이 다르다. 기존의 마케팅이 광고를 통한 일방적인 메시지 전달에 주력했다면 관계마케팅은 다양한 수단을 통해 쌍방향 커뮤니케이션을 강조한다. 안경원이 제공한 정보에 대해 고객이 직접 반응할 수 있으며 안경원과 고객의 직접커뮤니케이션이 가능하다. 따라서 고객으로부터의 정보흐름이 중요시 되며 이는 고객에 대한 서비스 차별화의 기초가 된다.

셋째, 규모의 경제에서 범위의 경제로의 전환이다. 기존에는 주로 가능한 많은 고객에게 제품을 판매하는 대량생산, 대량 판매에 의한 규모를 지향한다. 그러나 관계마케팅은 고객에게 다양한 제품을 판매하거나 거래기간을 장기적으로 유지하려는 범위의 경제를 추구한다.

넷째, 마케팅 선과 측정의 지표가 시장점유율에서 고객점유율로 바뀐다. 고객점유율은 한 고객의 총 거래 중에서 특정안경원이 차지하는 비중을 의미한다. 종래에는 불특정 다수의 고객을 하나의 동질적 시장으로 보고 이 시장에서 점유율을 높이는 것을 목표로 하였으나 관계마케팅에서는 고객 개개인을 독립된 시장으로 보고 개별 고객 당 관련부문 지출액에서 자사 상품 매출의 비중, 즉 고객 점유율 또는 지갑 점유율(Share of Wallet)을 높이려고 한다.

다섯째, 차별화나 관리의 초점이 상품 뿐 아니라 고객으로 확산된다. 상품의 차별화 못지않게 고객을 차별화하는 것이 중요해짐으로 상품이 아닌 고객을 관리하는 것이 중요하게 되었다. 안경원의 이익은 상품의 판매에서가 아닌 고객 보유에서 나오기 때문이다.

〈표 10-4〉 기존마케팅과 관계마케팅의 비교

	기존마케팅	관계마케팅
고객을 보는 시각	판매의 대상	동반자
고객과의 의사소통	일방적	쌍방향
경제 패러다임	규모의 경제	범위의 경제
마케팅 성과의 지표	시장점유율	고객점유율
차별화 및 관리의 초점	상품	고객

예를 들어 어떤 안경의 다리가 부러진 경우 안경사는 손상된 다리를 A/S 해주는 것 뿐만 아니라 고객의 손상된 마음을 이해하고 돌보아서 고객의 만족도나 재구매 의도를 높이려 노력할 것이다. 즉 손상된 안경 못지않게 손상된 고객의 마음을 수리한다는 관점이 필요해진 것이다. 이상의 다섯 가지 차이를 표〈표 10-4〉에 요약 비교하였다.

2. 관계마케팅의 효익

1) 안경원입장에서의 효익

안경원 입장에서 보면 관계마케팅의 첫 번째 효익은 고객을 오랫동안 유지할수록 더 많은 이익을 낼 수 있다는 것이다. 안경원이 신규고객을 획득하기 위해서는 광고비와 판촉비의 비용이 들게 된다. 신규고객이 이탈하게 되면 투자된 광고비와 판촉비는 회수하기 어렵게 된다. 신규고객의 구매가 일회성에 그치게 된다면 안경원의 손실은 매우 커지게 될 것이다. 그러나 고객의 이탈을 방지하면 시간이 지나면서 고객의 구매횟수와 구매량이 늘어나게 됨으로 안경원의 이익은 점점 증가하게 된다.

따라서 고객과의 관계를 유지, 향상시키는 것은 장기적인 수익성을 확보하는데 필수적이다.

두 번째 효익은 고객의 사용량이 증가함에 따라 운영비가 하락한다는 점이다. 처음 방문했을 때 정밀한 문진과 시력검사에 많은 시간이 요구되지만 이것은 한번 데이터 베이스화 하면 고객을 효과적으로 관리할 수 있는 것이다. 안경을 사용하는 고객이 시간이 지나 안경과 썬그라스, 그리고 콘택트렌즈까지 사용하게 된다면 고객에 대한 투자비는 증가하지 않는다.

세 번째 효익은 이들이 전하는 무료 구전광고에 의한 효과이다. 애호도가 높은 고객은 오랜 기간 동안 자신이 애용하는 안경원을 다른 사람에게 선전할 것이다. 즉, 만족고객은 최고의 광고도구로 볼 수 있다.

네 번째 효익은 이직률 감소효과이다. 이것은 관계마케팅의 간접적인 결과로 볼 수 있다. 만족한 고객이 많은 안경원에서 일하는 안경사는 스스로 자부심이 생기고 안경원에 대한 애사심이 생겨 쉽게 이직하지 못한다. 지속적인 검안과 조제가공 서비스를 제공하는 안경원에서는 일선 안경사들이 매우 중요하기 때문에 이직률 감소는 안경원과 고객에게 큰 장점이 된다. 종사안경사가 쉽게 바뀌지 않으므로 고객과 종사안경사의 관계가 친밀해지는 경우 고객정보가 유실될 확률이 낮아진다.

관계마케팅의 여러 가지 효익을 계량적으로 정리하는 개념인 '고객생애가치(Customer Lifetime Value)'를 들 수 있다. 고객생애가치란 한 고객이 특정 기업과 거래하는 기간동안 그 기업에게 얼마나 수익을 가져다 주는가를 의미한다. 즉 고객생애가치란 한 고객이 평균적으로 안경원에게 기여하는 미래수익의 현재가치라고 할 수 있다.

2) 고객입장에서의 효익

고객입장에서도 한 안경원을 계속 단골로 이용할 경우 장점이 있다. 한 안경원에 단골이면 더 높은 시력검사와 조제가공 및 피팅의 가치를 얻게 된다. 오늘날은 고객을 단지 소비자(Consumer)로서만 보는 것이 아니고 생활자(Liver)로 보고 있다. 즉 고객의 삶의 질(Quality of Life)을 향상시키는 것에 기업의 목적을 두고 있다. 고객이 자신의 삶의 질을 향상시키기 위해서는 만족스러운 서비스를 제공한 기업을 계속 이용하는 것이 유리할 것이다.

많은 안경원이 단골고객을 위한 프로그램을 도입하고 있다. 예를 들어 마일리지 프로그램, 포인트카드 혜택, 위험 보상프로그램 등을 유지하여 이용 안경원을 바꿨을 때 오는 품질위험과 추가비용이 없도록 한다. 시간이 지남에 따라 더 높은 서비스를 제공 받을 수 있고 그 안경원으로부터 중요한 고객으로 대우 받을 수 있다는 장점을 강조하기 위하여 도입하고 있다.

3. 관계마케팅의 실천단계

1) 고객유치단계

① 고객포트폴리오 관리의 요건

효과적인 고객포트폴리오 관리를 위해서는 우선 안경원 자원과 부합되는 고객 포트폴리오를 구성하고 이를 기초로 안경원의 수익성을 고려해야 한다. 안경원은 일정수의 전문안경사를 고용하고 있다. 물론 수익이 중요하기 때문에 종사 안경사가 최대의 수익을 이끌어 내도록하는 것이 중요하다. 그러나 종사안경사의 관심 및 참여를 유지하는 것도 중요하다.

이와 같이 두개의 목표(수익창출목표, 종사안경사 관심유지목표)가 다르기 때문에 안경원은 사업의 적절한 믹스를 추구해야 할 것이다. 즉 이용가능한 자원에 부합되는 사업과 종사안경사들의 직업적 관심에 부합되는 것을 적절하게 선택해야 한다. 이 목표가 각기 다른 유형의 고객을 필요로 하기 때문에 고객 포트폴리오를 구성하는 것이다.

다음으로는 고객을 상품의 일부로서 간주하는 것이 필요하다. 서비스업에서는 고객도 다른 고객에게 비쳐지는 또 다른 상품이 되기 때문이다. 고객층이 서비스의 분위기를 결정하기 때문에 안경원은 적절한 세분시장의 고객을 확보하고 이 고객들의 적절한 의상과 행동을 노출시켜야 한다.

예를 들면 하우스 브랜드를 취급하는 안경원에서는 정장차림의 중년손님을 받지 않으려 한다. 또한 공간마다 분위기를 다르게 하여 다양한 소비자의 욕구에 부응하려는 노력을 한다.

② 고객 포트폴리오의 관리방법

고객포트폴리오를 통해 안경원의 수익성을 극대화할 수 있는 마케팅업무는 다음과 같은 것들이 있다.

첫째, 서비스 시설에 관심을 가지고 있으며 자사의 능력 및 임무와 일치하는 주요 세분시장을 확인한다.

둘째, 특정 가격 수준에서 각 세분시장으로부터의 수요를 예측한다.

셋째, 용량이용률의 극대화가 아니라 순수익을 극대화하는 입장에서 이상적인 사업믹스를 추천한다.

넷째, 각 세분시장별로 특정날짜에 구체적인 매출 목표를 제공한다. 이 정보는 도 광고 및 마케팅 커뮤니케이션 활동에 유용하다.

다섯째, 특정시점에 각 세분시장별로 책정한 가격지침을 제공한다. 어느 세분시장에서는 이 지침을 엄격히 지켜야 할 것이다. 반면 다른 세분시장에서는 이 지침이 단순히 협상의 목표가 될 수 있다.

여섯째, 오랜 기간에 걸쳐 성과를 추적한다. 수익성이 기대보다 높거나 낮은 이유의 분석, 그에 따른 미래전략수정이 필요하다.

③ 로열티계수가 높은 고객유치

관계마케팅의 첫 단계는 올바른 고객을 선별 유치하는 것에서 시작된다. 올바른 고객을 판단하는 기준으로 프레데릭 F.라이히헬드는 다음의 세 가지를 들고 있다. 그는 서비스기업은 이 세 가지 기준 중 하나 이상에 속하는 고객을 유치하는 것이 좋다고 추천하고 있다.

첫째, 선천적 로열티가 높은 고객이다. 이런 고객은 어떤 안경원과 거래하든지 예측가능하고 애호도가 높다. 이들은 안정되고 장기적인 관계를 선호한다.

둘째, 수익성이 높은 고객이다. 이들은 다른 고객보다 유익하다. 이들은 많이 구매하고, 신속하게 청구금액을 지불하며, 서비스는 조금 요구한다.

셋째, 적합성이 높은 고객이다. 이들은 안경원이 제공하는 상품과 서비스가 경쟁사 보다 가치 있다고 느낄 것이다. 모든 고객으로부터 선호받는 안경원은 없다. 안경원의 특별한 능력이 특정 고객의 요구와 기회에 상대적으로 더 적합한 경우가 있는 것이다.

선천적 로열티가 높은 고객은 타고난 성향자체가 다른 사람보다 더 애호도가 높은 사람이다. 안경원이 장기 순이익을 높이기위해서 자신이 제공하는 서비스와 상품을 선호해주는 매력적인 세분시장을 찾는 것도 중요하지만 애호도가 높은 고객집단을 발견하고 그 집단의 애호도 경향을 알아내는 것도 중요하다.

④ 역선택의 위험회피

안경원에서 가장 유치하고 싶어 하는 고객이 가장 최악인 경우가 많다. 이것을 역선택(Adverse Selection)이라고 한다. 프레데릭 F.라이히헬드는 역선택이 발생하는 이유가 고객은 항상 유리한 조건만을 추구하는 반면 계약을 제공하는 회사는 위험측정 및 가격설정을 평균에 근거해서, 즉 특정 고객의 실제위험과 비용에 대해 낙관적인 가정을 하기 때문이라고 한다.

때때로 안경원들은 성장목표에만 치우쳐 최상의 고객을 보유하고 있으면서도 덜 바람직한 고객을 계속 받아들이는 경우가 있다. 많은 안경원들이 기존의 애호도가 높은 장기 단골고객의 유지보다 신규고객의 유치에 열을 올리고 있다. 이것은 판촉비용과 광고비용의 증가로 나타나 기존 단골 고객에게 비용을 전가시키는 것으로 나타나고 있으며 이로 인한 단골고객의 이탈현상이 가속화되고 있다.

⑤ 장래성 없는 관계의 포기

안경원은 장기적인 이익이 되지 못하는 고객을 구분하는 것이 좋다.

첫째, 상품과 고객의 부합도가 낮은 경우 고객은 실망을 한다. 따라서 고객의 니즈와 상품이 부합되지 않는 세분시장은 포기하는 것이 좋다. 특히 모든 고객을 다 만족시킬 수 있다는 자신감은 버리는 것이 좋다.

둘째, 고객과 안경원의 관계가 양자간에 충분한 가치를 가지지 못할 때 관계는 지속될 수 없다. 상품이 고객과 잘 부합된다고 하더라도 그 비용을 지불할 수 있는 능력을 갖추지 못했다면 장기적인 관계를 가질 수 없다. 마찬가지로 고객이 원하는 서비스를 제공하기에 기회비용이 높은 경우 안경원의 입장에서 고객을 거절할 수 있다.

셋째, 고객이 가지고 있는 자원이 충분치 않을 때 관계가 유지될 수 없다.

넷째, 고객 수요의 주기가 안경원과 다를 경우 관계가 지속되기 어렵다.

다섯째, 고객이 필요한 기술을 가지고 있지 않은 경우 관계가 지속되기 어렵다.

⑥ 도둑형 불량고객 퇴치

도둑형은 제품이나 서비스에 대한 대가를 지불하지 않거나 훔치는 사람을 말한다. 또는 본래 정해진 가격을 다 지불하지 않고 가격을 깍으려 하는 사람을 말한다. 가장 흔한 유형은 안경원의 좀도둑이다. 대부분은 순간적으로 필요를 느껴 훔친 경우가 많다. 특히 조심해야 하는 것은 위조 수표나 훔친 신용카드의 사용이다. 최근 안경원에서 CCTV의 보급이 늘어 많은 사고가 사전에 예방되기도 하지만 여전히 좀도둑은 안경원의 골칫거리이다. 전자택 같은 도난의 예방 방법은 도둑을 퇴치시키며 정직한 고객을 존중하는 관리방법의 하나이다.

⑦ 규칙위반형 불량고객퇴치

안경원은 올바른 안경과 콘택트렌즈의 사용을 위해 많은 규칙을 세우고 있다. 그러나 올바른 사용규칙을 지키지 않는 고객이 많은 것도 사실이다. 이러한 규칙위반 고객을 처리하는 가장 좋은 방법은 사전교육과 위험에 대한 상기 또는 경고이다. 이러한 조치를 취함으로 인해서 고객들은 올바른 행동을 취할 수 있고 종사안경사와 안경원은 잘못된 결과를 수정하는 불필요한 절차를 거치지 않을 수 있다.

규칙을 정할 때 주의해야 할 것은 그 서비스나 상품을 이용하는 다른 고객들에게도 안전과 즐거움을 지켜줄 수 있도록 하는데 역점을 두어야 한다는 사실이다. 또 많은 고객들의 주의를 끌지 못하고 오히려 적을수록 그 중요성이 부각되기 때문에 더 효과적이라 할 수 있다.

⑧ 호전형 불량고객퇴치

안경원에서 모든 일이 계획대로 진행되지 않을 수 있다. 안경원의 기계가 갑자기 고장날수도 있고, 검안서비스가 정확하게 진행되지 않을 수도 있고, 주문렌즈가 늦게 도착할 수도 있고, 담당안경사가 무능할 수도 있다.

이러한 경우 고객은 화가 나게 되고 담당 안경사에게 거친 항의를 할 수 있다. 담당 안경사들은 그것이 자신의 잘못이 아님에도 고객에게 욕을 먹거나 심지어 육체적인 폭력을 당할 수도 있다. 고객이 술에 취하면 사태는 더욱 심각할 것이다.

화난고객을 적절히 처리하기 위해서는 안경원은 일선 안경사들을 세심하게 교육할 필요가 있다. 또한 안정성, 단호함, 예의바름, 동정심, 확신, 능력 등이 고루 갖추어진 안경사를 고용하는 것이 매우 중요하다.

⑨ 내분형 불량고객 퇴치

안경원에 방문한 고객 중에는 다른 고객과 싸우거나 심지어는 자신의 가족과 싸우는 경우를 종종 볼 수 있다. 또는 자신의 상황을 합리화시키기 위하여 다른 고객을 자기편으로 끌어들이려는 고객들도 있다. 안경원에 방문한 고객의 아이들이 뛰어다니거나 소리 지르는 경우 손님간의 말다툼이 심해지기도 한다.

이런 상황에서 세밀한 분석을 통하여 계획을 세우고 실행하는 것이 필요할 때도 있지만 즉각적인 반응을 요구하는 경우도 있다. 따라서 안경원 경영자들은 해결책을 신중히 생각하고 신속히 행동에 옮기는 것이 필요하다.

⑩ 파괴형 불량고객퇴치

안경원의 안경테가 파손되기도 하고 시력검사기기와 조제가공기기가 손상되는 경우가 있다. 또는 안경원의 인테리어가 고객들의 낙서에 의하여 손상되기도 한다.

최상의 처방은 이러한 행위를 미연에 방지하는 것이다. 안경원에 고객들이 잘 보이는 곳에 경고를 하거나 고객을 교육시키는 것도 좋은 방법이다. 때로는 파손의 책임이 고객에게 있는 경우 파손의 비용을 고객에게 부담시키는 것도 필요하다.

⑪ 신용불량형 불량고객퇴치

안경이나 콘택트렌즈를 구입하고 신용카드 결재를 할 때 카드 승인이 나지 않거나 지갑이 없는 것을 뒤늦게 알았다면 담당 안경사는 매우 난감한 상황에 처하게 될 것이다. 많은 안경원들이 안경의 가공과 콘택트렌즈의 개봉 전에 대금의 선 지급을 요구하고 있다. 그러나 고객이 제때 지불할 수 없는 불가피한 상황이거나 실수로 잊어버린 경우라면 함부로 관계를 끊어서는 안 되며 안경원에 장기적으로 이익이 되지 않을 수 있다.

2) 고객유지단계

① 관계모니터링

고객유지단계에서 가장 근본이 되는 전략은 관계의 모니터링과 평가이다. 관계마케팅을 위한 준비단계가 끝나고 고객과의 관계를 구축하게 되면 반드시 시간이 흐름에 따라 관계의 질을 모니터링 하고 평가해야 한다.

매년 고객 관계조사를 시행하거나, 정기적으로 전화나 대면으로 우량고객과 접촉을 하거나, 불평모니터링, 이탈고객조사 등을 실시하여 계속 모니터링하고 그 결과를 고객데이터베이스에 추가 갱신하여야 한다.

잘 설계된 DB는 고객유지전략의 기초가 된다. 많은 안경원이 DB를 이용해서 고객의 기호와 니즈에 따라 다양한 마케팅 메시지를 전달하려 노력하고 있다.

② 효과적인 서비스 회복 요건

구매후 고객을 관리하는 것은 많은 안경원에 중요한 문제이다. 구매후 고객과의 관계를 관리하는데 가장 중요한 것은 실패한 서비스를 회복시키는 것이다.

서비스의 효과적인 회복의 지침을 이야기 해보자.

첫째, 서비스회복의 기회를 추적한다. 불평하는 고객은 아직 그 안경원에 대한 기대가 크기 때문이다. 오히려 침묵하는 고객이 안경원에 더 큰 위험일 수 있다. 불평을 모니터링하고 잠재적 실패 포인트를 발견하기 위해 고객의 소리를 잘 들어야 한다.

둘째, 고객의 문제가 발생한 즉시 담당안경사가 처리하도록 한다. 고객들은 즉석에서 즉각적인 해결이 이루어지기를 원한다. 수많은 안경사들을 거친 후에 해결된다든지, 혹은 오랜 시간이 지난 후에 해결된다면 그러한 서비스회복은 바람식하지 못하다.

문제를 해결하는 방법은 환불, 교환 등이 있으며 때로는 문제해결보다 더 많은 것을 제공하는 업그레이드 서비스로 보상해주거나 해당고객에 맞춤형 보상을 제시하기도 한다.

셋째, 일선에서 문제를 해결하기 위하여 담당안경사에게 권한을 이양하여야 한다. 현장에서 즉시 문제를 해결하기 위해서는 담당안경사들이 서비스 실패 즉시 또는 고객의 불평 즉시 대처할 수 있는 권한과 융통성 및 재량권을 부여받는 것이 중요하다. 효과적인 서비스회복은 고객의 문제를 잘 듣고 해결책을 찾아 즉석에서 해결하는데, 때로는 규칙에서 벗어날 수도 있기 때문이다. 그러나 중요한 것은 담당 안경사의 재량을 인정하되 자의적인 판단만으로는 안 되고 체계적인 절차에 의하여 수행하도록 하는 것이 중요하다.

넷째, 문제를 신속히 해결해야 한다. 즉각 해결되지 않으면 그 문제가 곧장 더 큰문제로 변하기 쉽다.

다섯째, 효과적인 서비스회복을 위해 안경사에게 실제적이고 구체적인 훈련이 필요하다. 특히 효과적인 서비스회복을 위해서는 종사 안경사에게 인센티브를 제공하는 것이 중요하다.

여섯째, 서비스 회복경험으로부터 배우는 것이 중요하다. 일단은 서비스 실패점과 회복기회를 추적함으로써 체계적인 문제의 원천을 발견하되 근본원인 분석을 통해 문제의 원천을 발견하고 프로세스를 수정하여 문제 해결의 필요성을 사전에 제거하는 것이 가장 좋다.

③ 고객 불평의 중요성 인식

안경원은 불만고객으로부터 안경원에 대한 불만을 표출하도록 유도해야 한다. 그 이유는 다음과 같다.

첫째, 문제점을 일찍 파악하고 해결할 수 있게 한다. 고객 불평은 상품의 결함이나 문제점을 조기에 발견하게 하여 그 문제가 확산되기 전에 신속히 해결할 수 있게 한다.

둘째, 부정적인 구전효과를 최소화한다. 불만족고객은 흔히 주변의 지인들에게 안경원에 대한 자신의 불만스러웠던 경험을 이야기 한다. 안경원에 대한 부정적인 견해가 여러 입과 귀를 통해 전해지는 것은 바람직한 일이 아니다.

셋째, 불평하는 고객이 침묵하는 불만족고객보다 낫다. 불평이 없다고 해서 아무런 문제가 없다고 생각한다면 크나큰 오산이다. 안경원이 불만족 고객에게 불평을 이야기 할 기회를 많이 주는 것 그 자체가 불만족해소에 도움이 될 수 있다.

넷째, 유용한 정보를 제공한다. 고객들의 불평은 안경원에 아주 유용한 정보를 제공한다. 고객 불평을 통해 안경원은 고객의 미충족 욕구를 파악할 수 있으며 제품이나 서비스를 어떻게 개선할 수 있을지에 대한 주요한 자료도 수집할 수 있다.

④ 고객 불평에의 대응

안경원은 고객의 불평에 어떻게 대응해야 하는가?에 대한 답은 '고객 불평의 악순환'이라는 개념을 통해 고객 불평에 대처하는 안경원의 올바른 태도를 발견할 수 있다.

고객 불평의 악순환(viscious circle of consumer complaint)은 안경원이 고객 불평을 어떻

게 관리해야 하는가를 단적으로 보여주는 현상이다. 예를 들어 안경부에 고객 불평이 많이 접수되었다면 안경원 경영자는 고객 불평의 빈도를 업무실적의 평가기준으로 사용한다. 따라서 고객 불평이 많았던 안경사에게 나쁜 평가를 할 뿐만 아니라 그 나쁜 실적에 대한 벌로서 인센티브제공과 복지혜택을 줄이게 된다. 그러면 그 안경사는 줄어든 혜택으로 인하여 심적 고통을 겪게 되고 고객에 대한 서비스는 악화될 것이다. 사실 안경에 대한 불평은 안경원 전체의 문제임에도 불구하고 안경사개인의 문제로 몰아가게 되면 더욱 문제가 커지는 경우이며 고객 불만과 불평이 더욱 늘어나게 될 것이다.

안경원경영자의 올바른 태도는 고객 불평이 많았던 부서에 오히려 지원을 아끼지 않는 것이다. 그럴 때 비로소 고객 불평의 악순환 고리는 끊어지고 근본적으로는 고객이 가지고 있는 불만을 해소해 결국 고객 불평은 줄어들게 된다.

고객의 불평과 불만을 듣고 그 문제를 해결할 때 그들은 상품을 반복구매하게 된다. 즉 고객 불평은 조용히 안경원을 등지거나 또는 다른 사람에게 그 안경원을 비방하며 다닐 수 있는 불만족고객을 만족시켜 애호도가 높은 고객으로 바꾸는 계기가 될 수 있는 것이다. 따라서 안경원은 고객 불평을 비용발생의 골칫거리로 여기지 말고 오히려 안경원의 이익을 도모할 수 있는 귀중한 전략적 기회로 삼아야 한다.

그림 10-4 고객불평의 악순환

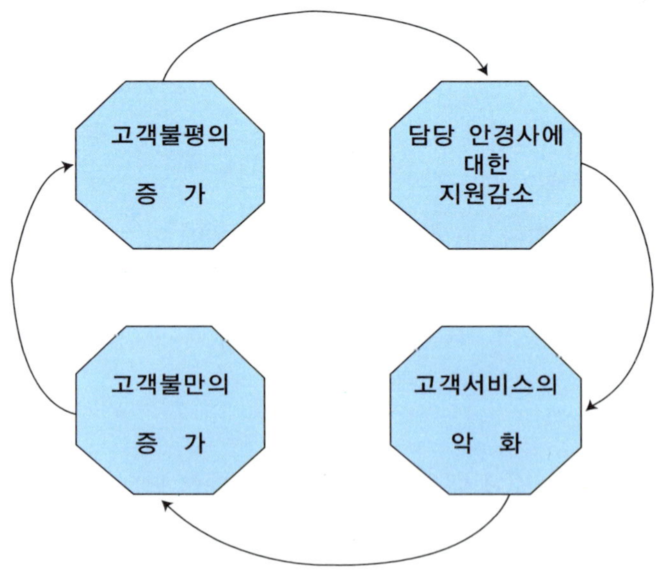

3) 관계제고단계

① 기업고객 관계의 5단계

안경원이 고객을 만나서 점진적으로 관계는 발전되어 간다. 발전되어가는 단계를 5가지로 나누어보자.

첫째, 예상고객(prospect) 단계이다. 이 단계는 아직 안경원과 첫거래를 하지 않은 상태에서 제품의 구입가능성이 높거나 스스로 정보를 요구하는 유망고객이다. 주로 안경원에 방문하는 자녀를 따라온 부모님들의 노안에 대한 상담요구와 친구를 따라온 고객의 콘택트렌즈의 상담 등이 예이다. 진지하고 성실한 자세로 거래를 성사시킬 수 있기 때문에 정확하고 신뢰할 수 있는 상담을 하는 것이 중요하다.

둘째, 고객(customer) 단계이다. 이 단계는 예상고객이 거래를 하고 난 다음을 말한다. 이 단계에서 고객은 주로 금전적인 혜택을 통해 재구매의도를 가지게 된다. 주로 구매금액에 비례한 포인트 적립이나 수량에 따른 할인쿠폰 증정 및 사은품증정 등의 전략을 사용하게 된다. 그러나 이러한 전략은 경쟁안경원이 쉽게 모방할 수 있으며 따라서 쉽게 고객을 빼앗기기도 한다.

셋째, 단골(client)단계이다. 이 단계에서 고객은 단골로 발전한다. 이전단계까지 고객은 여러 안경원에서 제품을 구입할 수 있다. 그러나 단골단계가 되면 불만족이 생기지 않는한 한 안

그림 10-5 고객불평의 악순환

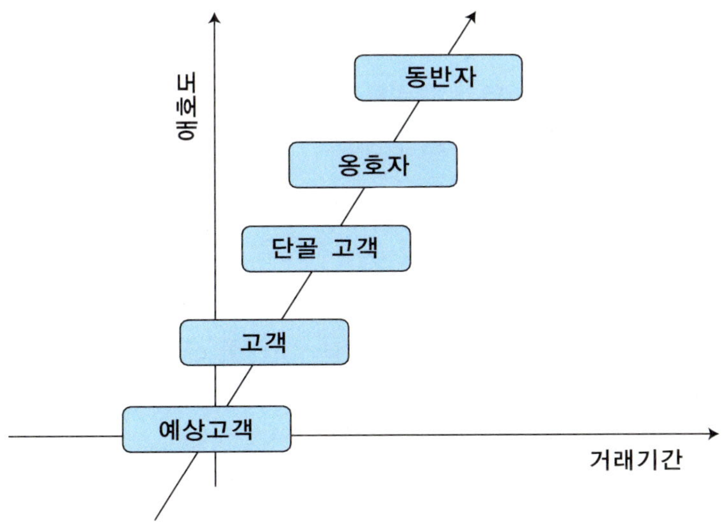

경원을 지속적으로 이용하게 된다. 이때 안경원은 고객과의 금전적인 관계에서 진화하여 사회심리적인 유대감을 통한 장기적인 관계를 구축할 수 있게 된다. 고객과 고객간의 유대관계도 단골로 발전하는 주요 동기가 된다. 이러한 현상은 학교, 동호회, 체육센터 등에서 빈번하게 나타난다. 따라서 안경원은 관리적 측면에서 고객간의 관계를 고려하는 것이 좋다.

넷째, 옹호자(advocate) 단계이다. 이 단계의 고객은 상품의 지속적 구입을 넘어 다른 사람에게 이용을 적극적으로 권하게 된다. 예를 들어 좋은 구전을 전파하여 간접적인 광고효과를 가져오게 하고 경쟁안경원의 고객을 이끌어 오기도 한다. 그리고 이탈하려는 고객이나 이탈한 고객을 다시 불러오기도 한다.

다섯째, 동반자(partner) 단계이다. 동반자단계란 안경원과 고객이 함께 완전히 융합된 상태이다. 고객이 안경원의 의사결정에 참여하고 함께 이익을 나누는 고도화된 단계라고 할 수 있다.

② 관계제고를 위한전략

관계제고를 위한 마케팅 전략은 다음과 같은 6가지 기능을 수행할 수 있도록 설계해야 한다.

첫째, 사회적강화(social reinforcement)를 제공할 수 있도록 설계해야 한다. 사회적강화란 고객의 사회적 존경이나 소속 및 유대감에 대한 니즈를 강화하는 것이다. 예를 들면 고객에게 정기적으로 시력검사를 권유하는 SMS 또는 메일 및 우편을 보내는 것도 그 한 예라고 할 수 있다.

둘째, 재확신(reassurance)을 주도록 설계해야 한다. 재확신이란 신뢰와 헌신과 관심 등을 의미한다. 예를 들면 콘택트렌즈 사용자에게 새로 나온 관리용품 샘플을 제공하거나 다초점렌즈 사용고객에게 새로운 다초점렌즈의 카달로그를 꾸준히 보내주는 것 좋은 예이다. 고객은 안경원이 자신에게 꾸준한 관심을 보였기 때문에 고마움과 확신을 갖게 될 것이다. 그리고 만약 그 고객이 또다시 안경이나 콘택트렌즈를 구입하려할 때에는 동일한 안경원을 이용할 가능성이 매우 높아진다.

셋째, 혜택강화(benefit reinforcement)를 제공하도록 설계해야 한다. 혜택강화란 고객에게 왜 그 서비스가 이로운지를 실명해주는 것이다. 소비자들은 때로 구매후 불일치를 겪기도 하는데 이때 서비스 제공자 측에서 제공하는 혜택강화는 고객의 이러한 불일치를 제거하는데 도움을 줄 수 있다.

넷째, 문제해결(problem solving)이 가능하도록 설계되어야 한다. 일반적으로 안경원은 제품을 판매하는 데에만 관심을 가지는 경우가 많다. 그러나 한번 고객을 영원한 고객을 만드는 열쇠는 좋은 서비스 상품을 제공하는 것 외에 혹시 불만이나 문제가 생긴 고객의 문제를 해결해주는 것에 있다.

다섯째, 어느 정도의 개인화된 맞춤 서비스(service customization)를 제공할 수 있도록 설계해야 한다. 앞서도 언급했듯이 오늘날의 고객은 자신만의 서비스를 제공받기 원한다. 따라서 고객의 특정한 니즈를 충족시킬 수 있는 서비스를 만들어주는 느낌을 받는다면 고객은 만족하게 될 것이다.

여섯째, 서비스향상(service enhancement)을 촉진시킬 수 있도록 설계되어야 한다. 즉 애호도가 높은 고객들에게는 특별한 보상을 제공한다거나 특별한 방식으로 대우받도록 해야 한다.

③ 우량고객관리

20/80법칙에서 가치창출에 기여하는 20%의 고객을 보통 '우량고객'이라고 한다. 이 법칙에 따르면 안경원이 이익을 증대시키기 위해서는 우량고객을 찾아내 이들의 애호도를 높이는데 우선적으로 노력을 기울여야할 것이다. 안경의 고객은 다 같은 고객이 아니다. 안경원에 많은 이익을 주는 고객이 있는가 하면 반품이나 환불을 수시로 요구하는 고객도 있으며 제품의 A/S 기간이 만료되었음에도 불구하고 교환이나 보상을 요구하는 고객도 있다. 따라서 무조건 고객이 많으면 많을수록 좋다는 생각보다는 고객의 구성, 즉 포트폴리오를 최적으로 구성하는 것이 중요하다. 특히 우량고객의 확보유지 및 관리가 매우 중요하다.

④ 우량고객관리의 선별기준

안경원에서는 고가의 안경을 구입한 고객들을 우량고객으로 생각하고 대우하는 것이 일반적이다. 그러나 이들의 구입 및 사용기간이 길고, 객 단가에 비해 마진율이 낮고 또한 고가 안경의 사용기간 동안의 A/S 비용이 매우 높다는 것을 감안하면 실제로는 적자고객일 수 있다.

주로 안경원에서 무시하고 무시당했던 저가안경의 구입고객들이 실제로는 마진율도 높고, 구입 및 사용주기가 짧고 또한 짧은 A/S기간 동안 비용이 거의 발생하지 않는다는 점에서 오히려 우량고객이 되는 경우가 많다. 이들은 점진적으로 소득의 증가 혹은 직업의 안정화가 이루어져 이익 마진율이 높은 고객으로 성장해 간다.

저가안경고객의 잠재적기여도를 분석하는 것이 중요하다. 잠재적기여도를 나타내는 변수로는 소득, 자산규모 같은 인구통계적 속성, 거래빈도, 거래기간 등의 이용 속성, 로열티, 리스크 등이 있다. 고객의 잠재적 기여도는 궁극적으로 고객생애가치와 관련되어 있다.

⑤ 우량고객의 규모와 관리기간 단위결정

우량고객의 규모를 너무 크게 규정하면 관리비용이 너무 많이 든다. 반면 우량고객의 규모를 너무 작게 제한하면 전체수익에서 우량고객이 차지하는 비중이 낮아져 우량고객관리의 의의가 낮아진다. 따라서 여러 비용을 감안하여 우량고객의 적정 규모를 결정해야 한다.

우량고객의 평가 관리 기간도 매우 중요하다. 평가기간이 짧으면 우량고객들의 거래실적변화를 신속히 파악하여 이탈가능성이 있는 고객을 대상으로 효과적인 유지전략을 실행할 수 있다는 장점이 있다. 반면 안경원의 입장에서는 관리 비용이 높아지고 고객입장에서는 단기간에 우량고객의 지위가 바뀌어 혼란스럽다는 단점이 있다. 반면 평가기간이 길어지면 관리비용이나 고객의 혼란은 줄어들지만 시장변화에 대한 신속한 대응이 어렵다. 이러한 장단점을 고려하여 적정한 기간단위를 결정해야 할 것이다.

⑥ 우량고객에 대한 차별적 보상

우량고객의 효과적인 관리를 위해서는 고객이 가치를 느끼는 보상프로그램을 설계해야 한다. 효과적인 보상프로그램을 설계하기 위해서는 우선 고객이 가장 선호하는 혜택이 무엇인지를 정확히 파악해야 한다.

어떠한 혜택을 제공하는 것이 효과적인지는 안경원마다 다를 것이다. 또 같은 우량고객이라도 고객유형에 따라 선호하는 보상프로그램이 다를 수 있다. 따라서 복수의 보상프로그램을 개발해 고객이 원하는 것을 선택하게 하는 방법도 유용하다.

우량고객들은 단순히 금전적인 보상보다는 의외의 작은 배려에 더 큰 관심을 가지고 있다. 할인혜택이나 무료쿠폰보다는 A/S기간 동안의 우대서비스와 이용편리성에서 차별화된 서비스를 원하는 경우가 많다.

⑦ 고객에 대한 데이터베이스 구축

고객DB는 개인거래실적 뿐 아니라 가족단위별 거래실적을 평가할수있도록 설계하는 것이 바람직하다. 가족난위로 관리히는 경우 우편이나 SMS, 전화 등의 비용이 중복하여 발생하지 않기 때문에 효과적일 수 있다. 또한 부모가 우량고객인 경우 자녀도 우량고객으로 관리하는 것이 좋다.

4. 관계마케팅의 실천수단: 데이터베이스 마케팅

1) 데이터베이스 마케팅의 의의

예전에는 수요가 공급을 초과하는 상황에서의 대량생산과 대량 판매의 매스마케팅(Mass Marketing)이 일반적이었다. 매스마케팅에서는 대량구매에 의한 비용절감에 따른 저가격을 내 세운 대량 판매로 고객수요 늘리기에만 급급하였다. 그러나 소비자의 기호가 다양해진 시대에서 시장의 주도권은 고객에게 넘어갔다.

고객 한사람 한사람의 욕구를 만족시켜 주어 고객개인과의 장기적인 관계를 유지하려는 관계마케팅(Relationship Marketing)의 시대가 도래한 것이다. 관계마케팅을 실현하는 가장 중요한 수단이 데이터베이스를 구축하는 것이며 이를 전략적으로 이용하는 것이 데이터베이스 마케팅이다.

데이터베이스 마케팅은 "고객에 대한 여러 가지 정보를 컴퓨터를 이용하여 데이터베이스화하고 고객 개개인과의 장기적인 관계구축을 위한 마케팅 전략을 수립하고 집행하는 제반활동"으로 정의할 수 있다. 단 한번의 방문을 통하여 기록된 고객의 자료를 이용하여 새로운 제품이나 서비스를 적절히 제공할 수 있는 것이다.

이러한 데이터베이스 마케팅은 고객과의 관계를 친밀하게 하여 관계마케팅을 실현시켜 주는 도구인 셈이다.

데이터베이스 마케팅은 일반적인 마케팅과 다르게 다음과 같은 특징을 가진다.

① 컴퓨터에 의한 고객정보의 DB구축을 전제로 한다.

고객의 정보는 이름과 나이같은 인구통계학적 정보 뿐만 아니라 취미, 라이프스타일 등 사회심리학적 정보와 구매기록 등 거래정보가 포함된다. 고객의 데이터베이스를 구축할 때에는 장기적인 비전을 감안하고 기초데이터의 정확성을 확보하는 것이 중요하다. 또한 다각적인 분석 및 활용이 가능해야 하며 필요한 정보를 신속하게 갱신하고 검색할 수 있어야 한다.

"불황극복" 안경원 이벤트마케팅

기발한 아이디어로 고객의 발길을 사로잡는 안경원이 늘고 있다.

가격파괴와 각종 불공정 거래가 난무하고 업체간 과당경쟁이 심화되고 있는 가운데 이들 안경원은 다양한 이벤트를 통해 계속되는 불황을 이겨내고 있는 것. 이는 단순한 고객유치 차원을 넘어 부가가치를 창출하고 있어 대안마케팅으로까지 주목받고 있다. 이벤트 행사로 확실한 효과를 얻기 위해서는 고객에게 실질적인 이익이 돌아갈 수 있도록 해주는 것이 무엇보다 중요하다.

대표적인 예로 캐쉬백을 들 수 있다. 캐쉬백은 소비자가 구매한 금액만큼 포인트를 적립해 현금으로 되돌려주는 방식. 사실 다양한 분야에서 캐쉬백 행사가 시작되면서 본격적인 이벤트 마케팅 시대가 열렸다고 할 수 있다. 이는 안경원처럼 고객 스스로 제품의 퀄리티를 구분하기 힘든 경우 더욱 유용하게 사용할 수 있다.

대대적인 할인행사나 물량공세 역시 흔히 찾아볼 수 있는 안경원 이벤트다. 안경상품권을 지급한다거나 퀴즈를 맞추면 최하 안경케이스에서부터 최고 세탁기, TV 등 고가의 경품을 지급하는 행사도 온 · 오프라인에서 동시다발적으로 실시되고 있다.

최근 불어닥친 로또복권의 열풍에 착안 방문고객에게 로또 형식의 복권을 지급하는 안경원도 있다.

프랜차이즈 안경원 1001안경 · 콘택트는 오는 7월 현금에서부터 디지털카메라에 이르기까지 다양한 상품을 내건 이벤트를 실시해 고객유치에 나설 예정이다.

안경원과 업체가 함께 이벤트를 벌이는 모습도 종종 볼 수 있다. 한 콘택트렌즈 업체는 신제품 출시 후 몇몇 안경원을 통해 제품 샘플을 무료로 나누어주기도 했다.

업체로서는 제품홍보를 보다 직접적으로 할 수 있다는 이점이 있고 안경원의 경우 자체적인 이벤트가 아님에도 고객의 발길을 끌어 모을 수 있어 '누이 좋고 매부 좋은 일'이다.

학생이 주 고객층인 대학가의 경우 소규모의 이벤트가 주를 이룬다. 안경 코받침을 무료로 갈아준다거나 식염수통이나 렌즈케이스를 무료로 나누어주기도 한다.

생일을 맞은 고객에게 생일카드를 보내거나 불편한 점이 없는지 전화로 직접 확인해주는 해피콜 제도 역시 이제는 흔한 일이 됐다. 어렵고 거창한 것, 요란한 것만이 이벤트가 아니란 것을 보여주는 일례다.

해가 바뀔 때마다 벌이는 띠별 할인행사, 어린이날 어버이날 등 기념일을 이용한 이벤트, 스타를 초청해 사인회를 개최하는 이벤트 등 최근 안경원들의 이벤트는 일일이 열거하기 힘들 정도로 다양하다.

모든 업종이 그러하듯 안경원 마케팅의 핵심 역시 고객이 주머닛돈을 기분 좋게 꺼내 쓸 수 있게 하는 것이다. 할인이나 저가공세만으로 고객에게 만족과 감동을 줄 수 없다는 걸 알게된 많은 안경원들이 독특하고 개성 있는 이벤트 개발에 머리를 싸매고 있다.

그러나 눈에 뛰는 아이디어로 꽁꽁 언 고객의 주머니를 열게 한다지만 이러한 이벤트 역시 과열될 경우 또 다른 부작용을 낳을 수 있다는 우려의 목소리도 높다. 인접한 안경원에 본의 아닌 피해를 끼칠 수 있는 것은 물론 또 다른 형태의 과당경쟁을 불러일으켜 오히려 하지 않느니만 못한 결과를 초래할 수 있다는 것이다.

무엇보다 고객의 입장에서 생각하며 각 안경원 만의 독특한 아이템과 전략을 개발, 선의의 경쟁을 해야 한다는 것이 전문가들의 공통된 의견이다.

안경원에서 고객의 생일과 결혼기념일 등에 손으로 직접 쓴 편지를 보내거나 선물을 보내는 것이 고객에게 감동을 주어 우량고객이며 장기고객으로 발전되는 경우를 종종 볼 수 있다.

② 일대일 접촉을 통해 개별고객과의 장기적인 관계를 유지하고자 한다.

데이터베이스 마케팅은 개별고객과의 일대일 접촉을 통해 개인별 니즈를 파악하고 이를 충족시킴으로써 장기적인 관계를 유지하고자 하는 것이다. 이를 통해 고객의 애호도를 창출하고 고객이 안경원에 기여하는 생애가치의 극대화를 꾀할 수 있는 것이다.

③ 쌍방향 커뮤니케이션을 특징으로 한다.

고객과 안경원간의 커뮤니케이션을 통해 안경원은 고객의 반응을 즉각적으로 파악할 수 있고 이 정보를 안경원의 마케팅활동에 적시에 반영할 수 있다. 최근 안경원의 데이터 베이스는 단순한 시력저장에 그치는 것이 아니라 고객의 기호, 성향, 라이프 사이클 등의 맞춤 데이터를 활용하여 안경원을 찾은 고객에게 맞춤 서비스를 제공하고 더욱 많은 안경 및 콘택트렌즈의 판매를 이룰 수 있다.

일반적으로 데이터 베이스 마케팅은 다음과 같은 경우 유용할 수 있다. 첫째, 고객과의 관계가 장기적으로 유지되는 경우이다. 즉 지역에서 오랫동안 안경원을 운영하고 고객과의 장기적인 관계가 이루어지는 경우를 말한다.

둘째, 교차 판매가 가능한 안경원의 경우이다. 시내중심 혹은 유통업체 입점안경원의 경우 안경원의 제품군을 확대하여 안경 및 콘택트렌즈 이외의 제품을 판매하는 경우이다.

고객관리와 상품판매에 돈이 많이 드는 안경원의 경우이다. 하우스 브랜드를 취급하는 안경원의 경우에 신제품 홍보 및 고객의 관리에 많은 비용이 든다.

2) 데이터베이스 마케팅의 기본전략

데이터베이스 마케팅의 기본전략은 크게 기존고객을 대상으로 한 전략과 잠재고객을 대상으로 한 전략으로 나누어 볼 수 있다. 그러나 기존고객이 잠재고객에 비해 마케팅 비용도 적게 들 뿐 아니라 구매량도 많기 때문에 대부분의 전략은 기존고객을 대상으로 펼쳐진다.

① 고객활성화 전략

기존고객이란 일정기간 내 자사의 상품을 구매한 적이 있거나 현재 이용하고 있는 고객을 말한다. 기존고객을 대상으로 한 데이터베이스 마케팅전략에는 고객활성화, 고객 충성도 제고,

고객유지, 교차판매 등이 있다.

이는 고객의 거래를 지속적으로 기록하고 구매량에 따라 인센티브를 제공함으로써 자사상품의 구매빈도를 높이는 전략이다. 흔히 기존 우량고객을 우대하는 것에 중점을 두는 것이 보통이다. 이 전략은 안경원 처럼 고객개개인을 상대하면서 고객의 거래기록이 업무수행과정에서 자연스럽게 축적되는 업종에서 적극 활용되고 있다. 안경원의 마일리지 프로그램을 예로 들 수 있다.

② 고객애호도 제고 전략

이는 고객이 다른 안경원의 상품으로 전환하는 것을 막기 위한 전략으로 고객과의 장기적인 유대관계를 강화하여 자사 상표에 대한 충성도를 높이는 것이 목적이다. 고객에게 물질적 혜택뿐만 아니라 정신적 혜택을 제공하여 고객과의 유대강화를 통한 충성도를 제공하는 것이다.

몇몇 안경원은 우량고객을 대상으로 한 물질적 혜택을 주는 것으로 만족하지 않고 고객 충성도를 증진시키는 데에 도움이 되지 않는다는 것을 발견하였다. 우량고객을 대상으로 한 1개월 안경테, 안경렌즈, 콘택트렌즈의 무상교환기간 부여 등의 질적인 혜택을 주는 프로그램을 운영하여 고객 유지율이 증가하였다.

③ 고객유지 전략

이는 구매 후 자신의 결정에 불안감을 느끼는 고객에게 여러 가지 정보를 제공해줌으로써 재구매를 유도하는 전략이다. 누진다초점 렌즈처럼 구매빈도가 낮고 인지위험이 커 고객들이 구매 후 일종의 인지부조화(cognitive dissonance)를 겪기 쉬운 제품에서 많이 활용된다. 일부 안경원은 고객의 누진다초점 및 R.G.P 콘택트렌즈의 구입고객에 대한 자료를 별도의 데이터베이스로 축적하고 전용 안경사를 배정하여 고객의 어떠한 문의에도 즉각적인 처장을 제시함으로써 기존고객이 계속 자사의 고객으로 남아 있도록 유도하는 고객유지(customer retention)전략이다.

④ 교차판매 전략

교차판매(cross-selling)는 안경원의 여러 가지 상품 중 한상품의 고객으로 하여금 다른 상품의 구매를 유도하는 것이다. 안경의 구매고객에게 도수용 썬그라스의 판매를 하거나 혹은 썬그라스 고객에게 시력보정 콘택트렌즈를 판매하는 것을 말한다.

⑤ 신규고객 확보 전략

데이터베이스 마케팅은 잠제고객을 대상으로 이루어질 수 있다. 잠재고객이란 자사의 상품을 구매하거나 이용한 적이 전혀 없는 고객과 과거에는 구매한 경험이 있지만 최근 일정기간 동안에는 구매하지 않은 고객을 의미한다. 잠재고객을 대상으로 한 데이터베이스 마케팅 전략에는 신규고객확보, 과거고객 재활성화 등이 있다.

신규고객 확보(customer acquisition)란 안경원의 상품을 구매한 경험이 전혀 없는 잠재고객을 자사 상품의 구매자로 유도하는 전략이다. 설문조사, 직접반응광고 등을 이용해 신규고객 리스트를 확보할 수 있을 것이다. 프로모션을 통해 관심을 가진 잠재고객들로부터의 반응을 이용하는 것도 전형적인 방법이다.

⑥ 과거고객 재활성화 전략

과거고객 재활성화(reactivation)는 과거에는 이용했지만 최근에 이용하지 않는 소위 휴면고객을 다시 고객으로 전환시키는 전략이다. 고객휴면의 이유를 분석하고 대처함으로써 과거고객을 재고객화 하는 것이다. 이를 위해서는 구매빈도, 구매액수, 최근 구매시기 등과 거래실적이 관리되고 있어야 할 것이다.

안경원 휴면고객들에게 고객관심과 연관된 안경원 행사를 안내하는 정기적인 DM을 보내는 것을 예로 들 수 있다.

소셜커머스는 트위터, 페이스북과 같은 소셜네트워크서비스(이하 'SNS')와 쇼핑몰이 결합된 신개념의 전자상거래. 하루 한 가지 상품과 서비스를 파격적인 할인가로 제공하는 것이 특징이다. SNS를 통해 정보를 얻은 인원이 참여하여 일정기간 동안 한 가지 상품에 대해 50% 이상 할인된 가격으로 공동구매하는 형식이다.

매일 한 가지씩 다른 상품이 판매된다고 하여 '원어데이(One a day) 쇼핑몰'이라고도 불린다. 외국에서 각광받던 소셜커머스가 한국에 소개된지 6개월만에 120여개의 소셜커머스 사이트가 생길 정도로 큰 인기를 얻고 있다.

또 소셜커머스를 방문한 고객의 구매율이 현저히 높다고 알려져 있다. 이것은 상품을 판매하는 사람에게는 큰 메리트로 작용한다. 소셜커머스는 주로 지역에 기반을 둔 서비스 상품을 판매한다. 공연, 전시, 식사, 여행, 레저 등에 많이 이용된다.

드디어 소셜커머스에 안경원이 등장했다. 한 가지 선글라스 품목을 50% 할인된 금액으로 판매하여 고객을 모으고 있다.

광주의 한 안경원에서 레이밴 선글라스를 파격적인 50% 할인가로 20명에게 판매를 하고 있다. 이는 단순히 선글라스를 반값에 파는 단순한 할인서비스가 아니다.

안경원에 찾아오는 고객은 선글라스를 반값에 구입할 수 있고, 판매자인 안경사는 재구매를 일으킬 수 있는 잠재고객을 얻게 된다.

한마디로 '누이 좋고 매주 좋다'는 것은 이런 것을 두고 하는 말일 것이다.

소비자는 온라인에서 선글라스를 구입하는 것보다 훨씬 더 많은 혜택을 누릴 수 있다. 안경원에서 선글라스를 구매하면 자신의 눈에 맞는 선글라스를 믿고 구매할 수 있다.

또 전문가인 안경사가 소비자의 얼굴에 맞게 피팅(fitting)을 해 주는 혜택도 덤으로 누릴 수 있다.

안경원은 지역에 근거를 둔 판매자이자 전문가이다. 안경사는 지역에 있는 사람들을 안경원으로 유입할 수 있는 창구가 될 수 있다. 이 고객에게 신뢰가 쌓이면 재구매 고객이 되는 것이다.

소셜커머스는 지금까지 식사권이나 여행, 레저에 관련된 상품들이 주류를 이뤘다. 그 인기가 계속 커지면서 다양한 상품과 서비스들이 등장을 하고 있다. 온라인에서 전자상거래를 이용하는 직장인 사이에서는 하루 한번 이상 소셜커머스를 이용한다는 조사 결과도 있다.

소셜커머스 사이트 한 관계자는 "단순히 한 가지 상품을 저렴하게 구입하는 경로가 아닌 새로운 마케팅으로 활용되고 있다"며 "앞으로 안경을 비롯해 많은 상품과 서비스가 소셜커머스를 이용하게 될 것"이라고 말했다.

• 국내문헌

- 김진구(1997), 안경원 경영관리, 대학서림.
- 김민혁(2001), "안경원의 고객만족과 재구매의도의 관계에 관한 연구" 건국대학교 석사학위 논문.
- 김민혁, 박수봉(2001), "안경원의 고객만족과 재구매의도에 관한 연구 – 전환 장벽의 매개기능을 중심으로", 대한시과학회지 제 3권 1호.
- 김민혁, 박수봉(2001), "안경원의 고객만족과 이용형태의 분석", 대한시과학회지 제 3권 2호.
- 김민혁, 박수봉, 김진숙, 이채호, 이상덕(2004), "안경원의 시장세분화에 관한 연구", 대한시과학회지 제 6권 제 1호.
- 김성수(1994), 신경영정책과 전략, 법경사.
- 대한 안경사협회(2001.1 ~ 2005.3), 안경계.
- 송균석(2000), 마케팅, 무역경영사.
- 안광호, 유창조(1998), 광고원론, 법문사.
- 오세조(2000), 유통관리, 박영사.
- 이우용, 정구현, 이문규(1998), 마케팅원론, 형설출판사.
- 이유재(2001), 서비스 마케팅, 학현사.
- 이유재(1997), 울고 웃는 고객이야기, 연암사.
- 임종원(1988), 현대마케팅 원론, 경문사.
- 임종원, 김재일, 홍성태, 이유재(1994), 소비자 행동론, 경문사.
- 박수봉, 원찬희, 이수원, 김민혁(2003), 안경원 창업경영실무, 대학서림.
- 박수봉, 원찬희, 김민혁(2005), 안경원 소비자행동과 경영전략, 대학서림.
- 채서일(1994), 마케팅, 학현사.
- 최종필(1995), 마케팅, 학문사.
- 한국안경신문사, 한국안경연감.

• 외국문헌

- Bert Rosenbloom(2004), Marketing Channels, A Management View 7th edition.
- Roger A. Kerin, Robert A. Peterson, Strategic Marketing Problems, Case and Comments, 11th edition.
- Longenecker Justin G., Moore Carlos W., and William Petty J. (2000) Small Business Management, 11th edition, South-Western.
- McClelland David C., and Bradley R. Johnson (1990) "Toward a Multidimensional Model of Entrepreneurship: The Case of Achievement Motivation and the Entrepreneur," Entrepreneurship Theory and Practice, Vol. 14, no. 3(Spring), pp.39-54.
- Gary L. Moss, Peter G. Shaw-McMinn (2001) Eyecare Business: Marketing and Strategy, Butterworth-Heinemann.
- Gary L. Lilien, Arvind Rangaswamy(1998), Market Engineering, Addison-Wesley.
- George S. Day(1999), Market Driven Organization, The Free Press.
- Jagdish N. Sheth, Banwari Mittal, Bruce I. Newman(1999), Customer Behavior, The Dryden Press.
- Louis E. Boone, David L. Kurtz (2001) Contemporary Marketing, 10th Edition, Harcourt.
- Michael D. Hutt, Thomas W. Speh(1998), Business Marketing Management, The Dryden Press.
- Simon Broadbent (1989) "What is a 'Small Advertising Elasticity?'" Journal of Advertising Research, Aug-Sept. pp. 37-39.
- Wilber Schram (1955) The Process and Effect of Mass Communication, Urban: University of Illinois Press.
- Zeithaml, V. A. (1988), "Consumer Perceptionsof Price, Quality, and Value: A means-End Model and Synthesis of Evidence," *Journal of Markcting*, 52, 2-21.
- Zeithaml, V. A., L.L. Berry, & A. Parasuraman(1988), "Communication and Control Processes in the Delivery of Service Quality," *Journal of Marketing*, April, 35-48.

찾아보기

(ㅅ)

(ㅇ)

(ㅈ)

(ㅊ)

(ㅋ)

(ㅌ)

(ㅍ)

(ㅎ)

▸ 저자 약력

김민혁 현 김천대학교 안경광학과 전임교수
전 서울 피카소 안경원 대표
건국대학교 대학원 경영학 박사과정
건국대학교 대학원 경영학 석사
평택대학교 경영학사
김천전문대학 안경광학과

안경원 마케팅

2011년 5월 21일 초판 발행

저 자 김 민 혁
발행인 윤 진 영
발행소 도서출판 대학서림
주소 : (110-530) 서울시 종로구 혜화동 78-2
전화 : 02) 744-2811, 763-1220
팩스 : 02) 744-1210
등록 : 1965. 1. 20.
번호 : 1-88
www.daihaks.com

ISBN 978-89-8016-873-6 93510

가 격 18,000 원